o. Univ.-Prof. Dr. agr. Ibrahim Elmadfa
Studium der Lebensmitteltechnologie und Ernährungswissenschaft in Assiut (Ägypten) und Gießen. Promotion (1970) und Habilitation (1975) im Fach »Ernährung des Menschen«. Professur »Ernährung des Menschen« am Institut für Ernährungswissenschaft der Universität Gießen. Seit Mai 1990 Lehr- und Forschungstätigkeit als Ordinarius für Ernährungswissenschaft an der Universität Wien.

Dipl. oec. troph. Doris Fritzsche
Studium der Ernährungswissenschaft an der Universität Gießen. Wissenschaftliche Mitarbeiterin von Prof. Elmadfa. Seit 1992 Tätigkeit als Diabetikerberaterin in der Diabetologischen Schwerpunktpraxis H.-J. Lembcke, Braunschweig.

Prof. Dr. med. Hans-Diedrich Cremer †
Studium der Medizin in Bonn, Kiel, Innsbruck, Köln. Danach Spezialisierung für das Fachgebiet »Physiologische Chemie und Ernährungswissenschaft«. 1956 Berufung auf den ersten in der Bundesrepublik gegründeten Lehrstuhl für »Ernährung des Menschen« an der Justus-Liebig-Universität Gießen, 1975 emeritiert. Die Schaffung des Studiums der Haushalts- und Ernährungswissenschaft (Oecotrophologie) ist ganz wesentlich auf seine Initiative zurückzuführen.

W0196543

Inhalt

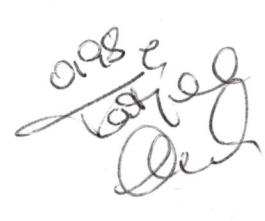

Ein Wort zuvor

Voraussetzung für eine ausgewogene Ernährung, bei der wir gesund bleiben, ist eine langfristige und ausreichende Versorgung des Körpers mit Energie, mit Proteinen (insbesondere essentiellen Aminosäuren), Fetten (insbesondere essentiellen Fettsäuren), Kohlenhydraten sowie Vitaminen und Mineralstoffen. Die Verwertung der mit der Nahrung in Form von Proteinen, Fetten und Kohlenhydraten aufgenommenen Energie im Stoffwechsel ist abhängig von der ausreichenden Zufuhr bestimmter Vitamine und Mineralstoffe. Je mehr Energieträger aufgenommen werden, desto größer ist der Bedarf an vielen Vitaminen und Mineralstoffen. Diese Tatsache führte zu der Überlegung, den Nährstoffbedarf und die wünschenswerte Nährstoffzufuhr nicht nur in Gewichtsmengen auszudrücken, sondern auch auf die Energieaufnahme zu beziehen. Hierfür wurde der Begriff *Nährstoffdichte* (→ Seite 89) geschaffen. Während hierzulande nach den neuesten Erhebungen* eine Überversorgung mit Energie besteht, ist die ausreichende Versorgung einzelner Bevölkerungsgruppen mit bestimmten Vitaminen und Mineralstoffen nicht immer gewährleistet. Der Grund hierfür: Es werden zuviel energiereiche, jedoch relativ nährstoffarme Lebensmittel verzehrt. Die große GU Vitamin- und Mineralstoff-Tabelle mit ihren Angaben der Vitamin- und Mineralstoffdichte – neben der herkömmlichen Gehaltsangabe µg, mg beziehungsweise g für 100 g eßbaren Anteil – hilft dabei, die richtige Lebensmittelwahl zu treffen. Auf der Basis der von der DGE 1991 erarbeiteten Empfehlungen für die Nährstoffzufuhr konnten *besonders reiche Vitamin- und Mineralstoffquellen* berechnet und zusammengestellt werden.
Da die meisten Lebensmittel in der Regel in irgendeiner Form verarbeitet oder zubereitet werden, sind die bisher bekannten *Vitamin- und Mineralstoffverluste* bei verschiedenen Zubereitungsarten angegeben. In zwei Übersichtstabellen sind Verluste des Vitamin- und des Gesamtmineralstoffgehalts durch verschiedene Verarbeitungs- und Zubereitungsverfahren (in Prozent des Gehalts der Rohware) zusammengestellt.
Eine ausreichende und qualitativ hochwertige Nährstoffversorgung kann nicht allein durch die Aufnahme einzelner Lebensmittel erreicht werden. Sie ist am sinnvollsten durch eine ausgewogene und abwechslungsreiche gemischte Kost zu gewährleisten, da zum einen die empfohlene Nährstoffzufuhr sichergestellt, zum anderen Überdosierungen verhindert werden. Nahrungsergänzungen sowie die Zufuhr isolierter Nährstoffpräparate sind unter solchen Ernährungsbedingungen unnötig. Dies zeigen auch die für dieses Tabellenwerk beispielhaft erarbeiteten *Tagespläne*.

Unter Lebensumständen, die den Bedarf an bestimmten Nährstoffen erhöhen – beispielsweise Schwangerschaft, Stillzeit, Leistungssport, fiebrige Erkrankungen – oder bei Einhaltung von Reduktionsdiäten ist die Zufuhr der wünschenswerten Menge an lebensnotwendigen Nährstoffen nicht immer garantiert. Eine dann erforderliche gezielte Zusatzaufnahme der jeweiligen Nährstoffe sollte grundsätzlich nur in Absprache mit dem behandelnden Arzt vorgenommen werden.
Ein ähnliches Votum veröffentlichte auch das „American Institute of Nutrition" in der Juni-Ausgabe seiner „Ernährungsnachrichten" von 1987.

Hinweise zur Benutzung der Tabelle

Die große GU Vitamin- und Mineralstofftabelle gliedert sich in zwei Hauptteile – *Die Vitamine* und *Die Mineralstoffe* sowie einen *Sonderteil* mit Tagesplänen – der besseren Übersicht wegen jeweils gekennzeichnet mit V, M und S.
Der erste Teil, *Die Vitamine* (V), beginnt mit einer Erklärung von Bedeutung und Funktion der Vitamine für die Ernährung des Menschen. Anschließend sind die wichtigsten Vitamine einzeln vorgestellt: zunächst mit einer Erläuterung der besonderen Bedeutung des Vitamins für den Organismus. In der folgenden Tabelle sind die für das vorgestellte Vitamin besonders reichen Nahrungsquellen zusammengestellt, durch die mit einer Portion die Tageszufuhr an diesem Vitamin zu einem bestimmten Prozentsatz erreicht wird. Dabei wurden für die einzelnen Vitamine folgende Grenzen festgelegt: Biotin: 10%; Vitamin B_1, Vitamin B_2 und Folsäure: 15%; Vitamin A, Vitamin D, Vitamin E, Vitamin B_6 und Pantothensäure: 20%; Vitamin B_{12}: 25%; Vitamin K und Niacin: 30%; Vitamin C: 50%. Diese Tabellen sind nach Lebensmittelgruppen und innerhalb dieser Gruppen nach steigender prozentualer Deckung der pro Tag empfohlenen Zufuhr geordnet. (Bei Angabe verschiedener Portionsgrößen innerhalb derselben Lebensmittelgruppe werden zuerst die kleineren Portionen angegeben.) Sie ermöglichen die schnelle und gezielte Auswahl von Lebensmitteln, die eine bedarfsgerechte Zufuhr gewährleisten beziehungsweise Vitamindefizite ausgleichen. Danach sind – ebenfalls in Form einer Tabelle – für eine Auswahl von Lebensmitteln die Vitaminverluste durch Zubereitung angegeben (mangels Daten wurde für Vitamin K keine Verlusttabelle erstellt). Eine Übersicht über Vitamin-Verluste durch Zubereitung und Verarbeitung schließt sich an. Danach sind in einer großen Tabelle Vitamingehalt sowie Brennwert (→ Energiegehalt, Seite 89) und Vitamindichte (→ Nährstoffdichte, Seite 89) ausgewählter Lebensmittel zusammengefaßt – geordnet in Lebensmittelgruppen und innerhalb dieser Gruppen alphabetisch. Für diese große Tabelle wurden

2

vitaminhaltige Lebensmittel ausgewählt, die im Handel erhältlich sind und über die Daten vorliegen. Die Nährstoffdichten – der Nährstoffgehalt bezogen auf den Brennwert (Megajoule = MJ) – wurden hier erstmals mitangegeben; mit Hilfe dieser Werte läßt sich ein Lebensmittel in seiner Qualität als Nährstofflieferant besser beurteilen, als dies bisher durch die alleinigen gewichtsbezogenen Gehaltsangaben (je 100 g) möglich war.

Der zweite Teil, *Die Mineralstoffe* (M), ist ebenso aufgebaut wie jener der Vitamine (mangels Daten wurden für Fluor, Jod, Mangan, Kupfer und Zink keine Verlusttabellen erstellt). Die prozentualen Grenzen für besonders reiche Mineralstoffquellen wurden wie folgt festgelegt: Jod und Fluor: 10%; Calcium, Magnesium, Mangan, Kupfer und Zink: 15%; Phosphor und Eisen: 20%; Kalium: 30%. Eine Ausnahme stellt Natrium dar: Dieser Mineralstoff wird dem Körper hauptsächlich in Form von Kochsalz zugeführt; die Zufuhr liegt in der Regel höher als wünschenswert. Deshalb sind statt besonders reicher Natriumquellen jene Lebensmittel aufgeführt, die für eine streng natriumarme Diät geeignet, und die bedingt geeignet sind. Anschließend sind in der großen Tabelle Mineralstoffgehalt sowie Brennwert und Mineralstoffdichte ausgewählter Lebensmittel zusammengefaßt – geordnet in Lebensmittelgruppen und innerhalb dieser Gruppen alphabetisch. Die Lebensmittel dieser Tabelle wurden nach denselben Kriterien ausgewählt wie jene für die große Tabelle *Vitamingehalt und Vitamindichte ausgewählter Lebensmittel*. Im *Sonderteil* (S) sind die Empfehlungen für die Nährstoffzufuhr zunächst in absoluten Zahlen (g, mg beziehungsweise µg) pro Tag angegeben, danach umgerechnet als Soll-Nährstoffdichte (g, mg beziehungsweise µg pro MJ). Außerdem wurde je ein Tagesplan erstellt für weibliche und männliche Erwachsene im Alter von 19 bis unter 50 Jahren, für weibliche und männliche Jugendliche, für Schwangere bis 4. Schwangerschaftsmonat, für Schwangere ab 4. Schwangerschaftsmonat, für Stillende, für Reduktionsdiäten auf der Basis von 1,25; 2,5; 3,35; 4,2 und 6,3 MJ. Alle Tagespläne enthalten Angaben über die Energie- und Nährstoffzufuhr mit der jeweils angegebenen Kost und der damit erreichten Ist-Nährstoffdichte (→ Seite 89).

Diese Kostpläne sind Beispiele dafür, wie durch gemischte Kost eine Annäherung an die wünschenswerte Nährstoffdichte erreicht wird. Nährstoff-Defizite, die in einem erarbeiteten Tagesplan auftreten, können im Rahmen eines Wochenplans so ausgeglichen werden, daß durchschnittlich die Soll-Nährstoffdichte (→ Seite 89) – bezogen auf einen Tag – erreicht wird. Mit Hilfe der Tabellen *Besonders reiche Vitamin- und Mineralstoffquellen* ist in diesem Fall eine gezielte Auswahl dafür geeigneter Lebensmittel möglich.

Das Lebensmittel-Register enthält alle in diesem Tabellenwerk ausgewiesenen Lebensmittel.

Abkürzungen und Symbole

V	= Vitaminteil der Tabelle
M	= Mineralstoffteil der Tabelle
S	= Sonderteil der Tabelle mit Tagesplänen
+	= Inhaltsstoff ist nur in Spuren vorhanden
(0)	= der Gehalt beträgt praktisch 0
★	= es liegen keine Daten vor
µg	= Mikrogramm (1 µg = 0,001 mg)
mg	= Milligramm (1 mg = 0,001 g)
g	= Gramm (1 g = 0,001 kg)
kg	= Kilogramm (1 kg = 1000 g)
kcal	= Kilokalorie (1 kcal = 4,184 kJ)
MJ	= Megajoule (1 MJ = 1000 kJ)
krad	= Kilorad (rad = radiation absorbed dosis)
mval	= Äquivalentmasse in mg
X°	= Alkoholgehalt in Volumenprozent
Ret.-Ä. µg	= Retinol-Äquivalent, wirkungsgleich mit 1 µg Vitamin A
Toc.-Ä. mg	= Tocopherol-Äquivalent, wirkungsgleich mit 1 mg Vitamin E
i.D.	= im Durchschnitt
i.Tr.	= in der Trockenmasse (zum Beispiel bei der Fettangabe von Käse)
TS	= Trockensubstanz
UHT	= Ultrahocherhitzung
DGE	= Deutsche Gesellschaft für Ernährung

Wichtig:

- In dieser aktualisierten Ausgabe wurden die neuesten Empfehlungen der Deutschen Gesellschaft für Ernährung (DGE) von 1991 berücksichtigt.
- In den Tabellen *Vitamingehalt und Vitamindichte ausgewählter Lebensmittel* sowie *Mineralstoffgehalt und Mineralstoffdichte ausgewählter Lebensmittel* sind **vitamin- sowie mineralstoffhaltige Lebensmittel** aufgenommen, **die im Handel erhältlich sind** und über die Daten vorliegen.
- Die Nährstoffdichten (→ auch Seite 89) werden auf Megajoule (MJ) bezogen, um den Vergleich mit den DGE-Empfehlungen ohne Umrechnung zu ermöglichen.

Die Vitamine

Allgemeines über die Vitamine

Die Vitamine sind lebensnotwendige organische Verbindungen, die vom Körper im Sinne von Katalysatoren benötigt werden. Sie sind für Wachstum und Erhaltung verschiedener Tierarten essentiell und werden in ganz geringen Mengen (µg- bis mg-Mengen) benötigt. Sie können vom Körper selbst nicht gebildet werden und müssen dem Organismus daher regelmäßig zugeführt werden, und zwar entweder in Form des Vitamins selbst oder als Vorstufen, die in die entsprechenden Vitamine umgewandelt werden können. Da von den Vitaminen nur Kleinstmengen benötigt und aufgenommen werden, tragen sie zur Deckung des Energiebedarfs nicht bei. Ferner haben sie als Baumaterial für Körperstrukturen keine Bedeutung.

Nicht alle bekannten Vitamine sind auch für den Menschen essentiell. Als essentiell gelten für den Menschen folgende Vitamine: A, D, E, K, B_1, B_2, Niacin, B_6, Folsäure, Pantothensäure, Biotin, B_{12} und C. Nach ihren physikalisch-chemischen Eigenschaften werden Vitamine in fettlösliche und wasserlösliche Vitamine unterteilt. Die fettlöslichen Vitamine sind A, D, E und K. Die anderen sind wasserlöslich. Unter dem Begriff „Vitamin-B-Komplex" werden alle wasserlöslichen Vitamine außer Vitamin C verstanden. Die wichtigsten Vertreter des Vitamin-B-Komplexes sind die Vitamine B_1, B_2, B_6, B_{12}, Niacin, Pantothensäure, Biotin, Folsäure und die Verbindungen Cholin, Inosit und Paraaminobenzoesäure. Diese Vitamine kommen in Lebensmitteln fast immer gemeinsam vor. Im Stoffwechsel sind sie als Bestandteile verschiedener Enzymsysteme von Bedeutung. Die Vitamine werden im Körper in unterschiedlichem Maße gespeichert. Von den fettlöslichen Vitaminen sowie von Vitamin B_{12} können relativ große Speicher angelegt werden. Die übrigen wasserlöslichen Vitamine dagegen werden nur in solch kleinen Mengen gespeichert, die den Bedarf des Körpers an diesen Vitaminen nur für kurze Zeit decken können. Einige Vitamine, zum Beispiel A und D, wirken bei übermäßig hoher Aufnahme toxisch. Eine erhöhte Zufuhr von wasserlöslichen Vitaminen ist zwar nicht schädlich, weil diese dann vermehrt mit dem Urin ausgeschieden werden, im Falle von Vitamin C jedoch ist eine erhöhte Aufnahme nicht zu empfehlen, da sich der Körper an das relativ hohe Niveau der Versorgung und der Gewebssättigung mit diesem Vitamin gewöhnt. Wird Vitamin C dann wieder in geringerer Menge zugeführt, kommt es auch bei normalerweise bedarfsdeckenden Mengen zu einer Unterversorgung.

Vitamin A (Retinol)

Dieses fettlösliche Vitamin ist in tierischen Produkten hauptsächlich als vorgebildetes Vitamin A (Retinol) enthalten. In Pflanzen dagegen ist Vitamin A in seinen Vorstufen (Provitamine A) vorhanden; diese werden in der Darmwand in Vitamin A umgewandelt und tragen somit auch zur Bedarfsdeckung bei. Das bedeutendste Provitamin A ist das β-(Beta-)Carotin. Die Resorption (Aufnahme über die Darmwand) der Provitamine A sowie die Umwandlung in Vitamin A sind jedoch begrenzt. Es werden 6 Teile β-Carotin beziehungsweise 12 Teile anderer Carotinoide benötigt, um im Körper 1 Teil Retinol zu bilden. Auf dieser Grundlage werden für eine einheitliche Bewertung der Bedarfsdeckung die Retinoläquivalente berechnet:

1 mg Retinol-Äquivalent = 1 mg Retinol oder
= 6 mg β-Carotin oder
= 12 mg anderer Carotinoide.

Vitamin A ist von Bedeutung für den Sehvorgang; es ist an der Bildung des Sehpurpurs beteiligt. Es dient ferner dem Aufbau und der Erhaltung der Epithelgewebe der Haut und Schleimhaut sowie der Knorpelgewebe. Des weiteren ist Vitamin A zur Erhaltung der Infektionsabwehr erforderlich und hat auch die Funktion eines Wachstumsfaktors.

Der Bedarf an Vitamin A ist bei einer täglichen Zufuhr von 1 mg (= 0,09 mg/MJ) Retinol-Äquivalenten gedeckt. Er ist während der Schwangerschaft, Stillzeit und bei besonders schwerer körperlicher Belastung erhöht (→ Tagespläne Seite 83 bis 86). Während leichter Vitamin-A-Mangel zur Erschwerung der Anpassung der Sehkraft beim Übergang vom Hellen zum Dunkeln (Dunkeladaptation) und somit zur Nachtblindheit führt, ist der schwere Mangel durch Änderung der Augenstrukturen mit völliger Erblindung verbunden. Durch Störung der Funktion der Haut und Schleimhäute kommt es bei Vitamin-A-Mangel auch zu Hautveränderungen (besonders früh an den Schleimhäuten der Atem- und Geschlechtsorgane) und Infektionen. Gestörte Zahnbildung und Wachstumsverzögerung wurden ebenfalls beobachtet. Da das Vitamin A in relativ großen Mengen im Körper gespeichert wird, ist unter den hiesigen Ernährungsbedingungen mit schwerem Vitamin-A-Mangel im allgemeinen nicht zu rechnen. Sehr hohe Einzeldosen (130faches der Empfehlung) führen zu akuter, lang anhaltende erhöhte Aufnahmen (15faches der Empfehlung) zu chronischer Toxizität.

Besonders reiche Vitamin-A-Quellen

Als besonders reich an Vitamin A wurden solche Lebensmittel bezeichnet, durch die mit einer üblichen Portion mindestens 15% der von der DGE empfohlenen Zufuhr von Vitamin A erreicht werden (orientiert an der Empfehlung für männliche Erwachsene). Die DGE (1991) empfiehlt pro Tag für weibliche Erwachsene 800 µg und für männliche Erwachsene 1000 µg Vitamin A (Retinol-Äquivalente).

LEBENSMITTEL (verzehrbarer Anteil)	Portion in g	µg je Portion	% der empfohlenen Tageszufuhr Männer	Frauen
KÄSE				
Appenzeller, 50% Fett i.Tr.	45	157,5	16	20
Chester (Cheddar), 50% Fett i.Tr.	45	162	16	20
Weichkäse mit grünem Pfeffer oder				
Knoblauch, 60% Fett i.Tr.	45	166,5	17	21
Butterkäse, 60% Fett i.Tr.	45	171	17	21
Hobelkäse, 50% Fett i.Tr.	45	189	19	24
Edelpilzkäse, 60% Fett i.Tr.	45	193	19	24
Mascarpone	45	234	23	29
Camembert, 60% Fett i.Tr.	45	283,5	28	35
FETTE				
Lebertran	5	1275	127,5	159
Margarine	25[a]	152	15	19
Butter	25[a]	163	16	20
SÜSSWASSERFISCHE				
Aal, Flußaal	100	980	98	122,5
Aal, Flußaal	150	1470	147	184
FISCHDAUERWAREN				
Thunfisch in Öl	45	166,5	17	21
Aal, geräuchert	45	423	42	53
GEFLÜGEL UND INNEREIEN				
Kalb, Niere	100	210	21	26
Suppenhuhn	100	260	26	32,5
Rind, Niere	100	330	33	41
Hammel, Leber	100	9500	950	1187,5
Huhn, Leber	100	11600	1160	1450
Rind, Leber	100	15300	1530	1912,5
Kalb, Leber	100	21900	2190	2737,5
Schwein, Leber	100	39100	3910	4887,5
Suppenhuhn	150	390	39	49
FLEISCH- UND WURSTWAREN				
Leberpastete	45	427,5	43	53
Leberwurst	45	657	66	82
Leberwurst, mager	45	765	76,5	96

LEBENSMITTEL (verzehrbarer Anteil)	Portion in g	µg je Portion	% der empfohlenen Tageszufuhr Männer	Frauen
GEMÜSE UND PILZE				
Paprikafrüchte, roh	100	180	18	23
Pfifferling	100	217	22	27
Kopfsalat, roh	100	240	24	30
Endivien, roh	100	280	28	35
Möhren, Saft	100	437	44	55
Bleichsellerie (Stauden-), roh	100	483	48	60
Chicorée, roh	100	572	57	72
Mangold, roh	100	588	59	74
Feldsalat, roh	100	650	65	81
Spinat, roh	100	781	78	98
Fenchel, roh	100	783	78	98
Grünkohl (Braunkohl), roh	100	861	86	108
Möhren (Karotten), roh	100	1600	160	200
Tomaten, roh	200	168	17	21
Spargel, roh	200	174	17	22
Tomaten, Saft	200	180	18	23
Paprika, gedünstet	200	200	20	25
Tomaten, in Dosen, Gesamtinhalt	200	204	20	26
Kürbis, roh	200	254	25	32
Broccoli, roh	200	286	29	36
OBST				
Arprikosen, getrocknet	20	1158	116	145
Mango, roh	100	201	20	25
Aprikosen, roh	100	265	27	33
Kaki, roh	100	266	27	33
Honigmelone, roh – Fruchtfleisch	100	783	78	98
Wassermelone, roh	200	174	17	22
Aprikosen, Nektar, ca. 40% Frucht	200	210	21	26
Aprikosen, in Dosen, Gesamtinhalt	200	246	25	31

Vitamin-A-Verluste bei verschiedenen Zubereitungsarten

LEBENSMITTEL (verzehrbarer Anteil)	Backen/ Grillen	Verluste in % der Trockensubstanz Braten/ Rösten	Dünsten	Kochen	Schmoren
Eier	★/★	31/★	1[a]	0	★
Fettfische	★/0–57	0–64/★	★	★	0–44

[a] = Fettportion zum Backen

LEBENSMITTEL (verzehrbarer Anteil)		Verluste in % der Trockensubstanz			
	Backen/ Grillen	Braten/ Rösten	Dünsten	Kochen	Schmoren
Niere (Lamm, Rind, Schwein)	★/★	0/★	★	★	0–48
Leber (Lamm, Kalb, Rind, Huhn)	★/★	0–71/★	★	★	0–30

Carotin-Verluste bei verschiedenen Zubereitungsarten

Leber (Lamm, Kalb, Rind, Huhn) ★/★		21–36/★	★	★	16
Kohl	★/★	★/★	★	0	★
Wurzelgemüse	★/★	★/★	★	0	★
Batate	★/★	★/★	★	89	★
Blumenkohl	★/★	★/★	★	0	★
Broccoli	★/★	★/★	★	0	★
Erbsen, roh	★/★	★/★	★	0–19	★
gefroren	★/★	★/★	★	0	★
getrocknet	★/★	★/★	★	7	★
Kürbis	★/★	★/★	★	0	★
Lauch	★/★	★/★	★	0	★
Zuckermais	★/★	★/★	★	0,3	★
Beerenobst	★/★	★/★	0–12	★	★
Kernobst	4/★	★/★	0–2	★	★
Steinobst	★/★	★/★	0–67	★	★
Backpflaumen	★/★	★/★	21	★	★
Rhabarber	★/★	★/★	1	★	★

[a] = Pochieren   ★ = es liegen keine Daten vor

Vitamin D (Calciferol)

Zur Gruppe der fettlöslichen D-Vitamine zählen mehrere biologische Wirkstoffe, die als Calciferole bezeichnet werden. Die bekanntesten sind das Vitamin D_2 pflanzlicher Herkunft (Ergocalciferol) und das Vitamin D_3 tierischer Herkunft (Cholecalciferol). Sie haben beim Menschen die gleiche Vitaminwirksamkeit. Beide entstehen unter Einwirkung von ultravioletten Strahlen (zum Beispiel Sonnenlicht) aus den jeweiligen Vitamin-D-Vorstufen.

Eine Vorstufe, das 7-Dehydrocholesterin wird auch im menschlichen Körper in Leber und Darmschleimhaut aus Cholesterin gebildet. In der Haut wird es bei ausreichender Bestrahlung mit UV-Licht (zum Beispiel durch längere Aufenthalte im Freien) in Vitamin D_3 umgewan-

delt. Die Vorstufe Ergosterin, die mit pflanzlicher Nahrung aufgenommen wird, kann in gleicher Weise in Vitamin D_2 umgewandelt werden.

1 µg Vitamin-D-Äquivalente = 1 µg Vitamin D_2 = 1 µg Vitamin D_3 = 40 IE

Vitamin D beeinflußt die Resorption von Calcium und Phosphor und somit die Bildung von Knochen und Knorpeln. In seiner aktiven Form kontrolliert es die Phosphataussscheidung über die Niere. Über eine Wirkung auf die Nebenschilddrüse bewirkt das dort produzierte Hormon die Mobilisierung von Calcium und Phosphor aus den Knochen. Deswegen und weil Vitamin D im Körper aus seinen Vorstufen gebildet werden kann, wird dieses Vitamin immer mehr als Hormon und weniger als ein Vitamin angesehen.

Der Bedarf des Säuglings an Vitamin D ist bei der empfohlenen Zufuhr von 10 µg Vitamin pro Tag gedeckt. Nach ausreichender Versorgung im Säuglingsalter entsteht beim Kleinkind nur in sehr seltenen Fällen eine Rachitis.

Der Bedarf des Kleinkindes beträgt weniger als 10 µg Vitamin D pro Tag, wenn durch längere Aufenthalte im Freien und die Einwirkung des Sonnenlichtes eine stärkere Eigensynthese von Vitamin D in der Haut gewährleistet ist. Ob auch dem Erwachsenen Vitamin D zugeführt werden soll, ist nicht geklärt. Vorbeugend wird ihm eine Zufuhr von 5 µg Vitamin D pro Tag empfohlen. Während der Schwangerschaft, der Stillzeit und während der Wachstumsperiode ist der Bedarf an Vitamin D erhöht.

Bei Säuglingen und generell in der Wachstumsphase verursacht Vitamin-D-Mangel eine Knochenerweichung und Verformung der Beine, des Brustkorbs und der Kopfknochen (Rachitis). Auch die Zahnentwicklung ist verlangsamt. Beim Erwachsenen, während der Schwangerschaft und im Alter führt Vitamin-D-Mangel in Verbindung mit Calciummangel zum Krankheitsbild Osteomalazie (Erweichung der normal entwickelten und ausgewachsenen Knochen). Vitamin-D-Aufnahmen in der Größenordnung von mehr als dem 20fachen der Empfehlung sind toxisch.

Besonders reiche Vitamin-D-Quellen

Als besonders reich an Vitamin D wurden solche Lebensmittel bezeichnet, durch die mit einer üblichen Portion mindestens 20% der von der DGE empfohlenen Zufuhr von Vitamin D erreicht werden.
Die DGE (1991) empfiehlt pro Tag für weibliche und männliche Erwachsene 5 µg Vitamin D.

LEBENSMITTEL (verzehrbarer Anteil)	Portion in g	µg je Portion	% der empfohlenen Tageszufuhr	
			Männer	Frauen
SEEFISCHE				
Katfisch	100	0,5	10	10
Makrele	100	1,0	20	20

LEBENSMITTEL (verzehrbarer Anteil)	Portion in g	µg je Portion	% der empfohlenen Tageszufuhr Männer	Frauen
Kabeljau	100	1,3	26	26
Rotbarsch	100	2,3	46	46
Heilbutt	100	5,0	100	100
Thunfisch	100	5,4	108	108
Sardine	100	7,5	150	150
Ostseehering	100	7,8	156	156
Hering	100	31,0	620	620
Katfisch	150	0,75	15	15
Makrele	150	1,5	30	30
Kabeljau	150	1,95	39	39
Rotbarsch	150	3,45	69	69
Heilbutt	150	7,5	150	150
Thunfisch	150	8,1	162	162
Sardine	150	11,25	225	225
Ostseehering	150	11,7	234	234
Hering	150	46,5	930	930
SÜSSWASSERFISCHE				
Aal	100	13,0	260	260
Lachs	100	16,3	326	326
Aal	150	19,5	390	390
Lachs	150	24,45	489	489
FISCHDAUERWAREN				
Lachs, in Dosen	45	5,2	104	104
Bismarckhering	45	5,85	117	117
Bückling	45	13,5	270	270
Sprotten, geräuchert	45	14,4	288	288
Aal, geräuchert	45	40,5	810	810
GEFLÜGEL				
Leber	100	1,3	26	26
HAMMELFLEISCH				
Leber	100	2,0	40	40
KALBFLEISCH				
Bug; Bauch; Hals; Keule; Kotelett	100	3,8	76	76
Bug; Bauch; Hals; Keule; Kotelett	150	5,7	114	114
RINDFLEISCH				
Leber	100	1,7	34	34
PILZE				
Champignons	100	1,9	38	38
Pfifferlinge	100	2,1	42	42
Morcheln; Steinpilze	100	3,1	62	62

Vitamin-D-Verluste bei verschiedenen Zubereitungsarten

LEBENSMITTEL (verzehrbarer Anteil)	Backen/ Grillen	Verluste in % der Trockensubstanz Braten/ Rösten	Dünsten	Kochen	Schmoren
Eier	★/★	31/★	★	0,3	★
Fettfisch	★/0–94	0–95/★	★	★	★
Leber (Lamm, Kalb, Rind, Huhn)	★/★	21–36/★	★	★	16

★ = es liegen keine Daten vor

Vitamin E (Tocopherole)

Eine Gruppe von mehreren fettlöslichen Verbindungen, die eine unterschiedliche Vitaminwirksamkeit aufweisen. Die wichtigsten sind α-, β-, γ- und δ-Tocopherole. Ihre Wirksamkeit wird in α-Tocopherol-Äquivalenten angegeben.

1 mg α-Tocopherol-Äquivalent = 1 mg α-Tocopherol = 2 mg β-Tocopherol = 4 mg γ-Tocopherol = 100 mg δ-Tocopherol (Eine Internationale Einheit – IE – entspricht 1 mg DL-α-Tocopherolacetat = 0,7 mg D-α-Tocopherol).

Die genauen Funktionen dieses Vitamins sind immer noch unklar. Wahrscheinlich beruhen sie auf seiner Fähigkeit, die Körperfette sowie eine Reihe leicht oxidierbarer Stoffe, zum Beispiel Vitamin A, vor Oxidation zu schützen. So kann Vitamin E jede Zelle schützen und stabilisieren. In dieser Wirkung wird Vitamin E durch Ubichinon (strukturähnlicher Stoff), schwefelhaltige Aminosäuren und das Spurenelement Selen (Se) unterstützt.
Der Bedarf ist stark abhängig von der Aufnahme an mehrfach ungesättigten Fettsäuren. Pro 1 g dieser Fettsäuren wird der Vitamin-E-Bedarf um 0,5 mg erhöht. Er ist bei einer täglichen Zufuhr von 12 mg α-Tocopherol-Äquivalenten (= 1,1–1,4 mg/MJ) gedeckt.
Ein Vitamin-E-Mangel tritt beim Erwachsenen unter normalen Ernährungsbedingungen nicht auf. Nur bei Störungen der Fettverdauung und -resorption (Funktionsstörung der Bauchspeicheldrüse und der Gallenblase) kann Vitamin-E-Mangel auftreten. Bei Kindern, die an einer Erkrankung der Bauchspeicheldrüse (Cystische Fibrose des Pankreas) litten, und bei hohem Gehalt der Nahrung an mehrfach ungesättigten Fettsäuren wurde Vitamin-E-Mangel (Muskelschwund,

7

Vitamin E

Kreatinurie, Destabilität der roten Blutkörperchen mit erhöhter Hämolyseneigung) festgestellt.

Auch dieses Vitamin wird vom Körper in großen Mengen gespeichert. Vitamin-E-Aufnahmen bis 100 mg/Tag liegen noch im physiologischen Bereich. Auch bei Aufnahmen bis 300 mg DL-α-Tocopherolacetat wurden keine Toxizitätserscheinungen festgestellt.

Besonders reiche Vitamin-E-Quellen (α-Tocopherol-Äquivalente)

Als besonders reich an Vitamin E wurden solche Lebensmittel bezeichnet, durch die mit einer üblichen Portion mindestens 15% der von der DGE empfohlenen Zufuhr von Vitamin E erreicht werden.

Die DGE (1991) empfiehlt pro Tag für weibliche und männliche Erwachsene 12 mg Vitamin E (α-Tocopherol-Äquivalente).

LEBENSMITTEL (verzehrbarer Anteil)	Portion in g	mg je Portion	% der empfohlenen Tageszufuhr Männer	Frauen
FETTE UND ÖLE				
Walnußöl	5	1,9	16	16
Sonnenblumenöl	5	2,5	21	21
Baumwollsamenöl	5	2,6	22	22
Weizenkeimöl	5	7,95	66	66
Palmöl	10	2,45	20	20
Erdnußöl	10	2,55	21	21
Sesamöl	10	2,8	23	23
Safloröl (Distelöl)	10	2,9	24	24
Sojaöl	10	2,9	24	24
Maiskeimöl	10	3,1	26	26
Walnußöl	10	3,9	32,5	32,5
Sonnenblumenöl	10	5,0	42	42
Baumwollsamenöl	10	5,2	43	43
Weizenkeimöl	10	15,9	132,5	132,5
Palmöl	15	3,7	31	31
Erdnußöl	15	3,8	32	32
Sesamöl	15	4,2	35	35
Safloröl (Distelöl)	15	4,3	36	36
Sojaöl	15	4,35	36	36
Walnußöl	15	5,8	48,5	48,5
Sonnenblumenöl	15	7,5	62,5	62,5
Baumwollsamenöl	15	7,8	65	65
Weizenkeimöl	15	23,85	199	199
Margarine	20[a]	2,7	23	23

LEBENSMITTEL (verzehrbarer Anteil)	Portion in g	mg je Portion	% der empfohlenen Tageszufuhr Männer	Frauen
Margarine	25[a]	3,4	28	28
SEEFISCHE				
Katfisch	100	2,1	17,5	17,5
Rotbarsch	150	1,95	16	16
Makrele	150	2,4	20	20
Katfisch	150	3,15	26	26
GEFLÜGEL				
Truthahn, Jungtiere	100	1,9	16	16
ausgewachsene Tiere	100	2,5	21	21
Huhn, Herz; Truthahn, Keule	150	1,8	15	15
Truthahn, Jungtiere	150	2,85	24	24
ausgewachsene Tiere	150	3,75	31	31
KALBFLEISCH				
Hirn	100	2,0	17	17
GETREIDE				
Roggenkeime	15	1,9	16	16
BROTE				
Knäckebrot	15[b]	2,0	17	17
HÜLSENFRÜCHTE				
Sojabohnen	75	10,0	83	83
SAMEN UND NÜSSE				
Haselnuß	10	2,7	22,5	22,5
Sonnenblumenkerne	10	2,2	18	18
Mandel	10	2,5	21	21
Leinsamen	10	5,7	47,5	47,5
GEMÜSE				
Porree, Knolle, roh	100	2,0	17	17
Paprikafrüchte, Wirsing, roh	100	2,5	21	21
Knollensellerie, gekocht	100	2,5	21	21
Schwarzwurzel, roh	100	6,0	50	50
Kürbis, roh	200	2,2	18	18
Spinat, roh	200	2,8	23	23
Weißkohl, Rotkohl, roh	200	3,4	28	28
Grünkohl (Braunkohl), roh	200	3,4	28	28
OBST				
Johannisbeeren, schwarz	100	1,9	16	16
Heidelbeeren, roh	100	2,1	18	18
Himbeeren, roh	200	1,8	15	15
Mango, Pfirsich, roh	200	2,0	17	17
Avocado, roh	200	2,6	22	22

[a] = Fettportion zum Backen   [b] = Brotportion für 1. und 2. Frühstück bzw. Abendessen

Vitamin-E-Verluste bei verschiedenen Zubereitungsarten

LEBENSMITTEL (verzehrbarer Anteil)	Backen/ Grillen	Verluste in % der Trockensubstanz			
		Braten/ Rösten	Dünsten	Kochen	Schmoren
Eier	★/★	31/★	0,5ᵃ	0	★
Fettfisch	★/0	0/★	★	★	★
Weißfisch	13/★	★/★	0	★	★
Huhn	★/★	★/8–19	★	51	★
Ente	★/★	★/0	★	★	★
Lammfleisch	★/31–39	★/33–34	★	★	36
Rindfleisch	★/0	0/0	★	0	0
Schweinefleisch	★/0	★/0	★	★	★
Herz (Rind)	★/★	★/★	★	★	2
Niere (Lamm, Rind, Schwein)	★/★	43/★	★	★	0–40
Leber (Lamm, Kalb, Rind, Huhn)	★/★	0–45/★	★	★	12
Bries (Lamm)	★/★	0/★	★	★	★
Würstchen	★/9–52	0–38/★	★	★	★
Reis	★/★	★/★	★	3	★
Kohl, Wurzelgemüse	★/★	★/★	0	★	★
Kartoffeln	15/★	32/★	0	★	★
Batate	★/★	★/★	0	★	★
Blumenkohl	★/★	★/★	34	★	★
Broccoli	★/★	★/★	8	★	★
Lauch, Pastinake	★/★	★/★	0	★	★
Zuckermais	★/★	★/★	38	★	★
Beerenobst	★/★	★/★	0–12	★	★
Kernobst	4/★	★/★	0	★	★
Steinobst	★/★	★/★	0–22	★	★
Rhabarber	★/★	★/★	0	★	★

ᵃ = Pochieren   ★ = es liegen keine Daten vor

Vitamin K (Phyllochinon)

Eine Gruppe von fettlöslichen Verbindungen, die die Blutgerinnung fördern. Die wichtigsten sind Vitamin K_1 (kommt in Pflanzen, insbesondere in den grünen Blättern vor) und Vitamin K_2 (wird von verschiedenen Bakterienarten, auch denen der Darmflora, gebildet). In der Praxis findet auch die synthetisch hergestellte Verbindung Menadion Verwendung, die wasserlöslich ist und als Vitamin K_3 bezeichnet wird.

Vitamin K wird für die Bildung von Gerinnungsfaktoren, vor allem Prothrombin und Faktor VII, in der Leber benötigt; es ist somit für die normale Blutgerinnung erforderlich.

Der Bedarf an Vitamin K ist nicht genau bekannt. Mit Ausnahme für Säuglinge wird für Kinder und Erwachsene eine Vitamin-K-Zufuhr von 1 µg/kg Körpergewicht pro Tag empfohlen. Der Vitamin-K-Bedarf ist im Alter erhöht. Erschwert wird die Bedarfsermittlung dadurch, daß Vitamin K in relativ großen Mengen gespeichert werden kann und Vitamin K_2 von Darmbakterien gebildet wird. Nach neuesten Erkenntnissen gilt jedoch, daß nur sehr wenig von dem im Darm gebildeten Vitamin resorbiert werden kann und der Mensch auf die Vitamin-K-Zufuhr mit der Nahrung angewiesen ist. Ein Vitamin-K-Mangel wird an einer stark verlängerten Blutgerinnungszeit und der Neigung zu schweren Blutungen (Haemorrhagien) erkannt. Vitamin-K-Mangel tritt beim Erwachsenen selten auf. Er wird indirekt verursacht, etwa durch Gallenerkrankungen und Leberfunktionsstörungen und durch Blutverlust nach operativen Eingriffen.

Besonders reiche Vitamin-K-Quellen

Als besonders reich an Vitamin K wurden solche Lebensmittel bezeichnet, durch die mit einer üblichen Portion mindestens 10% der von der DGE empfohlenen Zufuhr von Vitamin K erreicht werden (orientiert an der Empfehlung für männliche Erwachsene). Die DGE (1991) empfiehlt pro Tag für männliche Erwachsene 80 µg und für weibliche Erwachsene 65 µg Vitamin K.

LEBENSMITTEL (verzehrbarer Anteil)	Portion in g	µg je Portion	% der empfohlenen Tageszufuhr	
			Männer	Frauen
GEMÜSE				
Erbsen	100	36	45	55
Rotkohl	100	44	55	68
Kopfsalat	100	122	153	188
Weißkohl	100	145	181	223
Broccoli	100	205	256	315
Brunnenkresse	100	250	313	385
Spinat	100	400	500	615
Grünkohl	100	817	1021	1257
Möhren	200	10	13	15
Tomaten	200	12	15	18
Gurke	200	38	48	58
Erbsen	200	72	90	111
Rotkohl	200	88	110	135

LEBENSMITTEL (verzehrbarer Anteil)	Portion in g	µg je Portion	% der empfohlenen Tageszufuhr Männer	Frauen
Weißkohl	200	290	363	446
Broccoli	200	410	513	631
Brunnenkresse	200	500	625	769
Spinat	200	800	1000	1231
Grünkohl	200	1634	2043	2514
GETREIDE*				
HÜLSENFRÜCHTE*				
PILZE*				
OBST*				

* Werte blieben unberücksichtigt, weil ihnen aufgrund eingeschränkter Qualität und/oder Quantität der Daten nur geringes Vertrauen entgegenzubringen ist.

Vitamin B₁ (Thiamin)

Ein wasserlösliches Vitamin, das in fast allen pflanzlichen und tierischen Lebensmitteln vorkommt, häufig aber nur in kleinen Mengen. In seiner physiologisch wirksamen Form (Thiamindiphosphat) ist Vitamin B₁ von großer Bedeutung im Kohlenhydratstoffwechsel sowie im Prozeß der Energiegewinnung (Endoxidation von Kohlenhydraten und Aminosäuren). Für die Funktionserhaltung von Organen und Geweben, die Kohlenhydrate als Energiequelle verwerten, vor allem Nervenzellen und Muskeln, ist Thiamin daher bedeutsam.
Der Bedarf an Vitamin B₁ beträgt 0,13 mg Thiamin pro MJ. Er hängt von der Nahrungszusammensetzung ab und ist bei hoher Kohlenhydrataufnahme erhöht, bei hoher Fettzufuhr erniedrigt. Alkoholkonsum steigert den Bedarf. Eine ausreichende Versorgung mit diesem Vitamin ist hierzulande nicht immer gewährleistet. Ein Grund dafür liegt im Ernährungsverhalten der Bevölkerung. So werden mehr Vitamin-B₁-arme Lebensmittel wie Weißbrot, Zucker (niedermolekulare Kohlenhydrate) und Alkohol verzehrt und weniger Vollkorngetreideerzeugnisse.
Ein schwerer Vitamin-B₁-Mangel verursacht, durch Anhäufung der Kohlenhydratstoffwechselprodukte Brenztraubensäure und Milchsäure, schwere Schädigungen am Zentralnervensystem. Sie bilden den Hintergrund für das nicht selten in Entwicklungsländern beobachtete Krankheitsbild Beri-Beri. Ein leichter (latenter) Mangel ist gekennzeichnet durch Appetitlosigkeit, Verdauungsstörungen (Durchfall, Magensäuremangel), Müdigkeit und Störungen des emotionalen Gleichgewichts.

Besonders reiche Vitamin-B₁-Quellen

Als besonders reich an Vitamin B₁ (Thiamin) wurden solche Lebensmittel bezeichnet, durch die mit einer üblichen Portion mindestens 15% der von der DGE empfohlenen Zufuhr von Vitamin B₁ erreicht werden (orientiert an der Empfehlung für männliche Erwachsene). Die DGE (1991) empfiehlt pro Tag für weibliche Erwachsene 1,1 mg und für männliche Erwachsene 1,3 mg Vitamin B₁.

LEBENSMITTEL (verzehrbarer Anteil)	Portion in g	mg je Portion	% der empfohlenen Tageszufuhr Männer	Frauen
SEEFISCHE				
Katfisch	100	0,20	15	18
Scholle	100	0,21	16	19
Flunder	100	0,22	17	20
Makrele	150	0,21	16	19
Katfisch	150	0,30	23	27
Scholle	150	0,315	24	29
Flunder	150	0,33	25	30
SÜSSWASSERFISCHE				
Zander	150	0,24	18	22
Lachs	150	0,255	20	23
Aal, Flußaal	150	0,27	21	25
GEFLÜGEL				
Ente	100	0,30	23	27
Huhn, Leber	100	0,32	25	29
Herz	100	0,43	33	39
Brust	100	0,70	54	64
Ente	150	0,45	35	41
Huhn, Brust	150	1,05	81	95
HAMMELFLEISCH				
Hirn	100	0,24	18	22
Herz	100	0,31	24	28
Leber	100	0,36	28	33
Kotelett	150	0,195	15	18
Brust	150	0,21	16	19
Hammelfleisch, Keule; Lende	150	0,24	18	22
Muskelfleisch, ohne Fett; Filet	150	0,27	21	25
Hirn	150	0,36	28	33
Herz	150	0,465	36	42
Leber	150	0,54	42	49
KALBFLEISCH				
Leber	100	0,28	22	25
Niere	100	0,37	28	34
Herz	100	0,60	46	55

V

LEBENSMITTEL (verzehrbarer Anteil)	Portion in g	mg je Portion	% der empfohlenen Tageszufuhr Männer	Frauen
Brust; Kotelett; Muskelfleisch, o. Fett	150	0,21	16	19
Filet; Haxe; Keule; Zunge	150	0,225	17	20
Hirn	150	0,24	18	22
Schnitzel	150	0,27	21	25
RINDFLEISCH				
Muskelfleisch, ohne Fett	100	0,23	18	21
Leber, Niere	100	0,30	23	27
Herz	100	0,53	41	48
Muskelfleisch, ohne Fett	150	0,345	27	31
SCHWEINEFLEISCH				
Leber	100	0,31	24	28
Niere	100	0,34	26	31
Herz	100	0,46	35	42
Zunge	100	0,49	38	45
Keule, Schnitzel	100	0,80	62	73
Bug	100	0,89	68	81
Muskelfleisch, ohne Fett	100	0,90	69	82
Kamm	100	0,92	71	84
Filet	100	1,10	85	100
Keule; Schnitzel	150	1,20	92	109
Bug	150	1,335	103	121
Muskelfleisch, ohne Fett	150	1,35	104	123
Kamm	150	1,38	106	125
FLEISCHWAREN				
Schinken, gesalzen und gekocht	45	0,24	18	22
Schinken, gesalzen und geräuchert	45	0,25	19	23
GETREIDE UND GETREIDEPRODUKTE				
Weizenkeime	15	0,30	23	27
Kleieflocken	30	0,35	27	32
Roggen, Korn; Roggenflocken	60	0,21	16	19
Mais, Korn	60	0,22	17	20
Naturreis	60	0,25	19	23
Gerste, Korn, entspelzt	60	0,26	20	24
Reis, parboiled	60	0,26	20	24
Weizen, Korn	60	0,28	22	25
Weizenvollkornmehl	60	0,28	22	25
Hafer, Korn und Grütze	60	0,31	24	28
Haferflocken, Vollkorn und Instant	60	0,34	26	31
Buchweizen, Vollmehl	60	0,35	27	32

LEBENSMITTEL (verzehrbarer Anteil)	Portion in g	mg je Portion	% der empfohlenen Tageszufuhr Männer	Frauen
BROTE				
Weizenmischbrot	175[a]	0,245	19	22
Roggenbrot; Roggenmischbrot	175[a]	0,315	24	29
Roggenschrot- und Vollkornbrot	175[a]	0,315	24	29
Simonsbrot; Steinmetzbrot	175[a]	0,35	27	32
Weizenschrot- und Vollkornbrot	175[a]	0,40	31	36
HÜLSENFRÜCHTE				
Linsen	75	0,34	26	31
Kichererbsen	75	0,375	29	34
Limabohne	75	0,38	29	35
Bohnen, weiß	75	0,38	29	35
Erbsen	75	0,57	44	52
Sojabohnen	75	0,75	58	68
GEMÜSE				
Topinambur, roh	100	0,20	15	18
Zucchini, roh	100	0,20	15	18
Fenchel, roh	100	0,23	18	21
Erbsen, grün, roh	100	0,32	25	29
Wirsing, gekocht	100	0,40	31	36
Blumenkohl, roh	200	0,20	15	18
Spinat, roh	200	0,20	15	18
Erbsen, in Dosen, Gesamtinhalt	200	0,20	15	18
Rosenkohl, roh	200	0,20	15	18
Broccoli, roh	200	0,20	15	18
Porree, Knolle, roh	200	0,20	15	18
Grünkohl (Braunkohl), roh	200	0,20	15	18
Spargel, roh	200	0,22	17	20
Zuckermais, gedämpft	200	0,22	17	20
Schwarzwurzel, roh	200	0,22	17	20
Bambussprossen, roh	200	0,26	20	24
Artischocke, roh	200	0,28	22	25
Zuckermais, roh	200	0,30	23	27
Kartoffeln, roh	250	0,25	19	23
PILZE				
Austernpilz	100	0,20	15	18
Birkenpilz; Reizker	200	0,20	15	18
Zuchtchampignon	200	0,20	15	18
Morchel (Speise-)	200	0,26	20	24
OBST				
Apfelsine, Saft, frisch gepreßt	100	0,40	31	36

[a] = Brotportion für 1. und 2. Frühstück bzw. Abendessen

Vitamin-B₁-Verluste bei verschiedenen Zubereitungsarten

LEBENSMITTEL (verzehrbarer Anteil)	Backen/ Grillen	Verluste in % der Trockensubstanz			
		Braten/ Rösten	Dünsten	Kochen	Schmoren
Eier	★/★	47/★	22[b]	11	★
Fettfisch	★/★	0–54/★	★	★	51
Weißfisch	7–74/★	★/★	0,64	★	★
Huhn	★/★	★/35–36	★	58–64	★
Ente	★/★	★/49	★	★	★
Truthahn	★/★	★/31–46	★	★	★
Lammfleisch	★/0	★/27–35	★	★	50
Kalbfleisch	★/★	★/68	★	★	★
Rindfleisch	★/18	24/0–11	★	38	28–63
Schweinefleisch	★/0–2	★/25	★	★	★
Kaninchen	★/★	★/★	★	★	51
Herz (Rind)	★/★	★/★	★	★	71
Niere (Lamm, Rind, Schwein)	★/★	28/★	★	★	62–63
Leber (Lamm, Kalb, Rind, Huhn)	★/★	17–25/★	★	★	34
Bries (Lamm)	★/★	42/★	★	★	★
Würstchen	★/43	71/★	★	★	★
Nudeln	★/★	★/★	★	75	★
Reis	★/★	★/★	★	67	★
Kohl	★/★	★/★	★	0–16	★
Rüben	★/★	★/★	★	31–48	★
Wurzelgemüse	★/★	★/★	★	0	★
Kartoffeln	22/★	38/★	★	9	★
Batate	★/★	★/★	★	12	★
Blumenkohl	★/★	★/★	★	20	★
Broccoli	★/★	★/★	★	35	★
Erbsen, roh	★/★	★/★	★	16	★
gefroren	★/★	★/★	★	19	★
getrocknet	★/★	★/★	★	46	★
Beerenobst	★/★	★/★	0–13	★	★
Kernobst	29/★	★/★	0	★	★
Steinobst	★/★	★/★	4–17	★	★
Backpflaumen	★/★	★/★	23	★	★

Durch Kochen entstehen außerdem folgende Verluste an Vitamin B₁ (Thiamin):
Kohlrabi 10, Lauch 0, Pastinake 30, Pilze 83, Zwiebeln 0, Zuckermais 0 g je 100 g TS.

[b] = Pochieren   ★ = es liegen keine Daten vor

Vitamin B₂ (Riboflavin)

Auch hier handelt es sich um ein wasserlösliches Vitamin, das eine große Rolle im Prozeß der Energiegewinnung aus Fetten, Kohlenhydraten und Aminosäuren spielt. In allen Geweben und Zellen kommen seine physiologisch wirksamen Formen als Stoffwechselkatalysatoren vor. Es wird auch im Rahmen von Aufbaureaktionen, zum Beispiel bei der Fettsäuresynthese, benötigt. Die Tatsache, daß Vitamin B₂ im Auge vorkommt, spricht für seine Beteiligung am Sehprozeß. Die genaue Funktion hierbei ist jedoch nicht bekannt. Der tägliche Bedarf an Vitamin B₂ für Neugeborene beträgt 0,075 mg pro kg Körpergewicht und für Erwachsene 0,025 mg pro kg Körpergewicht. Er wird bei einer täglichen Zufuhr von 0,15–0,17 mg/MJ sicher gedeckt. Der Bedarf steigt mit erhöhtem Stoffwechsel, etwa bei Fieber, Muskelarbeit, während Schwangerschaft und Stillzeit. Vitamin-B₂-Mangel führt zu verzögertem Wachstum und zu Schädigungen an Augen, Schleimhäuten und an der Haut. Während schwere Mangelsymptome unter unseren Lebensbedingungen nicht vorkommen, sind leichte Mangelerscheinungen im Gesichtsbereich wie Risse (Rhagaden) in den Mundwinkeln und Veränderungen an Lippen, Nase und Zungenschleimhaut infolge falscher Nahrungszusammenstellung nicht selten.

Besonders reiche Vitamin-B₂-Quellen

Als besonders reich an Vitamin B₂ (Riboflavin) wurden solche Lebensmittel bezeichnet, durch die mit einer üblichen Portion mindestens 15% der von der DGE empfohlenen Zufuhr von Vitamin B₂ erreicht werden (orientiert an der Empfehlung für männliche Erwachsene).
Die DGE (1991) empfiehlt pro Tag für männliche Erwachsene 1,7 mg und für weibliche Erwachsene 1,5 mg Vitamin B₂.

LEBENSMITTEL (verzehrbarer Anteil)	Portion in g	mg je Portion	% der empfohlenen Tageszufuhr	
			Männer	Frauen
MILCH				
H- und Trinkmilch, 1,5 und 3,5% Fett; Rohmilch	200	0,36	21	24
H- und Trinkmilch, entrahmt	200	0,38	22	25
MILCHPRODUKTE				
Dickmilch, Joghurt und Kefir aus Trinkmilch, 3,5% Fett	150	0,27	16	18
Joghurt, 1,5% Fett	150	0,27	16	18
Trinksauermilch, entrahmt; Joghurt aus Magermilch	150	0,285	17	19

LEBENSMITTEL (verzehrbarer Anteil)	Portion in g	mg je Portion	% der empfohlenen Tageszufuhr Männer	Frauen
Dickmilch, Joghurt und Kefir aus Trinkmilch, 3,5% Fett	175	0,315	19	21
Trinksauermilch, entrahmt; Joghurt aus Magermilch	175	0,33	19	22
Joghurt mit Früchten, gezuckert, 1,5 und 3,5% Fett	175	0,26	15	17
FISCHE				
Seelachs	100	0,35	21	23
Makrele	100	0,35	21	23
Seehecht	150	0,30	18	20
Flunder	150	0,315	19	21
Hering	150	0,33	19	22
Scholle	150	0,33	19	22
Ostseehering	150	0,36	21	24
Heringsfilet; Sardine; Zander	150	0,375	22	25
Seelachs; Makrele	150	0,525	31	35
GEFLÜGEL				
Huhn, Brust	100	0,90	53	60
Huhn, Leber	100	2,49	149	166
Ente	150	0,30	18	20
Huhn, Keule	150	0,36	21	24
Gans	150	0,39	23	26
HAMMELFLEISCH				
Leber	100	3,33	196	222
Keule	150	0,33	19	22
Lende	150	0,345	20	23
Filet; Muskelfleisch, ohne Fett	150	0,375	22	25
KALBFLEISCH				
Keule; Muskelfleisch, ohne Fett	100	0,27	16	18
Zunge	100	0,29	17	19
Schnitzel; Filet	100	0,30	18	20
Lunge	100	0,36	21	24
Niere	100	2,50	147	167
Leber	100	2,61	154	174
Haxe	150	0,345	20	23
Brust	150	0,36	21	24
Kotelett	150	0,39	23	26
Keule; Muskelfleisch, ohne Fett	150	0,405	24	27
Schnitzel; Filet	150	0,45	26	30

LEBENSMITTEL (verzehrbarer Anteil)	Portion in g	mg je Portion	% der empfohlenen Tageszufuhr Männer	Frauen
RINDFLEISCH				
Muskelfleisch, ohne Fett	100	0,26	15	17
Zunge	100	0,29	17	19
Lunge	100	0,34	20	23
Niere	100	2,26	133	151
Leber	100	2,90	171	193
Muskelfleisch, ohne Fett	150	0,39	23	26
SCHWEINEFLEISCH				
Filet	100	0,31	18	21
Zunge	100	0,50	29	33
Niere	100	1,80	106	120
Leber	100	3,17	186	211
Bug (Schulter)	150	0,33	19	22
Muskelfleisch, ohne Fett	150	0,345	20	23
Filet	150	0,465	27	31
WILD UND SONSTIGE FLEISCHARTEN				
Ziege	100	0,28	16	19
Hirsch; Reh, Keule u. Rücken	150	0,375	22	25
WURSTWAREN				
Leberwurst	45	0,41	24	27
Leberwurst, mager	45	0,495	29	33
BROTE				
Roggen-/Weizenschrot-, Vollkornbrot	175[a]	0,26	15	17
GEMÜSE				
Rosenkohl, gekocht	200	0,28	16	19
Erbsen, grün, roh	200	0,30	18	20
Spinat, tiefgefroren	200	0,32	19	21
Erbsen, gekocht, abgetropft	200	0,32	19	21
Spinat, gekocht	200	0,32	19	21
Mangold, Rosenkohl, roh	200	0,32	19	21
Broccoli, gekocht	200	0,36	21	24
Grünkohl (Braunkohl), roh	200	0,40	24	27
Broccoli, roh	200	0,40	24	27
Spinat, roh	200	0,40	24	27
PILZE				
Austernpilz	100	0,30	18	20
Steinpilz	100	0,37	22	25
Birkenpilz	100	0,44	26	29
Champignon (Zucht-)	100	0,45	26	30

V

[a] = Brotportion für 1. und 2. Frühstück bzw. Abendessen

Vitamin B$_2$/Niacin

LEBENSMITTEL (verzehrbarer Anteil)	Portion in g	mg je Portion	% der empfohlenen Tageszufuhr Männer	Frauen
Champignon (Zucht-), in Dosen	200	0,44	26	29
Pfifferling	200	0,46	27	31
OBST				
Avocado, roh	200	0,30	18	20

Vitamin-B$_2$-Verluste bei verschiedenen Zubereitungsarten

LEBENSMITTEL (verzehrbarer Anteil)	Backen/ Grillen	Braten/ Rösten	Dünsten	Kochen	Schmoren
Eier	★/★	39/★	20[a]	15	★
Fettfisch	★/0–43	0–52/★	★	★	0–41
Weißfisch	0–71/★	★/★	0–60	★	★
Huhn	★/★	★/0–13	★	13–17	★
Ente	★/★	★/27	★	★	★
Truthahn	★/★	★/0–5	★	★	★
Lammfleisch	★/0	★/0–9	★	★	0
Kalbfleisch	★/★	★/40	★	★	★
Rindfleisch	★/0	0/0	★	0	0–34
Schweinefleisch	★/0–34	★/0	★	★	★
Kaninchen	★/★	★/★	★	★	0
Herz (Rind)	★/★	★/★	★	★	15
Niere (Lamm, Rind, Schwein)	★/★	19/★	★	★	30–44
Leber (Lamm, Kalb, Rind, Huhn)	★/★	0–52/★	★	★	3
Bries (Lamm)	★/★	41/★	★	★	★
Würstchen	★/0	0/★	★	★	★
Nudeln	★/★	★/★	★	43	★
Reis	★/★	★/★	★	0	★
Kohl	★/★	★/★	★	0	★
Rüben	★/★	★/★	★	28–41	★
Wurzelgemüse	★/★	★/★	★	0–6	★
Kartoffeln	18/★	35/★	★	12	12
Batate	★/★	★/★	★	30	30
Blumenkohl	★/★	★/★	★	20	20
Broccoli	★/★	★/★	★	27	27

[a] = Pochieren   ★ = es liegen keine Daten vor

LEBENSMITTEL (verzehrbarer Anteil)	Backen/ Grillen	Braten/ Rösten	Dünsten	Kochen	Schmoren
Erbsen, roh	★/★	★/★	★	21	21
gefroren	★/★	★/★	★	25	25
Beerenobst	★/★	★/★	0–24	★	★
Kernobst	7/★	★/★	0	★	★
Steinobst	★/★	★/★	0–47	★	★
Backpflaumen	★/★	★/★	19	★	★

Durch Kochen entstehen außerdem folgende Verluste an Vitamin B$_2$ (Riboflavin): Erbsen getrocknet 34, Kohlrabi 3, Lauch 8, Pastinake 22, Pilze 79, Zwiebeln 0, Zuckermais 0 g je 100 g TS.

★ = es liegen keine Daten vor

Niacin (Nicotinsäureamid, Nicotinsäure)

Dieses wasserlösliche Vitamin wird in seiner physiologisch wirksamen Form vom Körper wie Vitamin B$_2$ im Prozeß der Energiegewinnung benötigt. Der Körper ist in der Lage, Niacin aus der Aminosäure Tryptophan zu bilden. Die Versorgung des Körpers mit diesem Vitamin erfolgt somit endogen und exogen, also über die Nahrung. Daher werden die Niacinwirksamkeit und der Niacinbedarf in Niacin-Äquivalenten angegeben.

1 mg Niacin-Äquivalent = 1 mg Niacin = 60 mg Tryptophan

Der Bedarf an Niacin wird für den Erwachsenen mit 8 mg Niacin-Äquivalenten pro Tag angegeben. Erhöht ist der Bedarf an Niacin bei Verdauungsstörungen, fieberhaften Erkrankungen, schwerer körperlicher Arbeit, während Wachstumsperioden und in der Stillzeit. Es gibt Hinweise dafür, daß eine hohe Flüssigkeitszufuhr den Niacinbedarf erhöht. Während der Schwangerschaft ist der Bedarf an Niacin nicht übermäßig erhöht, da die Umwandlung von Tryptophan zu Niacin günstiger verläuft; 1 mg Niacin-Äquivalent entspricht hier 18 mg Tryptophan. Es empfiehlt sich auf jeden Fall, auf eine ausreichende Proteinversorgung zu achten.
Niacinmangel verursacht beim Menschen schwere Hautveränderungen (Dermatitis, bekanntestes Krankheitsbild ist Pellagra), Störungen im Verdauungstrakt (Durchfall) sowie im zentralen und peripheren Nervensystem (Schlaflosigkeit, Müdigkeit, Schwindel, Kopfschmerzen und in schweren Fällen Depressionen und Verwirrungszustände – Dementia).

Besonders reiche Niacinquellen

Als besonders niacinreich wurden solche Lebensmittel bezeichnet, durch die mit einer üblichen Portion mindestens 30% der von der DGE empfohlenen Niacinzufuhr erreicht werden (orientiert an der Empfehlung für männliche Erwachsene).
Die DGE (1991) empfiehlt pro Tag für männliche Erwachsene 18 mg und für weibliche Erwachsene 15 mg Niacin (Niacin-Äquivalente).

LEBENSMITTEL (verzehrbarer Anteil)	Portion in g	mg je Portion	% der empfohlenen Tageszufuhr Männer	Frauen
SEEFISCHE				
Heilbutt	100	5,9	33	39
Makrele	100	7,7	43	51
Sardine	100	9,7	54	65
Hering	150	5,7	32	38
Heringsfilet; Seelachs; Scholle	150	6,0	33	40
Ostseehering	150	6,45	36	43
Heilbutt	150	8,85	49	59
Makrele	150	11,55	64	77
Sardine	150	14,55	81	97
SÜSSWASSERFISCHE				
Lachs	100	7,5	42	50
Schleie	150	6,0	33	40
Lachs	150	11,25	62,5	75
GEFLÜGEL				
Huhn, Keule	100	5,6	31	37
Huhn, Herz	100	6,0	33	40
Gans	100	6,4	36	43
Huhn, Brathuhn	100	6,8	38	45
Truthahn, Jungtiere	100	7,9	44	53
Suppenhuhn	100	8,8	49	59
Huhn, Brust; Truthahn, ausgew. Tiere	100	10,5	58	70
Truthahn, Brust	100	11,3	62	75
Huhn, Leber	100	11,6	64	77
Truthahn, Keule	150	7,05	39	47
Huhn, Keule	150	8,4	47	56
Gans	150	9,6	53	64
Huhn, Brathuhn	150	10,2	57	68
Truthahn, Jungtiere	150	11,85	66	79
Suppenhuhn	150	13,2	73	88
Huhn, Brust; Truthahn, ausgew. Tiere	150	15,75	87,5	105
Truthahn, Brust	150	16,95	94	113
HAMMELFLEISCH				
Muskelfleisch, ohne Fett; Filet	100	5,8	32	39
Leber	100	15,3	85	102

LEBENSMITTEL (verzehrbarer Anteil)	Portion in g	mg je Portion	% der empfohlenen Tageszufuhr Männer	Frauen
Zunge	150	6,3	35	42
Kotelett; Lende	150	6,45	36	43
Brust	150	6,75	37,5	45
Keule	150	7,8	43	52
Muskelfleisch, ohne Fett; Filet	150	8,7	48	58
KALBFLEISCH				
Haxe	100	5,4	30	36
Brust	100	6,1	34	41
Muskelfleisch, ohne Fett; Herz	100	6,3	35	42
Filet; Kotelett; Niere	100	6,5	36	43
Keule	100	6,6	37	44
Schnitzel	100	7,5	42	50
Leber	100	15,0	83	100
Haxe	150	8,1	45	54
Brust	150	9,15	51	61
Muskelfleisch, ohne Fett	150	9,45	52,5	63
Filet; Kotelett	150	9,75	54	65
Keule	150	9,9	55	66
Schnitzel	150	11,25	62,5	75
RINDFLEISCH				
Niere	100	6,2	34	41
Herz	100	6,8	38	45
Muskelfleisch, ohne Fett	100	7,5	42	50
Leber	100	13,6	76	91
Hochrippe	150	6,45	36	43
Keule	150	6,75	37,5	45
Filet; Rindfleisch in Dosen	150	6,9	38	46
Luncheon meat (Frühstücksfleisch)	150	7,05	39	47
Lende	150	7,35	41	49
Kamm	150	7,8	43	52
Muskelfleisch, ohne Fett	150	11,25	62,5	75
SCHWEINEFLEISCH				
Filet	100	6,5	36	43
Herz	100	6,6	37	44
Schweinefleisch, Niere	100	8,4	47	56
Leber	100	15,7	87	105
Eisbein	150	4,95	27,5	33
Keule; Kotelett	150	6,45	36	43
Muskelfleisch, ohne Fett; Bug	150	6,75	37,5	45
Filet	150	9,75	54	65

V

Niacin/Vitamin B$_6$

LEBENSMITTEL (verzehrbarer Anteil)	Portion in g	mg je Portion	% der empfohlenen Tageszufuhr Männer	Frauen
WILD UND SONSTIGE FLEISCHARTEN				
Ziege	150	7,35	41	49
Hase	150	12,15	67,5	81
Kaninchen	150	12,9	72	86
BROTE				
Steinmetzbrot	175a	6,1	34	41
PILZE				
Pfifferling	100	6,5	36	43
Austernpilz	100	10,0	56	67
Champignon (Zucht-), in Dosen	200	3,2	18	21
Champignon (Zucht-)	200	9,4	52	63
Birkenpilz; Steinpilz	200	9,8	54	65

a = Brotportion für 1. und 2. Frühstück bzw. Abendessen

Niacin-Verluste bei verschiedenen Zubereitungsarten

LEBENSMITTEL (verzehrbarer Anteil)	Backen/ Grillen	Braten/ Rösten	Dünsten	Kochen	Schmoren
Eier	★/★	32/★	0	0b	★
Fettfisch	★/0	0–15/★	★	★	41
Weißfisch	35/★	★/★	20	★	★
Huhn	★/★	★/9–16	★	34–47	★
Ente	★/★	★/33	★	★	★
Truthahn	★/★	★/4–21	★	★	★
Lammfleisch	★/0	★/18–21	★	★	26
Kalbfleisch	★/★	★/44	★	★	★
Rindfleisch	★/0	0/0–11	★	15	5–50
Schweinefleisch	★/0	★/6	★	★	★
Kaninchen	★/★	★/★	★	★	29
Herz (Rind)	★/★	★/★	★	★	54
Niere (Lamm, Rind, Schwein)	★/★	27/★	★	★	★
Leber (Lamm, Kalb, Rind, Huhn)	★/★	16–22/★	★	★	★
Bries (Lamm)	★/★	66/★	★	★	★
Würstchen	★/0	0/★	★	★	★

b = Pochieren   ★ = es liegen keine Daten vor

LEBENSMITTEL (verzehrbarer Anteil)	Verluste in % der Trockensubstanz Backen/ Grillen	Braten/ Rösten	Dünsten	Kochen	Schmoren
Nudeln	★/★	★/★	★	52–53	52–53
Reis	★/★	★/★	★	41	41
Kohl	★/★	★/★	★	0	0
Rüben	★/★	★/★	★	26–32	26–32
Wurzelgemüse	★/★	★/★	★	0–21	0–21
Kartoffeln	17/★	32/★	★	17	17
Batate	★/★	★/★	★	0	0
Blumenkohl	★/★	★/★	★	12	12
Broccoli	★/★	★/★	★	35	35
Erbsen, roh	★/★	★/★	★	35	35
gefroren	★/★	★/★	★	22	22
Beerenobst	★/★	★/★	0–5	★	★
Kernobst	3/★	★/★	0	★	★
Steinobst	★/★	★/★	0–26	★	★
Backpflaumen	★/★	★/★	24	★	★

Durch Kochen entstehen außerdem folgende Verluste an Niacin:
Erbsen, getrocknet 3, Kohlrabi 19, Kürbis 0, Lauch 40, Pastinake 27, Pilze 79, Zwiebeln 0, Zuckermais 6 g je 100 g TS.

★ = es liegen keine Daten vor

Vitamin B$_6$ (Pyridoxin, Pyridoxal, Pyridoxamin)

Als Vitamin B$_6$ werden die drei oben genannten Verbindungen bezeichnet. Sie sind wasserlöslich und wirkungsgleich. Vitamin B$_6$ kommt in vielen Lebensmitteln tierischen und pflanzlichen Ursprungs vor. In seiner physiologisch wirksamen Form ist es an über 50 enzymatischen Auf- und Abbauprozessen beteiligt, hauptsächlich im Stoffwechsel der Aminosäuren. Damit ist Vitamin B$_6$ auch für die Bildung des B-Vitamins Niacin aus der Aminosäure Tryptophan sowie für die Bildung einiger Gewebshormone, wie Histamin und Serotonin bedeutsam. Des weiteren beeinflußt Vitamin B$_6$ Funktionen des Nervensystems, die Immunabwehr und die Bildung des Hämoglobins (roter Blutfarbstoff).

Aufgrund seiner zentralen Rolle im Aminosäure-Stoffwechsel ist der Bedarf an Vitamin B$_6$ vom Proteinumsatz abhängig. Als Grundlage für die Empfehlungen wird von einer Vitamin-B$_6$-Zufuhr von 0,02 mg/g Nahrungsprotein ausgegangen. Bei Verzehr einer gemischten Kost wird der Bedarf gesunder Erwachsener mit einer Vitamin-B$_6$-Zufuhr zwischen 1,2 mg und 2,0 mg/Tag gedeckt. Er steigt mit steigender Proteinzufuhr. Bei extrem hohen Proteinaufnahmen (über 150 g pro Tag) muß mit einer drastischen Steigerung des Bedarfs (bis zu 2,8 mg pro Tag) gerechnet werden.

Ferner ist der Vitamin-B$_6$-Bedarf von der körperlichen Beanspruchung sowie der Stoffwechselaktivität abhängig; so ist er zum Beispiel während der Wachstumsperiode, bei Kälte und während Schwangerschaft und Stillzeit erhöht. Auch eine Reihe von Medikamenten erhöhen bei chronischer Einnahme den Bedarf an diesem Vitamin (zum Beispiel hochdosierte Östrogene, Anticonvulsiva). Schwerer Vitamin-B$_6$-Mangel äußert sich durch das Auftreten von Hautveränderungen (Dermatitis) und nervösen Störungen (Sensibilitätsstörungen), obwohl diese keine Vitamin-B$_6$-spezifischen Mangelerscheinungen sind. Beim Säugling wurden epilepsieartige Krämpfe infolge schweren Vitamin-B$_6$-Mangels beobachtet. Muskeldegeneration, Koordinationsschwierigkeiten und hypochrome Anämie wurden beschrieben.

Als Folge eines anhaltenden Vitamin-B$_6$-Mißbrauchs (mehr als 500 mg Pyridoxin-HCl/Tag) kann es zu Nervenleiden (periphere sensible Neuropathien) kommen.

Besonders reiche Vitamin-B$_6$-Quellen

Als besonders reich an Vitamin B$_6$ wurden solche Lebensmittel bezeichnet, durch die mit einer üblichen Portion mindestens 15% der von der DGE empfohlenen Zufuhr von Vitamin B$_6$ erreicht werden (orientiert an der Empfehlung für männliche Erwachsene). Die DGE (1991) empfiehlt pro Tag für männliche Erwachsene 1,8 mg und für weibliche Erwachsene 1,6 mg Pyridoxin.

LEBENSMITTEL (verzehrbarer Anteil)	Portion in g	mg je Portion	% der empfohlenen Tageszufuhr Männer	% der empfohlenen Tageszufuhr Frauen
SEEFISCHE				
Heilbutt	100	0,42	23	26
Hering	100	0,45	25	28
Thunfisch	100	0,46	26	29
Makrele	100	0,63	35	39
Sardine	100	0,97	53	61
Kabeljau	150	0,30	17	19
Scholle	150	0,33	18	21
Flunder	150	0,375	21	23
Heilbutt	150	0,63	35	39
Hering	150	0,675	37,5	42
Thunfisch	150	0,69	38	43
Makrele	150	0,945	52,5	59
Sardine	150	1,455	81	91

LEBENSMITTEL (verzehrbarer Anteil)	Portion in g	mg je Portion	% der empfohlenen Tageszufuhr Männer	% der empfohlenen Tageszufuhr Frauen
SÜSSWASSERFISCHE				
Aal	100	0,28	16	17,5
Lachs	100	0,98	54	61
Aal	150	0,42	23	26
Lachs	150	1,47	82	92
GEFLÜGEL				
Truthahn, Brust	100	0,46	26	29
Huhn, Brathuhn	100	0,50	28	31
Gans	100	0,58	32	36
Huhn, Leber	100	0,80	44	50
Truthahn, Brust	150	0,69	38	43
Huhn, Brathuhn	150	0,75	42	47
Gans	150	0,87	48	54
HAMMELFLEISCH				
Keule	100	0,29	16	18
Leber	100	0,37	21	23
Keule	150	0,435	24	27
KALBFLEISCH				
Herz	100	0,29	16	18
Bug; Bauch; Hals; Keule; Kotelett	100	0,40	22	25
Niere	100	0,50	28	31
Leber	100	0,90	50	56
Bug; Bauch; Hals; Keule; Kotelett	150	0,60	33	37,5
RINDFLEISCH				
Herz	100	0,28	16	17,5
Oberschale	100	0,37	21	23
Fehlrippe	100	0,38	21	24
Niere	100	0,39	22	24
Filet	100	0,50	28	31
Leber	100	0,71	39	44
Oberschale	150	0,555	31	35
Fehlrippe	150	0,57	32	36
Filet	150	0,75	42	47
SCHWEINEFLEISCH				
Schlegel	100	0,39	22	24
Herz	100	0,43	24	27
Kotelett	100	0,50	28	31
Niere	100	0,55	31	34
Leber	100	0,59	33	37
Schlegel	150	0,585	32,5	37

Vitamin B$_6$

LEBENSMITTEL (verzehrbarer Anteil)	Portion in g	mg je Portion	% der empfohlenen Tageszufuhr Männer	Frauen
Schweinefleisch; Kotelett	150	0,75	42	47
SONSTIGE FLEISCHARTEN				
Schaf	150	0,30	17	19
Kaninchen; Ziege	150	0,45	25	28
GETREIDE				
Roggenkeime	15	0,27	15	17
Weizenkeime	15	0,60	33	37,5
Weizenvollkornmehl	60	0,28	16	17,5
Hirse, Korn, entspelzt	60	0,31	17	19
Gerste, Korn, entspelzt	60	0,34	19	21
Buchweizen, Korn, geschält	60	0,35	19	22
Naturreis	60	0,40	22	25
Hafer, Korn, entspelzt	60	0,58	32	36
BROTE				
Roggenbrot	175[a]	0,35	19	22
Weizenschrot- und Vollkornbrot	175[a]	0,42	23	26
Simonsbrot	175[a]	0,44	24	27,5
Roggenschrot- und Vollkornbrot	175[a]	0,525	29	33
Steinmetzbrot	175[a]	0,525	29	33
HÜLSENFRÜCHTE				
Kichererbsen	75	0,405	22,5	25
Linsen	75	0,45	25	28
GEMÜSE				
Paprika, roh	100	0,27	15	17
Möhren (Karotten), roh	100	0,30	17	19
Rotkohl, roh	200	0,30	17	19
Broccoli, roh	200	0,34	19	21
Blumenkohl, Wirsing, roh	200	0,40	22	25
Zuckermais, gedämpft	200	0,40	22	25
Rosenkohl, gekocht	200	0,40	22	25
Paprikafrüchte, gedünstet	200	0,40	22	25
Knollensellerie, roh	200	0,40	22	25
Sauerkraut, roh, abgetropft	200	0,40	22	25
Spinat, roh	200	0,40	22	25
Grünkohl (Braunkohl), roh	200	0,50	28	31
Porree (Lauch), Knolle, roh	200	0,50	28	31
Kartoffeln, gekocht (mit Schale)	250	0,50	28	31
OBST				
Banane, roh	100	0,37	21	23
Avocado, roh	100	0,50	28	31

[a] = Brotportion für 1. und 2. Frühstück bzw. Abendessen

18

Vitamin-B$_6$-Verluste bei verschiedenen Zubereitungsarten

LEBENSMITTEL (verzehrbarer Anteil)	Verluste in % der Trockensubstanz				
	Backen/Grillen	Braten/Rösten	Dünsten	Kochen	Schmoren
Eier	★/★	43/★	18[b]	9	★
Fettfisch	★/0	0/★	★	★	41
Weißfisch	24/★	★/★	10	★	★
Huhn	★/★	★/46–58	★	19–54	★
Ente	★/★	★/49	★	★	★
Truthahn	★/★	★/20–59	★	★	★
Lammfleisch	★/7	★/13–26	★	★	2
Kalbfleisch	★/★	★/41	★	★	★
Rindfleisch	★/12	18/0–18	★	27	3–65
Schweinefleisch	★/8–18	★/21	★	★	★
Kaninchen	★/★	★/★	★	★	29
Herz (Rind)	★/★	★/★	★	★	70
Niere (Lamm, Rind, Schwein)	★/★	37/★	★	★	30–47
Leber (Lamm, Kalb, Rind, Huhn)	★/★	8–15/★	★	★	47
Bries (Lamm)	★/★	58/★	★	★	★
Würstchen	★/0–15	0/★	★	★	★
Nudeln	★/★	★/★	★	43	★
Reis	★/★	★/★	★	50	★
Kohl	★/★	★/★	★	0	★
Rüben	★/★	★/★	★	39–56	★
Wurzelgemüse	★/★	★/★	★	9–29	★
Kartoffeln	40/★	51/★	★	11	★
Batate	★/★	★/★	★	37	★
Blumenkohl	★/★	★/★	★	20	★
Beerenobst	★/★	★/★	0–39	★	★
Kernobst	38/★	★/★	0–24	★	★
Steinobst	★/★	★/★	29–37	★	★
Backpflaumen	★/★	★/★	19	★	★
Rhabarber	★/★	★/★	49	★	★

Durch Kochen entstehen außerdem folgende Verluste an Vitamin B$_6$: Broccoli 32, Erbsen, roh 32, Erbsen, gefroren 25, Kohlrabi 34, Kürbis 0, Lauch 9, Pastinake 37, Pilze 86, Zwiebeln 0, Zuckermais 16 g je 100 g TS.

[b] = Pochieren   ★ = es liegen keine Daten vor

Folsäure

Unter dieser Bezeichnung werden mehrere wasserlösliche Verbindungen zusammengefaßt, die sich lediglich durch die Anzahl einer bestimmten Gruppe (Glutaminsäurerest) unterscheiden. In Lebensmitteln kommt Folsäure in unterschiedlichen Verhältnissen in freier und gebundener Form vor. Während die freie Folsäure fast vollständig resorbiert wird, ist die gebundene Form häufig nur zu 20% verfügbar. Unter Berücksichtung der derzeitigen Verzehrsgewohnheiten ergibt sich ein mittleres Verhältnis von freier zu gebundener Folsäure von 40:60. Auf dieser Grundlage fußen auch die Empfehlungen der Deutschen Gesellschaft für Ernährung für die Gesamtfolsäurezufuhr.
Bei frischem Obst und Gemüse wird beim Zerkleinern und längerem Stehenlassen durch enzymatische Prozesse (Freisetzung der endogenen Deconjugase) gebundene Folsäure in freie Folsäure überführt. Die Resorbierbarkeit der Gesamtfolsäure läßt sich so bei diesen Lebensmitteln verbessern.
In seiner physiologisch wirksamen (hydrierten) Form ist Folsäure als Coenzym für die Übertragung von C_1-Bruchstücken unersetzbar. Folsäure ist an Prozessen der Zellteilung (durch Beteiligung an der Nukleinsäure-Synthese) und damit an der Zellneubildung beteiligt. Ferner ist Folsäure in Verbindung mit Vitamin B_{12} für die Bildung und Reifung der roten Blutzellen erforderlich.
Der tägliche Bedarf des Erwachsenen an Folsäure ist bei einer Zufuhr von 300 µg Gesamtfolsäure gedeckt. Während Schwangerschaft und Stillzeit ist der Bedarf erhöht. Mögliche Ursachen des Folsäuremangels sind neben unzureichender Aufnahme und Resorptionsstörungen die längere Einnahme bestimmter Medikamente (Zytostatika, Antiepileptika, Antimalariamittel) und hoher Alkoholkonsum. Wegen der Beteiligung der Folsäure an Prozessen der Zellteilung zeigt sich ein Mangel vor allem an Zellen mit großer Zellteilungsrate, wie den roten und weißen Blutzellen, der Darmschleimhaut u.a. Im Vordergrund stehen bei Folsäuremangel Veränderungen des roten Blutbildes (megaloblastische Anämie). Besonders schwer sind die Auswirkungen, wenn gleichzeitig eine Vitamin-B_{12}- oder Eisen-Unterversorgung besteht.

Besonders reiche Folsäure-Quellen (Gesamtfolsäure)

Als besonders folsäurereich wurden solche Lebensmittel bezeichnet, durch die mit einer üblichen Portion mindestens 10% der von der DGE empfohlenen Folsäurezufuhr erreicht werden.
Die DGE (1992) empfiehlt pro Tag für weibliche und männliche Erwachsene 300 µg Gesamtfolsäure.

LEBENSMITTEL (verzehrbarer Anteil)	Portion in g	µg je Portion	% der empfohlenen Tageszufuhr Männer	Frauen
KÄSE				
Limburger	45	40	13	13
RINDFLEISCH				
Niere	100	44	15	15
Leber	100	62	21	21
BROT				
Vollkornknäckebrot	50	480	160	160
Weizenvollkornbrot	175	117	39	39
Roggenmischbrot	175	163	54	54
Vollkornbrot (50% Weizen/50% Roggen)	175	238	79	79
Weizenbrötchen	175	717,5	239	239
HÜLSENFRÜCHTE				
Erbsen	75	43	14	14
Linsen	75	77	26	26
Bohnen	75	96	32	32
GEMÜSE				
Chicorée	100	50	17	17
Tomaten	100	50	17	17
Möhren	100	55	18	18
Gemüsepaprika, rot	100	60	20	20
Kohlrabi	100	70	23	23
Chinakohl	100	75	25	25
Kopfsalat	100	75	25	25
Knollensellerie	100	76	25	25
Rote Bete	100	83	28	28
Porree	100	103	34	34
Spargel	100	108	36	36
Endivie	100	109	36	36
Broccoli	100	111	37	37
Blumenkohl	100	125	42	42
Feldsalat	100	145	48	48
Spinat	100	145	48	48
Erbsen, grün	100	159	53	53
Rosenkohl	100	179	60	60
Grünkohl	100	212	71	71
Gemüsepaprika, grün	200	52	17	17
Gurken	200	54	18	18
Weißkohl	200	62	21	21
Tomaten	200	100	33	33

V

LEBENSMITTEL (verzehrbarer Anteil)	Portion in g	µg je Portion	% der empfohlenen Tageszufuhr Männer	Frauen
Möhren	200	110	37	37
Gemüsepaprika, rot	200	120	40	40
Kohlrabi	200	140	47	47
Buschbohnen	200	140	47	47
Chinakohl	200	150	50	50
Knollensellerie	200	152	51	51
Rote Bete	200	166	55	55
Porree	200	206	69	69
Spargel	200	216	72	72
Broccoli	200	222	74	74
Blumenkohl	200	250	83	83
Spinat	200	290	97	97
Erbsen, grün	200	318	106	106
Rosenkohl	200	358	119	119
Grünkohl	200	424	141	141
Kartoffeln	250	50	17	17
OBST				
Himbeeren	100	30	10	10
Orangen	100	42	14	14
Weintrauben	100	43	14	14
Süßkirschen	100	52	17	17
Erdbeeren	100	65	22	22
Sauerkirschen	100	80	27	27

Folsäure-Verluste bei verschiedenen Zubereitungsarten

LEBENSMITTEL (verzehrbarer Anteil)	Backen/ Grillen	Verluste in % der Trockensubstanz Braten/ Rösten	Dünsten	Kochen	Schmoren
Eier	★/★	35/★	36ª	12	★
Fettfisch	★/0	0/★	★	★	★
Weißfisch	35/★	★/★	6	★	★
Huhn	★/★	★/13–53	★	28–75	★
Ente	★/★	★/72	★	★	★
Truthahn	★/★	★/0–49	★	★	★
Lammfleisch	★/5	★/4–38	★	★	7
Kalbfleisch	★/★	★/55	★	★	★
Rindfleisch	★/0	0/0	★	0	0–13
Schweinefleisch	★/0	★/0	★	★	★

LEBENSMITTEL (verzehrbarer Anteil)	Backen/ Grillen	Verluste in % der Trockensubstanz Braten/ Rösten	Dünsten	Kochen	Schmoren
Kaninchen	★/★	★/★	★	★	44
Herz (Rind)	★/★	★/★	★	★	69
Niere (Lamm, Rind, Schwein)	★/★	★/★	★	★	35–45
Leber (Lamm, Kalb, Rind, Huhn)	★/★	14–36/★	★	★	26
Bries (Lamm)	★/★	34/★	★	★	★
Würstchen	★/★	0–5/★	★	★	★
Nudeln	★/★	★/★	★	43–51	★
Reis	★/★	★/★	★	39	★
Kohl	★/★	★/★	★	9–35	★
Rüben	★/★	★/★	★	20–59	★
Wurzelgemüse	★/★	★/★	★	34–92	★
Kartoffeln	38/★	65/★	★	8	★
Batate	★/★	★/★	★	49	★
Blumenkohl	★/★	★/★	★	0	★
Broccoli	★/★	★/★	★	8	★
Erbsen, gefroren	★/★	★/★	★	0	★
Kohlrabi	★/★	★/★	★	39	★
Kürbis	★/★	★/★	★	0	★
Kernobst	42/★	★/★	47–53	★	★
Steinobst	★/★	★/★	61–77	★	★
Backpflaumen	★/★	★/★	29	★	★
Rhabarber	★/★	★/★	46	★	★

Durch Kochen entstehen außerdem folgende Verluste an Folsäure: Pastinake 53, Pilze 79, Zwiebeln 0, Zuckermais 36 g je 100 g TS.

ª = Pochieren   ★ = es liegen keine Daten vor

Pantothensäure

Pantothensäure ist eine wasserlösliche Verbindung, die zur Gruppe der B-Vitamine zählt. Sie ist in nahezu allen Lebensmitteln enthalten, jedoch selten in freier Form. Im Körper ist Pantothensäure von zentraler Bedeutung: Es wird für den Stoffwechsel von Fetten, Kohlenhydraten und verschiedenen Aminosäuren ebenso benötigt wie für die Bildung von Fettsäuren, Cholesterin, Gallensäuren und Porphyrin (Bestandteil des Blutfarbstoffs Hämoglobin). Ferner ist Pantothensäure an verschiedenen Entgiftungsreaktionen, der Ausscheidung von Pharmaka, beteiligt, und es erhöht (in Form des Coenzym A) die Resistenz der Schleimhäute gegenüber Infektionen, fördert Wachstum und Pigmentierung der Haare und wirkt bei der Regulierung des Stoffwech-

sels der Hautzellen mit. Auf der Grundlage der derzeit aktuellsten Studien kann davon ausgegangen werden, daß eine ausreichende Versorgung für Erwachsene aller Altersstufen durch eine Zufuhr von 6 mg Pantothensäure pro Tag, auch bei Frauen während Schwangerschaft und Stillzeit, gewährleistet ist.
Klinische Mangelsymptome sind beim Menschen nicht bekannt.

Besonders reiche Pantothensäure-Quellen

Als besonders pantothensäurereich wurden solche Lebensmittel bezeichnet, durch die mit einer üblichen Portion mindestens 20% der von der DGE als angemessen erachteten Pantothensäurezufuhr erreicht werden.
Die DGE (1991) nennt als Schätzwert für eine angemessene Zufuhr bei männlichen und weiblichen Erwachsenen 6 mg Pantothensäure pro Tag.

LEBENSMITTEL (verzehrbarer Anteil)	Portion in g	mg je Portion	% der empfohlenen Tageszufuhr Männer	Frauen
SEEFISCHE				
Ostseehering	100	9,30	155	155
Scholle	150	1,20	20	20
Hering	150	1,41	23	23
Ostseehering	150	14,00	233	233
GEFLÜGEL				
Huhn, Herz	100	2,56	43	43
Huhn, Leber	100	7,16	119	119
Huhn, Schlegel, Brust	150	1,26	21	21
Truthahn, Jungtiere	150	1,26	21	21
Huhn, Brathuhn	150	1,44	24	24
Truthahn, ausgewachsene Tiere	150	1,65	27	27
Truthahn, Keule	150	1,695	28	28
HAMMELFLEISCH				
Lunge	100	1,20	20	20
Hirn	100	2,60	43	43
Herz	100	3,00	50	50
Niere	100	4,52	75	75
Leber	100	7,60	127	127
KALBFLEISCH				
Hirn	100	2,50	42	42
Niere	100	4,00	67	67
Leber	100	7,90	132	132
Bug; Kotelett; Bauch; Hals	150	1,275	21	21
Keule	150	1,40	33	33
Lunge	150	1,50	25	25
RINDFLEISCH				
Zunge	100	2,00	33	33

LEBENSMITTEL (verzehrbarer Anteil)	Portion in g	mg je Portion	% der empfohlenen Tageszufuhr Männer	Frauen
Hirn	100	2,50	42	42
Herz	100	2,78	46	46
Niere	100	3,85	64	64
Leber	100	7,30	122	122
Filet; Oberschale	150	1,50	25	25
SCHWEINEFLEISCH				
Herz	100	2,50	42	42
Hirn	100	2,80	47	47
Niere	100	3,10	52	52
Leber	100	6,80	113	113
BROTE				
Weißbrot	175[a]	1,21	20	20
Grahambrot	175[a]	1,38	23	23
HÜLSENFRÜCHTE				
Sojabohnen	75	1,44	24	24
Erbsen, Samen, gelb	75	1,575	26	26
Mungbohnen	75	2,625	44	44
GEMÜSE UND PILZE				
Broccoli, roh	100	1,29	21	21
Spargel, roh	200	1,24	21	21
Erbsen, Schote und Samen, roh	200	1,44	24	24
Batate (Süßkartoffel), roh	200	1,66	28	28
Zuckermais, roh	200	1,78	30	30
Blumenkohl, roh	200	2,02	34	34
Champignons	100	2,10	35	35
Steinpilze	100	2,70	45	45
OBST				
Wassermelone	100	1,60	27	27

[a] = Brotportion für 1. und 2. Frühstück bzw. Abendessen

Pantothensäure-Verluste bei verschiedenen Zubereitungsarten

LEBENSMITTEL (verzehrbarer Anteil)	Verluste in % der Trockensubstanz Backen/ Grillen	Braten/ Rösten	Dünsten	Kochen	Schmoren
Eier	★/★	47/★	23[a]	11	★
Fettfisch	★/11	0–26/★	★	★	15
Weißfisch	★/★	35/★	24	★	★
Huhn	★/★	★/19–26	★	36–43	★

[a] = Pochieren   ★ = es liegen keine Daten vor

Pantothensäure/Biotin

LEBENSMITTEL (verzehrbarer Anteil)	Backen/ Grillen	Braten/ Rösten	Dünsten	Kochen	Schmoren
		Verluste in % der Trockensubstanz			
Ente	★/★	★/34	★	★	★
Truthahn	★/★	★/24–31	★	★	★
Lammfleisch	★/0	★/0–19	★	★	0
Kalbfleisch	★/★	★/54	★	★	★
Rindfleisch	★/0	0/0	★	0	0–38
Schweinefleisch	★/0	★/0	★	★	★
Kaninchen	★/★	★/★	★	★	29
Herz (Rind)	★/★	★/★	★	★	58
Niere (Lamm, Rind, Schwein)	★/★	25/★	★	★	45–50
Leber (Lamm, Kalb, Rind, Huhn)	★/★	27–33/★	★	★	41
Bries (Lamm)	★/★	51/★	★	★	★
Würstchen	★/0	0/★	★	★	★
Reis	★/★	★/★	★	3	★
Kohl	★/★	★/★	★	0	★
Rüben	★/★	★/★	★	35–62	★
Wurzelgemüse	★/★	★/★	★	0–15	★
Kartoffeln	44/★	55/★	★	18	★
Batate	★/★	★/★	★	25	★
Blumenkohl	★/★	★/★	★	7	★
Broccoli	★/★	★/★	★	24	★
Erbsen, roh/gefroren	★/★	★/★	★	54	★
Kohlrabi	★/★	★/★	★	15	★
Beerenobst	★/★	★/★	3–21	★	★
Kernobst	13/★	★/★	6–17	★	★
Steinobst	★/★	★/★	7–71	★	★
Backpflaumen	★/★	★/★	22	★	★
Rhabarber	★/★	★/★	20	★	★

Durch Kochen entstehen außerdem folgende Verluste an Pantothensäure:
Kürbis 0, Lauch 0, Pastinake 27, Pilze 83, Zwiebeln 0, Zuckermais 30 g je 100 g TS.

[a] = Pochieren   ★ = es liegen keine Daten vor

Biotin

Dieses wasserlösliche Vitamin zählt zur Gruppe der B-Vitamine. Es kommt in allen Zellen vor, jedoch nur in geringer Konzentration. Der größte Teil des Nahrungsbiotins liegt wahrscheinlich protein- gebunden vor. Über die Verfügbarkeit des Biotins aus Lebensmitteln liegen derzeit keine gesicherten Kenntnisse vor. Im Stoffwechsel wird Biotin für die Bildung von Fettsäuren benötigt sowie für viele Reaktionen, bei denen die Übertragung einer Säuregruppe (Carboxyl- gruppe) erforderlich ist. Auf diesem Wege unterstützt Biotin das Vit- amin K bei der Synthese des Blutgerinnungsfaktors Prothrombin. Der genaue Bedarf an Biotin läßt sich nicht zuverlässig angeben. Als Schätzwert für eine angemessene Zufuhr werden 30 bis 100 µg pro Tag genannt. Das durch die Darmbakterien gebildete Biotin ist dem Körper nur in geringem Umfang verfügbar.

Ein Biotinmangel ist beim Menschen sehr selten. Mangelerscheinun- gen äußern sich in schuppigen Hautveränderungen (Dermatiden) – an Händen, Armen und Beinen. In fortgeschrittenem Stadium wurde – insbesondere bei Kleinkindern – eine Austrocknung und Verfärbung an Haut und Schleimhäuten beobachtet.

Biotinmangelerscheinungen wurden auch bei Personen beobachtet, die über einen längeren Zeitraum täglich 6 bis 10 rohe Hühnereier verzehrten. Der Biotinmangel wurde in diesen Fällen durch das in rohem Eiklar enthaltene Avidin verursacht. Avidin geht mit Biotin eine nicht spaltbare Verbindung ein, so daß Biotin dem Körper nicht mehr verfügbar ist.

Bei der Freisetzung und Verwertung des proteingebundenen Nah- rungsbiotins spielt nach neueren Untersuchungen ein körpereigenes Enzym (Biotinidase) eine wichtige Rolle. Von noch größerer Bedeu- tung ist dieses Enzym für die Freisetzung und Wiederverwertung des proteingebundenen, körpereigenen Biotins. Der in jüngster Zeit entdeckte genetisch bedingte Mangel an Biotinidase führt daher zu einem lebensbedrohlichen Biotinmangel. Er kann durch Gaben von freiem Biotin in Mengen von von 5 bis 10 mg pro Tag behoben werden.

Besonders reiche Biotin-Quellen

Als besonders biotinreich wurden solche Lebensmittel bezeichnet, durch die mit einer üblichen Portion mindestens 10% der von der DGE als angemessen erachteten Biotin- zufuhr erreicht werden (orientiert am maximalen Schätzwert).
Die DGE (1991) nennt als Schätzwert für eine angemessene Zufuhr bei männlichen und weiblichen Erwachsenen 30–100 µg Biotin pro Tag.

LEBENSMITTEL (verzehrbarer Anteil)	Portion in g	µg je Portion	% der empfohlenen Tageszufuhr Männer	Frauen
KALBFLEISCH				
Leber	100	75	75	75
Niere	100	80	80	80
HAMMELFLEISCH				
Leber	100	130	130	130

LEBENSMITTEL (verzehrbarer Anteil)	Portion in g	µg je Portion	% der empfohlenen Tageszufuhr Männer	Frauen
RINDFLEISCH				
Niere	100	20–90	20–90	20–90
SCHWEINEFLEISCH				
Leber	100	27	27	27
Niere	100	30–130	30–130	30–130
HÜLSENFRÜCHTE				
Erbsen, Samen, gelb	75	14	14	14
Sojabohnen	75	45	45	45
GEMÜSE UND PILZE				
Spinat	200	14	14	14
Champignons	100	16	16	16

LEBENSMITTEL (verzehrbarer Anteil)	Verluste in % der Trockensubstanz Backen/ Grillen	Braten/ Rösten	Dünsten	Kochen	Schmoren
Blumenkohl	★/★	★/★	★	12	★
Broccoli	★/★	★/★	★	35	★
Erbsen, roh	★/★	★/★	★	14	★
gefroren	★/★	★/★	★	13	★
Lauch, Zwiebeln	★/★	★/★	★	0	★
Beerenobst	★/★	★/★	0–22	★	★
Kernobst	4/★	★/★	0	★	★

a = Pochieren   ★ = es liegen keine Daten vor

Biotinverluste bei verschiedenen Zubereitungsarten

LEBENSMITTEL (verzehrbarer Anteil)	Verluste in % der Trockensubstanz Backen/ Grillen	Braten/ Rösten	Dünsten	Kochen	Schmoren
Eier	★/★	31/★	0^a	0	★
Fettfisch	★/0	0–13/★	★	★	★
Weißfisch	35/★	★/★	20	★	★
Huhn	★/★	★/0–20	★	0–12	★
Ente	★/★	★/53	★	★	★
Truthahn	★/★	★/20–25	★	★	★
Lammfleisch	★/5	★/4–15	★	★	9
Rindfleisch	★/★	★/★	★	★	0
Schweinefleisch	★/10–16	★/14	★	★	★
Kaninchen	★/★	★/★	★	★	28
Herz (Rind)	★/★	★/★	★	★	0
Niere (Lamm, Rind, Schwein)	★/★	0/★	★	★	0
Leber (Lamm, Kalb, Rind, Huhn)	★/★	13–39/★	★	★	0
Bries (Lamm)	★/★	0/★	★	★	★
Würstchen	★/0–5	0–5/★	★	★	★
Reis	★/★	★/★	★	2	★
Wurzelgemüse	★/★	★/★	★	21	★

Vitamin B$_{12}$ (Cobalamin)

Vitamin B$_{12}$ ist eine Sammelbezeichnung für eine Reihe kompliziert aufgebauter, wasserlöslicher Verbindungen (Cobalamine). Als einziges Vitamin enthält Vitamin B$_{12}$ einen anorganischen Bestandteil, das Spurenelement Kobalt. Vitamin B$_{12}$ kann ausschließlich durch Mikroorganismen hergestellt werden (zum Beispiel Bakterien des Magen-Darm-Trakts der Schlachttiere). Aus diesem Grund kommen Cobalamine hauptsächlich in tierischen Lebensmitteln vor. In pflanzlichen sind sie nur dann enthalten, wenn diese der Fermentation ausgesetzt waren (zum Beispiel Sauerkraut).

Auch die Bakterien des menschlichen Dickdarms produzieren Vitamin B$_{12}$, dieses ist dem Körper jedoch nicht verfügbar, da die Voraussetzungen zur Resorption nicht gegeben sind. Denn das von der Magenschleimhaut gebildete und für die Vitamin-B$_{12}$-Aufnahme erforderliche Protein (Intrinsic factor) fehlt in den unteren Darmabschnitten. Daher ist der Mensch vollständig auf die Bedarfsdeckung aus der Nahrung angewiesen.

Im Körper ist Vitamin B$_{12}$ als Coenzym an vielen Stoffwechselreaktionen beteiligt und wird in dieser Form von jeder Körperzelle benötigt. Vitamin B$_{12}$ wird auch für die Umwandlung der Folsäure (→ Seite 19) in ihre physiologisch aktive Form (Tetrahydrofolsäure) benötigt.

Der Bedarf an Vitamin B$_{12}$ wird mit einer täglichen Zufuhr von 3 µg gedeckt. Während Schwangerschaft und Stillzeit ist der Bedarf erhöht. Ein Mangel an Vitamin B$_{12}$ führt zum Krankheitsbild megaloblastische Anämie (Störung der Blutzellenbildung, Bildung von abnormen, großen, aber unreifen Zellen) sowie zu einem Gewebeschwund der Magenschleimhaut, verbunden mit einer verminderten Magensäureausschüttung. Zudem ist durch die Schädigung der Magenschleim-

Vitamin B$_{12}$

haut auch die Produktion des Intrinsic factors gestört, dadurch wird wiederum die Resorption von Vitamin B$_{12}$ beeinträchtigt.
Die Körperspeicher für Vitamin B$_{12}$, vor allem der Leber, betragen normalerweise 2 bis 5 mg; Mangelerscheinungen infolge chronischer Unterversorgung beziehungsweise fehlender oder unzureichender Resorption treten daher in der Regel erst nach Jahren auf. So auch nach langjähriger strikter vegetarischer Ernährung; für voll gestillte Säuglinge in dieser Form ernährter Mütter besteht ebenfalls ein erhöhtes Risiko des Vitamin-B$_{12}$-Mangels.

Besonders reiche Vitamin-B$_{12}$-Quellen

Als besonders reich an Vitamin B$_{12}$ wurden solche Lebensmittel bezeichnet, durch die mit einer üblichen Portion mindestens 25% der von der DGE empfohlenen Zufuhr von Vitamin B$_{12}$ erreicht werden.
Die DGE (1991) empfiehlt pro Tag für männliche und weibliche Erwachsene 3 µg Vitamin B$_{12}$.

LEBENSMITTEL (verzehrbarer Anteil)	Portion in g	µg je Portion	% der empfohlenen Tageszufuhr Männer	Frauen
MILCH UND MILCHPRODUKTE				
Kuhmilch; Rohmilch; Trinkmilch, 3,5 und 1,5% Fett	200	0,8	27	27
KÄSE				
Rahmbrie, 50% Fett i.Tr.	45	0,8	27	27
Edamer, 40% und 45% Fett i.Tr.	45	0,9	30	30
Emmentaler und Tilsiter, 45% Fett i.Tr.	45	1,0	33	33
Camembert, 50% Fett i.Tr.	45	1,2	40	40
Camembert, 45% Fett i.Tr.	45	1,3	43	43
Camembert, 30% Fett i.Tr.	45	1,4	47	47
SEEFISCHE				
Flunder; Heilbutt	100	1,0	33	33
Scholle	100	1,45	48	48
Seelachs	100	3,5	117	117
Rotbarsch	100	3,8	127	127
Thunfisch	100	4,25	142	142
Hering	100	8,5	283	283
Makrele	100	9,0	300	300
Kabeljau	150	0,8	27	27
Flunder; Heilbutt	150	1,5	50	50
Seelachs	150	5,25	175	175
Rotbarsch	150	5,7	190	190
Thunfisch	150	6,4	213	213
Hering	150	12,75	425	425

LEBENSMITTEL (verzehrbarer Anteil)	Portion in g	µg je Portion	% der empfohlenen Tageszufuhr Männer	Frauen
Makrele	150	13,5	450	450
SÜSSWASSERFISCHE				
Aal	100	1,0	33	33
Lachs	100	2,9	97	97
Aal	150	1,5	50	50
Lachs	150	4,4	147	147
FISCHDAUERWAREN				
Lachs in Dosen	45	2,0	67	67
Salzhering; Heringsfilet in Tomatensoße	45	2,7	90	90
Bückling	45	4,4	147	147
GEFLÜGEL				
Huhn, Herz	100	4,2	140	140
Huhn, Leber	100	23,0	767	767
HAMMELFLEISCH				
Keule	100	3,0	100	100
Lunge	100	5,0	167	167
Herz	100	5,2	173	173
Hirn	100	7,3	243	243
Leber	100	35,0	1167	1167
Niere	100	63,0	2100	2100
KALBFLEISCH				
Bug; Bauch; Hals; Keule	100	1,2	40	40
Kotelett	100	1,6	53	53
Lunge	100	3,3	110	110
Hirn	100	5,7	190	190
Herz	100	11,0	367	367
Niere	100	25,0	833	833
Leber	100	60,0	2000	2000
Bug; Bauch; Hals; Keule	150	1,8	60	60
Kotelett	150	2,4	80	80
RINDFLEISCH				
Filet; Oberschale	100	2,0	67	67
Keule	100	2,2	73	73
Querrippe	100	2,7	90	90
Rindfleisch, Lunge	100	3,3	110	110
Hirn	100	3,4	113	113
Herz	100	9,9	130	130
Niere	100	33,4	1113	1113
Filet; Oberschale	150	3,0	100	100

LEBENSMITTEL (verzehrbarer Anteil)	Portion in g	µg je Portion	% der empfohlenen Tageszufuhr Männer	Frauen
Keule	150	3,3	110	110
Querrippe	150	4,05	135	135
SCHWEINEFLEISCH				
Kamm	100	0,8	27	27
Schlegel	100	1,0	33	33
Herz	100	2,7	90	90
Hirn	100	2,8	93	93
Niere	100	15,0	500	500
Leber	100	39,0	1300	1300
Bug	150	0,8	27	27
Kamm	150	1,2	40	40
Schlegel	150	1,5	50	50
SONSTIGE FLEISCHARTEN				
Pferd	100	3,0	100	100
Schaf	100	5,0	167	167
FLEISCHPRODUKTE				
Leberpastete	25	0,8	27	27
Blutwurst	25	11,25	375	375
Luncheon meat	45	1,2	40	40
Leberpastete	45	1,4	47	47
Blutwurst	45	20,25	675	675

Vitamin-B₁₂-Verluste bei verschiedenen Zubereitungsarten

LEBENSMITTEL (verzehrbarer Anteil)	Backen/ Grillen	Braten/ Rösten	Dünsten	Kochen	Schmoren
Eier	★/★	31/★	0,4ᵃ	0	★
Fettfisch	★/0	0/★	★	★	26
Weißfisch	35/★	★/★	20	★	★
Huhn	★/★	★/21	★	33	★
Ente	★/★	★/30	★	★	★
Truthahn	★/★	★/20–25	★	★	★
Lammfleisch	★/0	★/5–17	★	★	7
Kalbfleisch	★/★	★/45	★	★	★

LEBENSMITTEL (verzehrbarer Anteil)	Backen/ Grillen	Braten/ Rösten	Dünsten	Kochen	Schmoren
Rindfleisch	★/18	24/0–21	★	0	0–55
Schweinefleisch	★/54–57	★/57	★	★	★
Kaninchen	★/★	★/★	★	★	16
Herz (Rind)	★/★	★/★	★	★	29
Niere (Lamm, Rind, Schwein)	★/★	10/★	★	★	32–44
Leber (Lamm, Kalb, Rind, Huhn)	★/★	24–44/★	★	★	16
Bries (Lamm)	★/★	59/★	★	★	★
Würstchen	★/0	0/★	★	★	★

Die Spaltenüberschrift über beiden Tabellen: *Verluste in % der Trockensubstanz*

ᵃ = Pochieren   ★ = es liegen keine Daten vor

Vitamin C (Ascorbinsäure)

Vitamin C ist ein wasserlösliches Vitamin, das in den Pflanzen und im Körper der meisten Tiere aus Zucker aufgebaut wird. Als Vitamin wirksam sind die L-Ascorbinsäure und die aus ihr nach Oxidation gebildete L-Dehydroascorbinsäure.

Vitamin C ist Bestandteil jeder pflanzlichen und tierischen Zelle. Es kommt in freier Form oder an Protein gebunden (Ascorbigen, für den Menschen ohne biologische Wirkung) vor.

Vitamin C wird für die Bildung und Funktionserhaltung der Stützgewebe (Bindegewebe, Knochen, Knorpel, Dentin) benötigt. Eine ausreichende Vitamin-C-Versorgung beschleunigt den Heilungsprozeß von Wunden und Knochenbrüchen. Vitamin C kann im weitesten Sinne als Aktivator und Regulator des Zellstoffwechsels angesehen werden. Es stimuliert die Abwehrkräfte des Körpers. Seine Hauptfunktionen beruhen auf seiner Wirkung als Antioxidans. So schützt Vitamin C andere Substanzen vor der zerstörenden Wirkung des Sauerstoffs. Die ausreichende Zufuhr von Vitamin C fördert die Resorption von Eisen aus pflanzlichen Lebensmitteln und hemmt die Bildung krebserregender Nitrosamine im Magen.

Für die Ermittlung der empfehlenswerten Zufuhrhöhe an Vitamin C wird von einem täglichen Bedarf von 50 bis 60 mg ausgegangen. Dem typischen klinischen Mangelsymptom (Skorbut) kann mit einer Menge ab 15 mg Vitamin C pro Tag entgegengewirkt werden; diese

Vitamin C

Dosis kann daher als „Skorbutschutzschwelle" gelten. Weil die Ascorbinsäure leicht zerstört wird, ist die wünschenswerte Zufuhr an Vitamin C mit 75 mg pro Tag (= 7–8 mg/MJ) angegeben.

Der Bedarf ist erhöht bei starker körperlicher Belastung, während der Schwangerschaft und Stillzeit, bei fiebrigen Erkrankungen, Schilddrüsenüberfunktion und nach operativen Eingriffen. Ferner muß bei hoher Flüssigkeitszufuhr mit einer Erhöhung des Vitamin-C-Bedarfs gerechnet werden. Des weiteren haben starke Raucher gegenüber Nichtrauchern einen erniedrigten Vitamin-C-Versorgungszustand, dessen Ursachen nicht ganz geklärt sind. Die vorliegenden Befunde sprechen jedoch dafür, Rauchern eine Mehrzufuhr von 40 mg Vitamin C pro Tag zu empfehlen.

Für den schweren Vitamin-C-Mangel ist das Krankheitsbild Skorbut mit multiplen Blutungen in Zahnfleisch, Haut und Schleimhäuten, Muskulatur und Gelenken kennzeichnend. Auch Anämie wurde beobachtet. Häufiger jedoch treten leichte Vitamin-C-Mangelzustände auf, mit Anzeichen verschlechterten Wohlbefindens wie Frühjahrsmüdigkeit, erhöhter Krankheitsanfälligkeit, rascher Ermüdung.

Besonders reiche Vitamin-C-Quellen

Als besonders reich an Vitamin C wurden solche Lebensmittel bezeichnet, durch die mit einer üblichen Portion mindestens 50% der von der DGE empfohlenen Zufuhr von Vitamin C erreicht werden.
Die DGE (1991) empfiehlt pro Tag für männliche und weibliche Erwachsene 75 mg Vitamin C.

LEBENSMITTEL (verzehrbarer Anteil)	Portion in g	mg je Portion	% der empfohlenen Tageszufuhr Männer	Frauen
GEFLÜGEL				
Huhn, Leber	150	42	56	56
KALBFLEISCH				
Lunge	100	39	52	52
Bries	100	56	75	75
Leber	150	52,5	70	70
RINDFLEISCH				
Lunge	100	39	52	52
GEMÜSE				
Rotkohl, roh	100	50	67	67
Wirsing, roh	100	50	67	67
Spinat, roh	100	51	68	68
Kohlrabi, roh	100	63	84	84
Blumenkohl, roh	100	69	92	92
Rosenkohl, gekocht	100	87	116	116
Broccoli, gekocht	100	90	120	120

LEBENSMITTEL (verzehrbarer Anteil)	Portion in g	mg je Portion	% der empfohlenen Tageszufuhr Männer	Frauen
Fenchel, roh	100	93	124	124
Grünkohl (Braunkohl), roh	100	105	140	140
Paprikafrüchte, gedünstet	100	105	140	140
Broccoli, roh	100	110	147	147
Rosenkohl, roh	100	112	149	149
Paprikafrüchte, roh	100	140	187	187
Bohnen, grün, roh	200	38	51	51
Weiße Rübe, roh	200	40	53	53
Wegerich, roh	200	40	53	53
Sauerkraut, roh, abgetropft	200	40	53	53
Spargel, roh	200	40	53	53
Portulak, roh	200	44	59	59
Erbsen, grün, roh	200	50	67	67
Tomaten, roh	200	50	67	67
Porree (Lauch), Blätter, roh	200	52	69	69
Chinakohl, roh	200	52	69	69
Radieschen, roh	200	54	72	72
Spinat, Saft	200	58	77	77
Spinat, tiefgefroren	200	58	77	77
Spinat, gekocht	200	58	77	77
Rettich, roh	200	58	77	77
Süßkartoffel (Batate), roh	200	60	80	80
Porree, Knolle, roh	200	60	80	80
Kohlrübe, roh	200	66	88	88
Wirsing, gekocht	200	70	93	93
Mangold, roh	200	78	104	104
Blumenkohl, gekocht	200	90	120	120
Blumenkohl, tiefgefroren	200	92	123	123
Weißkohl, roh	200	94	125	125
OBST				
Grapefruit, Saft	100	40	53	53
Apfelsine, Saft, ungesüßte Handelsware	100	42	56	56
Grapefruit, roh	100	44	59	59
Zitrone, roh, geschält	100	53	71	71
Zitrone, Saft	100	53	71	71
Erdbeere, tiefgefroren	100	60	80	80
Kiwi, roh	100	71	95	95
Papaya, roh	100	80	107	107
Guavas in Dosen, mit Sirup	100	180	240	240

V

LEBENSMITTEL (verzehrbarer Anteil)	Portion in g	mg je Portion	% der empfohlenen Tageszufuhr Männer	Frauen
Johannisbeeren, schwarz	100	189	252	252
Apfelsine, Saft, Konzentrat	100	237	316	316
Sanddornbeeren, roh	100	266	355	355
Sanddornbeeren, Saft	100	450	600	600
Acerola, Saft	100	1000	1333	1333
Hagebutten, roh	100	1250	1667	1667
Hagebutten, Fleisch und Schale	100	1500	2000	2000
Acerola, roh	100	1700	2267	2267
Passionsfrucht, roh, ohne Schale	200	40	53	53
Ananas, roh	200	40	53	53
Mandarinen, Saft, ungesüßte Handelsware	200	44	59	59
Heidelbeeren, roh	200	44	59	59
Himbeeren, Saft, frisch gepreßt	200	50	67	67
Himbeeren, roh	200	50	67	67
Kaktusfeigen, roh	200	50	67	67
Melone, grün, rund, roh	200	50	67	67
Cherimoya (Anone)	200	50	67	67
Holunderbeeren, Saft	200	52	69	69
Erdbeere, roh	200	60	80	80
Johannisbeeren, Nektar, schwarz	200	60	80	80
Mandarinen, Saft	200	64	85	85
Mandarinen, roh	200	64	85	85
Honigmelone, roh – Fruchtfleisch	200	64	85	85
Stachelbeeren, roh	200	68	91	91
Grapefruit, Saft in Dosen, gesüßt	200	70	93	93
Johannisbeeren, weiß	200	70	93	93
Grapefruit, Saft in Dosen, ungesüßt	200	70	93	93
Litschi, roh	200	70	93	93
Loganbeere, roh, ganze Frucht	200	70	93	93
Loganbeere, in Dosen	200	70	93	93
Johannisbeeren, rot	200	72	96	96
Mango, roh	200	74	99	99

Vitamin-C-Verluste bei verschiedenen Zubereitungsarten

LEBENSMITTEL (verzehrbarer Anteil)	Backen/ Grillen	Verluste in % der Trockensubstanz Braten/ Rösten	Dünsten	Kochen	Schmoren
Herz (Rind)	★/★	★/★	★	★	47
Niere (Lamm, Rind, Schwein)	★/★	19/★	★	★	44–51
Leber (Lamm, Kalb, Rind, Huhn)	★/★	6–57/★	★	★	45
Bries (Lamm)	★/★	39/★	★	★	★
Kohl	★/★	★/★	★	0–58	★
Rüben	★/★	★/★	★	36–45	★
Wurzelgemüse	★/★	★/★	★	0–40	★
Kartoffeln	33–48/★	46–58/★	★	13–38	★
Batate	★/★	★/★	★	36	★
Blumenkohl	★/★	★/★	★	41–60	★
Broccoli	★/★	★/★	★	52–59	★
Erbsen, roh	★/★	★/★	★	0–96	★
gefroren	★/★	★/★	★	17	★
Kohlrabi	★/★	★/★	★	24–35	★
Kürbis	★/★	★/★	★	0	★
Lauch	★/★	★/★	★	0	★
Pastinake	★/★	★/★	★	0–31	★
Pilze	★/★	★/★	★	92	★
Tomaten	51–84/★	★/★	★	★	★
Zwiebeln	★/★	★/★	★	0–15	★
Zuckermais	★/★	★/★	★	25	★
Beerenobst	★/★	★/★	0–24	★	★
Kernobst	10/★	★/★	0–6	★	★
Steinobst	★/★	★/★	0–21	★	★
Rhabarber	★/★	★/★	14	★	★

★ = es liegen keine Daten vor

Vitamin-Verluste in Lebensmitteln
durch verschiedene Verarbeitungs- und Zubereitungsverfahren, angegeben in % des Gehalts der Rohware

LEBENSMITTEL (verzehrbarer Anteil)	Vitamin A	Carotin	Vitamin D	Vitamin E	Vitamin K	Vitamin B_1	Vitamin B_2	Niacin	Vitamin B_6	Folsäure	Panto-thens.	Biotin	Vitamin B_{12}	Vitamin C
MILCH														
Pasteurisation	0	0	0	10–20		10	0	0	0	12	0	0	10	12–25
Sterilisation														
in Flaschen	0	0				35	0	0	50	50	0	0	90	90
UHT	0	0	0			10	0	0	10	10	0	0	10	25
Trocknung														
Walzentrocknung	0	0	0			15	0	0	0	10	0	10	30	30
Sprühtrocknung	0	0	0			10	0	0	0	10	0	10	30	15
Bestrahlung 440 krad (Ionen)	70	40	0	60		0								
1000 krad (Ionen)						90	75	+	80	+			0	+
FLEISCH														
Sterilisation	20–40			65		80	6	10	40	10	20		+	
Gefrieren (−18°C)						0	1	0	10		22		0–5	
Gefriertrocknung				40		0–5	2		0		0–30		0–30	
Bestrahlung 4500 krad (Ionen)				50		15	12	12	2					
1000–5000 krad (Ionen)	43			40						0			+	
BLATTGEMÜSE														
Blanchieren														
Dampf		+				20	5–25	10	21	0–10				16–26
Wasser		+				16–34	30–50	32–37		20–45				16–58
Hitzebehandlung														
Eindosen	0–84	0–30				76	24	22	−60	10–20	30–85	0–78		48
Gefriertrocknung		12				15–20	0–10	10			10			43
Lufttrocknung	50–80	20–30		10–18		+								50–70
Gefrieren (−18°C)		0–4		10–60	42	0–16	0	0–8	7	0	29			
KNOLLENGEMÜSE														
Hitzebehandlung														
Eindosen						56	44	56	49					28
Braten						25	20	10	9					23
Bestrahlung 100 krad (Ionen)														hoch
Lagerhaltung						hoch bei Keimung	0	0	Er-höhung					10 je Monat
OBST														
Sterilisation	0–60	−40				10–35	0–40	0–50	0–40	+	10–70	40–80		−50
Trocknung														
Gefriertrocknung		10				15–20	4–20		+					20–30
Lufttrocknung		80–90				20–30	10–18	37	+		33			50–70
Gefrieren (−18°C)		0–4				10	0	10	0–7	0–6	10–20			10–50
Bestrahlung 40–300 krad (Ionen)														
2700–5580 krad						hoch	50–60							

+ = gering

LEBENSMITTEL (verzehrbarer Anteil)	Brennwert kcal/100 g	MJ/100 g	A (Ret.-Ä.) Gehalt µg/100 g	Dichte mg/MJ	E (Toc.-Ä.) Gehalt mg/100 g	Dichte mg/MJ	B₁ (Thiamin) Gehalt mg/100 g	Dichte mg/MJ	B₂ (Riboflavin) Gehalt mg/100 g	Dichte mg/MJ	Niacin Gehalt mg/100 g	Dichte mg/MJ	B₆ (Pyridoxin) Gehalt mg/100 g	Dichte mg/MJ	C (Ascorbinsäure) Gehalt mg/100 g	Dichte mg/MJ
MILCH, MILCHPRODUKTE UND EIER																
MILCH																
Frauenmilch	67	0,278	69	0,25	0,2	0,7	0,02	0,07	0,04	0,14	0,2	0,72	0,01	0,04	4	14,4
Kuhmilch, H-Milch, 3,5 % Fett	64	0,267	31	0,12	0,1	0,4	0,04	0,15	0,18	0,67	0,1	0,37	0,05	0,19	21	78,7
H-Milch, fettarm, 1,5 % Fett	47	0,195	13	0,07	+	+	0,04	0,21	0,18	0,92	0,1	0,51	0,05	0,26	21	107,7
H-Milch, entrahmt	35	0,144	2	0,01	+	+	0,04	0,28	0,19	1,32	0,1	0,69	0,05	0,35	1	6,9
Rohmilch, Vorzugsmilch	67	0,279	33	0,12	0,1	0,4	0,04	0,14	0,18	0,65	0,1	0,36	0,05	0,18	2	7,2
Trinkmilch, 3,5 % Fett	64	0,267	31	0,12	0,1	0,4	0,04	0,15	0,18	0,67	0,1	0,37	0,05	0,19	1	3,7
Trinkmilch, fettarm, 1,5 % Fett	47	0,195	13	0,04	+	+	0,04	0,21	0,18	0,92	0,1	0,51	0,05	0,26	1	5,1
Trinkmilch, entrahmt	35	0,144	1	0,01	+	+	0,04	0,28	0,19	1,32	0,1	0,69	0,05	0,35	1	6,9
Ziegenmilch	69	0,289	73	0,30	★	★	0,05	0,17	0,15	0,52	0,3	1,04	0,03	0,10	2	6,9
MILCHPRODUKTE																
Buttermilch	35	0,144	9	0,06	+	+	0,03	0,21	0,16	1,11	0,1	0,69	0,04	0,28	1	6,9
Joghurt aus Trinkmilch, 3,5 % Fett	61	0,254	31	0,12	0,1	0,4	0,03	0,12	0,18	0,71	0,1	0,39	0,05	0,19	1	3,9
Joghurt, fettarm, 1,5 % Fett	44	0,182	13	0,07	+	+	0,03	0,16	0,18	0,99	0,1	0,55	0,05	0,27	1	5,5
Joghurt aus Magermilch	32	0,133	1	0,01	+	+	0,03	0,23	0,19	1,43	0,1	0,75	0,05	0,38	1	7,5
Kefirᵃ aus Trinkmilch, 3,5 % Fett	61	0,254	31	0,12	0,1	0,4	0,03	0,12	0,18	0,71	0,1	0,39	0,05	0,20	1	3,9
Kondensmilch, 4 % Fett	128	0,534	29	0,05	0,1	0,2	0,10	0,19	0,51	0,96	0,3	0,56	0,08	0,15	3	5,6
7,5 % Fett	133	0,556	53	0,09	0,2	0,4	0,07	0,13	0,37	0,67	0,2	0,36	0,06	0,11	2	3,6
10 % Fett	176	0,737	72	0,09	0,2	0,3	0,09	0,12	0,48	0,65	0,3	0,41	0,08	0,11	3	4,1
Molke, süß	24	0,100	3	0,03	+	+	0,04	0,40	0,15	1,50	0,2	2,00	0,04	0,40	1	10
Sahne, 10 % Fett (Kaffeerahm)	123	0,516	74	0,14	0,3	0,6	0,03	0,06	0,16	0,31	0,1	0,19	0,04	0,08	1	1,9
30 % Fett (Schlagsahne)	309	1,291	275	0,21	0,8	0,6	0,03	0,02	0,15	0,12	0,1	0,08	0,04	0,03	1	0,7
Trockenmilchpulver aus Vollmilch	439	2,064	253	0,12	★	★	0,27	0,13	1,40	0,68	0,7	0,34	0,20	0,10	11	5,3
Trockenmilchpulver aus Magermilch	348	1,455	12	0,01	+	+	0,34	0,23	2,18	1,50	1,1	0,76	0,28	0,19	2	1,4
KÄSE																
FRISCHKÄSE UND SPEISEQUARK																
Doppelrahmfrischkäse, 60 % Fett i.Tr.	286	1,197	310	0,26	★	★	0,02	0,02	0,21	0,18	0,07	0,06	0,06	0,05	0	0
Feta, 45 % Fett i.Tr.	237	0,992	210	0,21	0,5	0,5	0,04	0,04	0,30	0,30	0,20	0,20	0,10	0,10	0	0
Körniger Frischkäse	81	0,337	30	0,09	★	★	0,03	0,09	0,28	0,83	0,1	0,30	0,06	0,18	★	★
Mozzarella	225	0,939	★	★	★	★	0,03	0,03	0,27	0,29	0,1	0,11	0,06	0,06	★	★
Speisequark, 40 % Fett i.Tr.	160	0,670	99	0,15	0,3	0,4	0,03	0,04	0,24	0,36	0,1	0,15	0,08	0,12	1	1,5
Speisequark, mager	73	0,304	2	0,01	0,1	0,3	0,04	0,13	0,31	1,02	0,2	0,66	0,10	0,33	1	3,3
HARTKÄSE, SCHMELZKÄSE, SCHNITTKÄSE UND WEICHKÄSE																
Bavaria Blu, 70 % Fett i.Tr.	413	1,727	190	0,11	0,5	0,29	0,06	0,03	0,45	0,26	1,3	0,75	0,16	0,09	0	0
Camembert, 60 % Fett i.Tr.	366	1,531	370	0,24	1,0	0,65	0,04	0,03	0,40	0,26	1,2	0,78	0,12	0,08	0	0
30 % Fett i.Tr.	206	0,864	140	0,16	0,4	0,46	0,04	0,05	0,56	0,65	1,2	1,39	0,15	0,17	0	0

Werte stellen das Mittel handelsüblicher Produkte dar. Sie wurden teils analytisch, teils durch Berechnung ermittelt.   + = in Spuren,   ★ = keine Daten   ᵃ = handelsüblicher Kefir enthält bis zu 5 % Alkohol
0 = praktisch nicht vorhanden

Vitamingehalt und Vitamindichte ausgewählter Lebensmittel

LEBENSMITTEL (verzehrbarer Anteil)	Brennwert kcal/100 g	Brennwert MJ/100 g	A (Ret.-Ä.) Gehalt µg/100 g	A (Ret.-Ä.) Dichte mg/MJ	E (Toc.-Ä.) Gehalt mg/100 g	E (Toc.-Ä.) Dichte mg/MJ	B₁ (Thiamin) Gehalt mg/100 g	B₁ (Thiamin) Dichte mg/MJ	B₂ (Riboflavin) Gehalt mg/100 g	B₂ (Riboflavin) Dichte mg/MJ	Niacin Gehalt mg/100 g	Niacin Dichte mg/MJ	B₆ (Pyridoxin) Gehalt mg/100 g	B₆ (Pyridoxin) Dichte mg/MJ	C (Ascorbinsäure) Gehalt mg/100 g	C (Ascorbinsäure) Dichte mg/MJ
Edamer, 45 % Fett i.Tr.	325	1,360	280	0,21	0,8	0,59	0,04	0,03	0,30	0,22	0,1	0,07	0,06	0,04	0	0
30% Fett i.Tr.	254	1,061	180	0,17	0,5	0,47	0,04	0,04	0,35	0,33	0,1	0,09	0,07	0,07	0	0
Emmentaler, 45% Fett i.Tr.	386	1,613	330	0,20	0,4	0,25	0,04	0,02	0,32	0,20	0,1	0,06	0,11	0,07	1	1
Gouda, 40% Fett i.Tr.	300	1,253	250	0,20	0,7	0,56	0,04	0,03	0,30	0,24	0,1	0,08	0,07	0,06	0	0
deutscher, 48% Fett i.Tr.	343	1,434	310	0,22	0,8	0,56	0,04	0,03	0,30	0,21	0,1	0,07	0,06	0,04	0	0
Harzer, Mainzer Landkäse	126	0,528	10	0,02	+	+	0,03	0,06	0,35	0,66	0,7	1,33	0,03	0,06	0	0
Leerdamer, 45% Fett i.Tr.	352	1,473	300	0,20	0,8	0,54	0,04	0,03	0,35	0,24	0,1	0,07	0,06	0,04	0	0
Parmesan, 32% Fett i.Tr.	357	1,492	250	0,17	0,7	0,47	0,03	0,02	0,50	0,34	0,2	0,13	0,10	0,07	0	0
Raclette, 38% Fett i.Tr.	343	1,434	310	0,22	0,8	0,56	0,04	0,03	0,30	0,21	0,1	0,07	0,06	0,04	0	0
Schmelzkäse, 45% Fett i.Tr.	264	1,103	150	0,14	0,4	0,36	0,03	0,03	0,38	0,34	0,2	0,18	0,07	0,06	0	0
Tilsiter, 45% Fett i.Tr.	325	1,360	280	0,21	0,8	0,59	0,04	0,03	0,35	0,26	0,1	0,07	0,06	0,04	0	0
30% Fett i.Tr.	254	1,061	180	0,17	0,5	0,47	0,05	0,05	0,40	0,38	0,1	0,09	0,06	0,06	0	0
Westberg, 45% Fett i.Tr.	352	1,473	300	0,20	0,8	0,54	0,04	0,03	0,35	0,24	0,1	0,07	0,06	0,04	0	0
30% Fett i.Tr.	271	1,133	180	0,16	0,5	0,44	0,05	0,04	0,35	0,31	0,1	0,09	0,07	0,06	0	0
Ziegenkäse, Weichkäse, 45% Fett i.Tr.	280	1,172	250	0,21	★	★	0,05	0,04	0,50	0,43	3,5	2,99	0,20	0,17	★	★
EIER																
1 Hühnerei, St. 58 g (Gew.-Kl. 4)[a]	84	0,351	105	0,30	0,4	1,2	0,07	0,20	0,18	0,51	+	+	0,06	0,17	0	0
St. 48 g (Gew.-Kl. 6)[b]	70	0,291	88	0,30	0,3	1,0	0,06	0,20	0,15	0,52	+	+	0,05	0,17	0	0
1 Eidotter, mittelgroß, 19 g	68	0,283	105	0,37	0,4	1,4	0,06	0,21	0,08	0,28	+	+	0,06	0,21	0	0
1 Eiklar, mittelgroß, 33 g	16	0,067	+		0	0	0,01	0,15	0,11	1,64	+	+	+	+	+	+

FETTE UND ÖLE

TIERISCHE FETTE UND ÖLE

LEBENSMITTEL (verzehrbarer Anteil)	Brennwert kcal/100 g	Brennwert MJ/100 g	A Gehalt µg/100 g	A Dichte mg/MJ	E Gehalt mg/100 g	E Dichte mg/MJ	B₁ Gehalt mg/100 g	B₁ Dichte mg/MJ	B₂ Gehalt mg/100 g	B₂ Dichte mg/MJ	Niacin Gehalt mg/100 g	Niacin Dichte mg/MJ	B₆ Gehalt mg/100 g	B₆ Dichte mg/MJ	C Gehalt mg/100 g	C Dichte mg/MJ
Butter (Süß- und Sauerrahm)	754	3,156	653	0,21	2,2	0,7	0,01	<0,01	0,02	0,01	+	+	0,01	<0,01	+	+
Butterschmalz	897	3,752	890	0,24	3,6	1,0	★	★	★	★	★	★	★	★	0	0
Lebertran	899	3,762	25,5 mg	6,99	3,3	0,9	★	★	0	0	0	0	★	★	★	★
Rindertalg	872	3,647	280	0,08	1,3	0,4	0	0	0	0	0	0	★	★	1	0,3
Schweineschmalz	898	3,756	0	0	1,5	0,4	0	0	0	0	0	0	★	★	0	0

PFLANZLICHE FETTE UND ÖLE

LEBENSMITTEL (verzehrbarer Anteil)	Brennwert kcal/100 g	Brennwert MJ/100 g	A Gehalt µg/100 g	A Dichte mg/MJ	E Gehalt mg/100 g	E Dichte mg/MJ	B₁ Gehalt mg/100 g	B₁ Dichte mg/MJ	B₂ Gehalt mg/100 g	B₂ Dichte mg/MJ	Niacin Gehalt mg/100 g	Niacin Dichte mg/MJ	B₆ Gehalt mg/100 g	B₆ Dichte mg/MJ	C Gehalt mg/100 g	C Dichte mg/MJ
Baumwollsamenöl	897	3,754	+	+	52,0	13,9	★	★	★	★	★	★	★	★	★	★
Erdnußöl	895	3,746	0	0	25,5	6,8	★	★	★	★	★	★	★	★	★	★
Erdnußpaste (Erdnußmus)	611	2,555	★	★	★	★	0,12	0,05	0,10	0,04	16,2	6,34	★	★	0	0
Kokosfett, gereinigt	894	3,741	+	+	0,6	0,2	0	0	0	0	0	0	★	★	★	★
Leinöl	896	3,747	★	★	5,2	1,4	★	★	★	★	★	★	★	★	★	★
Maiskeimöl	899	3,762	23	<0,01	31,1	8,3	★	★	★	★	★	★	★	★	★	★
Margarine	722	3,023	608[c]	0,20	13,6	4,5	★	★	★	★	+	+	★	★	+	+
Mayonnaise, 80% Fett	727	3,040	84	0,03	15,0	4,9	0,02	0,01	0,04	0,01	+	+	0,01	<0,01	0	0
Olivenöl	897	3,754	120	0,03	13,2	3,5	0	0	0	0	0	0	★	★	0	0

Werte stellen das Mittel handelsüblicher Produkte dar. Sie wurden teils analytisch, teils durch Berechnung ermittelt.

+ = in Spuren, ★ = keine Daten [a] = Schalenanteil = 6 g

0 = praktisch nicht vorhanden [b] = Schalenanteil = 5 g

LEBENSMITTEL (verzehrbarer Anteil)	Brennwert		A (Ret.-Ä.)		E (Toc.-Ä.)		B₁ (Thiamin)		B₂ (Riboflavin)		Niacin		B₆ (Pyridoxin)		C (Ascorbinsäure)	
	kcal/ 100 g	MJ/ 100 g	Gehalt µg/ 100 g	Dichte mg/ MJ	Gehalt mg/ 100 g	Dichte mg/ MJ	Gehalt mg/ 100 g	Dichte mg/ MJ	Gehalt mg/ 100 g	Dichte mg/ MJ	Gehalt mg/ 100 g	Dichte mg/ MJ	Gehalt mg/ 100 g	Dichte mg/ MJ	Gehalt mg/ 100 g	Dichte mg/ MJ
Palmöl	898	3,758	9,4 mg	2,50	24,5	6,5	★	★	★	★	★	★	★	★	★	★
Safloröl (Distelöl)	899	3,762	★	★	28,7	7,6	★	★	★	★	★	★	★	★	★	★
Sesamöl	896	3,747	★	★	28,3	7,6	★	★	★	★	★	★	★	★	★	★
Sojaöl	899	3,762	5,83	0,15	29,0	7,7	★	★	★	★	★	★	★	★	★	★
Sonnenblumenöl	898	3,758	4	<0,01	50,0	13,3	0	0	★	★	★	★	★	★	★	★
Walnußöl	896	3,747	★	★	38,8	10,4	★	★	★	★	★	★	★	★	★	★
Weizenkeimöl	925	3,885	★	★	59,4	41,0	★	★	★	★	★	★	★	★	★	★

FISCH UND ANDERE SEE- UND MEERESTIERE

SEEFISCHE

LEBENSMITTEL	kcal/100g	MJ/100g	A Gehalt	A Dichte	E Gehalt	E Dichte	B₁ Gehalt	B₁ Dichte	B₂ Gehalt	B₂ Dichte	Niacin Gehalt	Niacin Dichte	B₆ Gehalt	B₆ Dichte	C Gehalt	C Dichte
Flunder	72	0,303	10	0,03	0,3	0,99	0,22	0,73	0,21	0,69	3,4	11,22	0,25	0,83	★	★
Heilbutt	101	0,423	32	0,08	0,9	2,1	0,08	0,19	0,07	0,17	5,9	13,95	0,42	0,99	★	★
Hering	201	0,842	38	0,05	1,5	1,8	0,04	0,05	0,22	0,26	3,8	4,51	0,45	0,53	+	+
Filet	207	0,866	40	0,05	★	★	0,05	0,06	0,25	0,29	4,0	4,62	★	★	+	+
Kabeljau (Dorsch)	73	0,306	10	0,03	0,3	1,0	0,06	0,20	0,05	0,16	2,1	6,86	0,20	0,65	2	6,5
Filet	68	0,286	★	★	★	★	0,05	0,17	0,05	0,17	2,0	8,39	★	★	2	6,5
Katfisch (Steinbeißer)	88	0,370	18	0,05	2,1	5,7	0,20	0,54	0,06	0,16	2,4	6,49	★	★	★	★
Makrele	180	0,751	100	0,13	1,6	2,1	0,14	0,19	0,35	0,47	7,7	10,25	0,63	0,84	+	+
Ostseehering	155	0,649	20	0,03	0,7	1,0	0,06	0,09	0,24	0,37	4,3	6,63	★	★	★	★
Rotbarsch (Goldbarsch)	105	0,440	12	0,03	1,3	3,0	0,11	0,25	0,08	0,18	2,5	5,68	★	★	1	2,3
Sardine	124	0,520	20	0,04	★	★	0,02	0,04	0,25	0,48	9,7	18,65	0,97	1,87	★	★
Schellfisch	73	0,303	17	0,06	0,4	1,3	0,05	0,17	0,17	0,56	3,1	10,23	★	★	★	★
Scholle	76	0,316	3	<0,01	★	★	0,21	0,66	0,22	0,70	4,0	12,66	0,22	0,69	2	6,3
Seehecht	77	0,322	★	★	★	★	0,10	0,31	0,20	0,62	★	★	★	★	★	★
Seelachs (Köhler)	80	0,336	10	0,03	★	★	0,09	0,27	0,35	1,04	4,0	11,90	★	★	★	★
Seezunge	83	0,346	+	+	★	★	0,06	0,17	0,10	0,29	3,0	8,67	★	★	0	0
Steinbutt	82	0,344	+	+	★	★	0,02	0,06	0,15	0,44	3,0	8,72	★	★	+	+
Thunfisch	226	0,946	450	0,48	★	★	0,16	0,17	0,16	0,17	8,5	8,99	0,46	0,49	★	★
Tintenfisch	68	0,286	★	★	★	★	0,07	0,24	0,05	0,17	2,6	9,09	★	★	★	★

SONSTIGE KALTBLÜTER

LEBENSMITTEL	kcal/100g	MJ/100g	A Gehalt	A Dichte	E Gehalt	E Dichte	B₁ Gehalt	B₁ Dichte	B₂ Gehalt	B₂ Dichte	Niacin Gehalt	Niacin Dichte	B₆ Gehalt	B₆ Dichte	C Gehalt	C Dichte
Garnele, Speisekrabbe	87	0,364	2	<0,01	★	★	0,05	0,14	0,03	0,08	2,4	6,59	0,13	0,36	2	5,5
Hummer	81	0,338	0	0	1,5	13,1	0,13	0,38	0,09	0,27	1,8	5,33	1,18	3,49	5	14,8
Miesmuschel (Blau- oder Pfahlmuschel)	51	0,213	54	0,25	0,8	3,7	0,16	0,75	0,22	1,03	1,6	7,51	0,08	0,04	3	14,1
Languste	84	0,351	25	0,07	★	★	0,01	0,03	0,08	0,23	3,0	8,55	★	★	2	5,7

SÜSSWASSERFISCHE

LEBENSMITTEL	kcal/100g	MJ/100g	A Gehalt	A Dichte	E Gehalt	E Dichte	B₁ Gehalt	B₁ Dichte	B₂ Gehalt	B₂ Dichte	Niacin Gehalt	Niacin Dichte	B₆ Gehalt	B₆ Dichte	C Gehalt	C Dichte
Aal (Flußaal)	281	1,174	980	0,83	★	★	0,18	0,15	0,32	0,27	2,6	2,21	0,28	0,24	2	1,7
Barsch (Flußbarsch)	81	0,338	7	0,02	1,1	3,3	0,08	0,24	0,12	0,36	1,7	5,03	★	★	★	★
Forelle (Bachforelle)	102	0,428	45	0,10	★	★	0,08	0,19	0,08	0,19	3,4	7,94	★	★	★	★

Werte stellen das Mittel handelsüblicher Produkte dar. Sie wurden teils analytisch, teils durch Berechnung ermittelt.   + = in Spuren,   ★ = keine Daten,   0 = praktisch nicht vorhanden

Vitamingehalt und Vitamindichte ausgewählter Lebensmittel

LEBENSMITTEL (verzehrbarer Anteil)	Brennwert kcal/100 g	MJ/100 g	A (Ret.-Ä.) Gehalt µg/100 g	Dichte mg/MJ	E (Toc.-Ä.) Gehalt mg/100 g	Dichte mg/MJ	B₁ (Thiamin) Gehalt mg/100 g	Dichte mg/MJ	B₂ (Riboflavin) Gehalt mg/100 g	Dichte mg/MJ	Niacin Gehalt mg/100 g	Dichte mg/MJ	B₆ (Pyridoxin) Gehalt mg/100 g	Dichte mg/MJ	C (Ascorbinsäure) Gehalt mg/100 g	Dichte mg/MJ
Hecht	82	0,342	15	0,04	0,7	2,0	0,09	0,26	0,06	0,18	1,6	4,68	0,15	0,44	★	★
Karpfen	115	0,482	44	0,09	0,5	1,0	0,07	0,15	0,05	0,10	1,9	3,94	0,15	0,31	1	2,1
Lachs	202	0,845	41	0,05	1,7	2,0	0,17	0,20	0,17	0,20	7,5	8,88	0,98	1,16	1	1,2
Schleie	77	0,323	1	0,01	★	★	0,08	0,25	0,18	0,56	4,0	12,38	★	★	1	3,1
Zander	83	0,348	★	★	★	★	0,16	0,46	0,25	0,72	2,3	6,61	★	★	1	2,9
FISCHDAUERWAREN																
Aal, geräuchert	313	1,309	970	0,74	★	★	0,19	0,15	0,37	0,28	3,5	2,87	0,16	0,12	★	★
Brathering	204	0,854	20	0,02	★	★	0,01	0,01	0,13	0,15	3,9	4,57	★	★	0	0
Bückling	224	0,938	28	0,03	1,2	1,3	0,04	0,04	0,25	0,27	4,3	4,58	0,50	0,53	0	0
Heilbutt, geräuchert	223	0,937	33	0,04	★	★	0,06	0,06	0,04	0,04	6,0	6,40	★	★	★	★
Hering, mariniert (Bismarckhering)	210	0,879	36	0,04	★	★	0,05	0,06	0,21	0,24	★	★	0,15	0,17	★	★
Heringsfilet in Tomatensoße	204	0,853	240	0,88	3,1	3,6	0,06	0,07	0,18	0,21	2,6	3,05	★	★	1	1,2
Krabben in Dosen	92	0,385	18	0,05	1,2	3,1	0,08	0,21	0,08	0,21	2,5	6,50	0,35	0,91	+	+
Krebsfleisch in Dosen	87	0,365	★	★	★	★	0,14	0,38	0,05	0,17	1,6	4,38	★	★	★	★
Lachs in Dosen	165	0,688	59	0,09	★	★	0,30	0,47	0,17	0,25	6,8	9,88	0,45	0,65	0	0
Makrele, geräuchert	222	0,930	60	0,06	1,6	1,7	0,14	0,15	0,35	0,38	10,0	10,75	0,50	0,54	0	0
Ölsardinen in Dosen	222	0,929	49	0,05	★	★	0,04	0,04	0,30	0,32	6,5	6,70	0,22	0,24	0	0
Salzhering	218	0,911	48	0,05	★	★	0,04	0,04	0,29	0,32	3,0	3,30	0,22	0,24	0	0
Schellfisch, geräuchert	93	0,389	+	+	★	★	0,05	0,13	0,10	0,26	2,5	6,43	★	★	+	+
Seelachs, geräuchert	98	0,412	9	0,02	★	★	0,03	0,07	0,20	0,49	2,0	4,86	★	★	★	★
Stockfisch (Kabeljau, getrocknet)	339	1,420	23	0,02	★	★	0,09	0,06	0,11	0,08	3,5	2,46	0,20	0,14	0	0
Thunfisch in Öl	283	1,185	370	0,31	★	★	0,05	0,04	0,06	0,05	10,8	9,11	0,25	0,21	0	0

FLEISCH UND GEFLÜGEL
GEFLÜGEL

LEBENSMITTEL (verzehrbarer Anteil)	Brennwert kcal/100 g	MJ/100 g	A (Ret.-Ä.) Gehalt µg/100 g	Dichte mg/MJ	E (Toc.-Ä.) Gehalt mg/100 g	Dichte mg/MJ	B₁ (Thiamin) Gehalt mg/100 g	Dichte mg/MJ	B₂ (Riboflavin) Gehalt mg/100 g	Dichte mg/MJ	Niacin Gehalt mg/100 g	Dichte mg/MJ	B₆ (Pyridoxin) Gehalt mg/100 g	Dichte mg/MJ	C (Ascorbinsäure) Gehalt mg/100 g	Dichte mg/MJ
Ente	227	0,951	★	★	★	★	0,30	0,32	0,20	0,21	3,5	3,70	★	★	7	7,4
Gans	342	1,430	65	0,05	★	★	0,12	0,08	0,26	0,19	6,4	4,48	0,58	0,41	★	★
Huhn, Brathuhn	bis 185	bis 0,774	10	0,01	0,1	0,1	0,08	0,10	0,16	0,21	6,8	8,80	0,50	0,65	3	3,9
Brust	bis 106	bis 0,443	★	★	0,3	0,7	0,07	0,17	0,09	0,22	10,5	23,70	0,53	1,28	0	0
Keule (Schlegel)	110	0,461	★	★	★	★	0,10	0,22	0,24	0,52	5,6	12,15	0,25	0,54	0	0
Suppenhuhn	257	1,074	260	0,24	★	★	0,06	0,06	0,17	0,16	8,8	8,20	★	★	★	★
Herz	124	0,519	9	0,02	1,2	2,3	0,43	0,83	1,24	2,39	6,0	11,56	★	★	6	11,6
Leber	136	0,567	12,8 mg	2,58	0,4	0,7	0,32	0,56	2,49	4,40	11,6	20,46	0,80	1,41	28	49,4
Puter (Truthahn), ausgewachsene Tiere	212	0,886	13	0,01	2,5	2,8	0,10	0,11	0,18	0,20	10,5	11,85	★	★	★	★
Brust	105	0,441	★	★	0,9	2,0	0,05	0,11	0,08	0,18	11,3	25,62	0,46	1,04	★	★
Keule	114	0,479	★	★	1,2	2,5	0,09	0,19	0,18	0,38	4,7	9,81	★	★	★	★
Jungtiere	179	0,752	+	+	1,9	2,5	0,08	0,11	0,14	0,19	7,9	10,51	★	★	★	★

Werte stellen das Mittel handelsüblicher Produkte dar. Sie wurden teils analytisch, teils durch Berechnung ermittelt.   + = in Spuren,   ★ = keine Daten,   0 = praktisch nicht vorhanden

LEBENSMITTEL (verzehrbarer Anteil)	Brennwert kcal/100 g	MJ/100 g	A (Ret.-Ä.) Gehalt µg/100 g	Dichte mg/MJ	E (Toc.-Ä.) Gehalt mg/100 g	Dichte mg/MJ	B₁ (Thiamin) Gehalt mg/100 g	Dichte mg/MJ	B₂ (Riboflavin) Gehalt mg/100 g	Dichte mg/MJ	Niacin Gehalt mg/100 g	Dichte mg/MJ	B₆ (Pyridoxin) Gehalt mg/100 g	Dichte mg/MJ	C (Ascorbinsäure) Gehalt mg/100 g	Dichte mg/MJ
HAMMELFLEISCH UND LAMMFLEISCH																
Muskelfleisch (ohne Fett)	112	0,469	0	0	0,3	0,6	0,18	0,38	0,25	0,53	5,8	12,37	★	★	0	0
Brust	381	1,594	0	0	★	★	0,14	0,08	0,19	0,12	4,5	2,82	★	★	0	0
Filet	112	0,469	0	0	0,4	0,9	0,18	0,38	0,25	0,53	5,8	12,37	★	★	0	0
Keule (Schlegel)	234	0,979	0	0	0,5	0,5	0,16	0,16	0,22	0,22	5,2	5,31	0,29	0,30	0	0
Kotelett	348	1,454	0	0	0,6	0,4	0,13	0,09	0,18	0,12	4,3	2,96	0,33	0,23	0	0
Lende	194	0,810	0	0	★	★	0,16	0,20	0,23	0,28	4,3	5,31	★	★	0	0
Leber	133	0,556	9,5 mg	17,09	★	★	0,36	0,65	3,33	5,99	15,3	27,52	0,37	0,67	31	55,8
KALBFLEISCH																
Muskelfleisch (ohne Fett)	95	0,397	+	+	★	★	0,14	0,35	0,27	0,68	6,3	15,87	0,40	1,00	★	★
Brust	131	0,549	+	+	★	★	0,14	0,26	0,24	0,48	6,1	11,11	★	★	1	1,8
Filet	95	0,397	+	+	★	★	0,15	0,38	0,30	0,76	6,5	16,37	★	★	1	2,5
Haxe	98	0,410	+	+	★	★	0,15	0,37	0,23	0,56	5,4	13,17	★	★	★	★
Keule (Schlegel)	97	0,407	+	+	★	★	0,15	0,37	0,27	0,66	6,6	16,22	0,40	0,98	+	+
Kotelett	112	0,470	+	+	0,6	1,3	0,14	0,30	0,26	0,56	6,5	13,83	0,40	0,85	+	+
Schnitzel	99	0,414	+	+	★	★	0,18	0,43	0,30	0,72	7,5	18,12	★	★	1	2,4
Bries	99	0,416	0	0	★	★	0,08	0,19	0,17	0,41	2,6	6,25	★	★	56	134,6
Hirn	111	0,464	0	0	2,0	4,3	0,16	0,34	0,26	0,56	3,6	7,76	0,16	0,34	23	49,6
Leber	130	0,543	21,9 mg	40,33	0,2	0,4	0,28	0,52	2,61	4,81	15,0	27,62	0,90	1,66	35	64,5
Lunge	90	0,376	★	★	★	★	0,11	0,29	0,36	0,96	4,0	10,64	0,07	0,19	39	114,4
Niere	128	0,534	210	0,39	★	★	0,37	0,69	2,50	4,68	6,5	12,17	0,50	0,94	13	24,3
Zunge	128	0,535	0	0	★	★	0,15	0,28	0,29	0,54	3,7	6,92	0,13	0,24	★	★
RINDFLEISCH																
Muskelfleisch (ohne Fett)	105	0,439	20	0,05	0,5	1,1	0,23	0,52	0,26	0,59	7,5	17,08	0,40	0,91	+	+
Filet	121	0,504	★	★	★	★	0,10	0,20	0,13	0,26	4,6	9,13	0,50	0,99	★	★
Kamm (Hals)	150	0,625	3	<0,01	★	★	0,09	0,14	0,19	0,30	5,2	8,32	★	★	★	★
Lende (Roastbeef)	130	0,544	15	0,03	1,1	2,0	0,09	0,17	0,16	0,29	4,9	9,01	★	★	★	★
Hochrippe (dicke Rippe, Rostbraten)	161	0,671	15	0,02	★	★	0,08	0,09	0,15	0,18	4,3	5,10	★	★	★	★
Leber	121	0,506	15,3 mg	30,24	0,7	1,4	0,30	0,59	2,90	5,70	13,6	26,88	0,71	1,40	31	61
Zunge	209	0,873	0	0	0,2	0,2	0,14	0,16	0,29	0,33	4,6	5,27	0,17	0,19	0	0
Corned beef (deutsch)	141	0,589	0	0	★	★	0,03	0,05	0,10	0,17	3,1	5,26	★	★	0	0
Keule (Schlegel)	148	0,619	10	0,02	★	★	0,09	0,15	0,17	0,28	4,5	7,27	★	★	★	★
Luncheon meat (Frühstücksfleisch)	294	1,229	0	0	0,5	0,4	0,05	0,04	0,19	0,15	4,7	3,82	★	★	★	0,8
Ochsenschwanz	184	0,769	★	★	★	★	★	★	★	★	★	★	★	★	★	★
Rindfleisch in Dosen (i.D.)	196	0,822	21	0,03	★	★	0,02	0,02	0,15	0,18	4,6	5,60	★	★	0	0
Rindfleisch, Lunge	99	0,412	55	0,13	0,5	1,2	0,09	0,22	0,34	0,83	4,3	10,44	0,07	0,17	39	94,7
Niere	116	0,485	330	0,68	0,2	0,4	0,30	0,62	2,26	4,66	6,2	12,78	0,39	0,80	11	22,7
Zunge	209	0,873	0	0	★	★	0,14	0,16	0,29	0,33	4,6	5,27	0,17	0,19	0	0

Werte stellen das Mittel handelsüblicher Produkte dar. Sie wurden teils analytisch, teils durch Berechnung ermittelt.   + = in Spuren,   ★ = keine Daten,   0 = praktisch nicht vorhanden

LEBENSMITTEL (verzehrbarer Anteil)	Brennwert		A (Ret.-Ä.)		E (Toc.-Ä.)		B₁ (Thiamin)		B₂ (Riboflavin)		Niacin		B₆ (Pyridoxin)		C (Ascorbinsäure)	
	kcal/ 100 g	MJ/ 100 g	Gehalt µg/ 100 g	Dichte mg/ MJ	Gehalt mg/ 100 g	Dichte mg/ MJ	Gehalt mg/ 100 g	Dichte mg/ MJ	Gehalt mg/ 100 g	Dichte mg/ MJ	Gehalt mg/ 100 g	Dichte mg/ MJ	Gehalt mg/ 100 g	Dichte mg/ MJ	Gehalt mg/ 100 g	Dichte mg/ MJ
SCHWEINEFLEISCH																
Muskelfleisch (ohne Fett)	105	0,439	6	0,01	0,3	0,7	0,90	2,05	0,23	0,52	4,5	10,25	0,50	1,14	2	4,6
Bug (Schulter)	271	1,132	9	<0,01	★	★	0,89	0,79	0,22	0,19	4,5	3,98	★	★	★	★
Filet	106	0,445	★	★	★	★	1,10	2,47	0,31	0,70	6,5	14,60	★	★	0	0
Kamm	197	0,830	★	★	0,6	0,7	0,92	1,11	0,18	0,20	3,9	4,70	★	★	2	2
Keule (Schlegel, Hinterschinken)	274	1,145	0	0	★	★	0,80	0,70	0,19	0,17	4,3	3,76	0,39	0,34	★	★
Kotelett	150	0,626	0	0	0,6	1,0	0,80	1,28	0,19	0,30	4,3	6,87	0,50	0,80	0	0
Schnitzel	106	0,443	★	★	0,7	1,6	0,80	1,81	0,19	0,43	4,3	9,71	0,39	0,88	★	★
Rückenspeck, frisch	274	3,175	0	0	★	★	0,10	0,03	0,02	0,01	0,5	0,16	★	★	★	★
Leber	133	0,556	39 mg	70,14	0,2	0,4	0,31	0,56	3,17	5,70	15,7	28,24	0,59	1,06	23	41,4
Niere	96	0,402	39	0,10	0,3	0,7	0,34	0,85	1,80	4,48	8,4	20,90	0,55	1,37	16	39,8
WILD UND SONSTIGE FLEISCHARTEN																
Hase	113	0,474	0	0	0,5	1,0	0,09	0,19	0,06	0,12	8,1	16,70	★	★	★	★
Hirsch	112	0,469	★	★	★	★	★	★	0,25	0,52	★	★	★	★	★	★
Kaninchen	152	0,634	+	+	1,0	1,6	0,11	0,17	0,07	0,11	8,6	13,56	0,30	0,47	3	4,7
FLEISCH- UND WURSTWAREN																
Bierschinken	169	0,707	0	0	★	★	0,31	0,44	0,18	0,25	3,8	5,37	★	★	0	0
Bratwurst (Schweinsbratwurst)	289	1,209	★	★	0,3	0,25	0,28	0,23	0,22	0,18	3,2	2,65	★	★	★	★
Cervelatwurst	394	1,648	0	0	★	★	0,10	0,06	0,20	0,12	4,0	2,43	★	★	0	0
Dosenwürstchen	228	0,956	★	★	0,2	0,21	0,03	0,03	0,08	0,08	3,0	3,14	★	★	★	★
Fleischkäse (Leberkäse)	297	1,243	★	★	★	★	0,05	0,04	0,15	0,12	2,4	1,93	★	★	★	★
Fleischwurst	296	1,239	★	★	★	★	0,20	0,16	0,25	0,20	2,5	2,02	★	★	★	★
Frankfurter Würstchen	272	1,338	3	<0,01	0,6	0,45	0,18	0,13	0,19	0,14	2,3	1,72	0,14	0,10	0	0
Gelbwurst (Hirnwurst)	281	1,176	★	★	★	★	★	★	0,12	0,10	2,3	1,96	★	★	★	★
Jagdwurst	205	0,858	0	0	★	★	0,11	0,13	0,12	0,14	4,2	4,90	★	★	★	★
Leberpastete	314	1,315	950	0,72	0,4	0,3	0,03	0,02	0,60	0,46	3,3	2,51	★	★	2	1,5
Leberwurst	420	1,759	1,5 mg	0,85	0,7	0,4	0,20	0,11	0,92	0,52	3,6	2,05	★	★	★	★
Leberwurst, grob	326	1,364	1,5 mg	1,10	0,7	0,51	0,20	0,15	0,92	0,67	3,6	2,64	★	★	★	★
Leberwurst, mager	257	1,075	1,7 mg	1,58	★	★	0,15	0,14	1,10	1,02	4,5	4,19	★	★	★	★
Rotwurst (Blutwurst)	301	1,259	3	<0,01	★	★	0,07	0,06	0,13	0,10	1,2	0,95	★	★	★	★
Mortadella	345	1,443	0	0	★	★	0,10	0,07	0,15	0,10	3,1	2,15	★	★	0	0
Münchner Weißwurst	287	1,202	★	★	★	★	0,04	0,03	0,13	0,11	3,3	2,75	★	★	★	★
Rotwurst (Blutwurst)	301	1,259	3	<0,01	★	★	0,07	0,06	0,13	0,10	1,2	0,95	★	★	★	★
Salami	371	1,552	+	+	0,1	0,06	0,18	0,12	0,20	0,13	2,6	1,68	★	★	★	★
Schinken, gesalzen und gekocht	193	0,808	0	0	0	0	0,61	0,75	0,26	0,32	3,5	4,33	0,36	0,45	0	0
Schinken, gesalzen und geräuchert	383	1,601	0	0	★	★	0,55	0,34	0,20	0,12	3,5	2,19	0,40	0,25	0	0
Speck, durchwachsen	621	2,600	0	0	0,4	0,2	0,43	0,17	0,14	0,05	2,3	0,88	0,35	0,13	0	0
Wiener Würstchen	296	1,238	★	★	★	★	0,10	0,08	0,12	0,10	3,1	2,50	★	★	★	★

Werte stellen das Mittel handelsüblicher Produkte dar. Sie wurden teils analytisch, teils durch Berechnung ermittelt.   + = in Spuren,   ★ = keine Daten,   0 = praktisch nicht vorhanden

LEBENSMITTEL (verzehrbarer Anteil)	Brennwert kcal/100 g	Brennwert MJ/100 g	A (Ret.-Ä.) Gehalt µg/100 g	A (Ret.-Ä.) Dichte mg/MJ	E (Toc.-Ä.) Gehalt mg/100 g	E (Toc.-Ä.) Dichte mg/MJ	B₁ (Thiamin) Gehalt mg/100 g	B₁ (Thiamin) Dichte mg/MJ	B₂ (Riboflavin) Gehalt mg/100 g	B₂ (Riboflavin) Dichte mg/MJ	Niacin Gehalt mg/100 g	Niacin Dichte mg/MJ	B₆ (Pyridoxin) Gehalt mg/100 g	B₆ (Pyridoxin) Dichte mg/MJ	C (Ascorbinsäure) Gehalt mg/100 g	C (Ascorbinsäure) Dichte mg/MJ
GETREIDE UND GETREIDE-ERZEUGNISSE																
GETREIDE, MEHL UND SONSTIGE MAHLPRODUKTE																
Amaranth	365	1,527	★	★	★	★	0,80	0,52	0,19	0,12	1,1	0,72	★	★	★	★
Buchweizen, Korn, geschält	340	1,421	0	0	1,3	0,9	0,26	0,18	0,15	0,11	2,9	2,04	0,58	0,41	0	0
Vollmehl	340	1,421	0	0	2,1	1,5	0,58	0,41	0,15	0,11	2,9	2,04	0,58	0,41	0	0
Gerste, Korn[a]	315	1,316	0	0	0,6	0,5	0,43	0,33	0,18	0,14	4,8	3,65	0,56	0,43	0	0
Graupen	338	1,415	0	0	0,2	0,1	0,10	0,07	0,08	0,06	3,1	2,19	0,22	0,16	0	0
Hafer, Korn[a]	359	1,502	★	★	1,0	0,7	0,52	0,35	0,17	0,11	2,4	1,60	0,96	0,64	+	+
Flocken (Vollkorn)	354	1,479	★	★	1,0	0,7	0,56	0,38	0,15	0,10	1,0	0,68	0,16	0,11	0	0
Flocken, Instant	351	1,470	★	★	1,1	0,7	0,56	0,38	0,15	0,10	1,0	0,68	0,16	0,11	0	0
Hirse, Korn	354	1,478	0	0	0,4	0,27	0,26	0,18	0,14	0,09	1,8	1,21	0,52	0,35	0	0
Mais, Korn	333	1,392	185	0,13	2,2	1,6	0,36	0,26	0,20	0,14	1,5	1,08	0,40	0,29	0	0
Vollmehl (gelb)	333	1,392	50	0,04	★	★	0,37	0,27	0,11	0,08	2,0	1,44	★	★	0	0
Pop-Corn	368	1,589	★	★	2,9	1,8	0,30	0,19	0,12	0,08	1,2	0,76	★	★	0	0
Grieß (gelb)	339	1,417	120	0,08	0,7	0,5	0,15	0,11	0,05	0,04	0,5	0,35	★	★	0	0
Stärke	346	1,448	0	0	(0)	(0)	+	+	0,01	0,01	0,03	0,02	+	+	0	0
Vollmehl (gelb)	333	1,392	150	0,11	★	★	0,37	0,27	0,11	0,08	2,0	1,44	★	★	0	0
Reis, Korn, unpoliert	348	1,455	0	0	0,74	0,51	0,41	0,28	0,09	0,06	5,2	3,57	0,28	0,19	0	0
poliert	347	1,452	0	0	0,4	0,3	0,06	0,04	0,03	0,02	1,3	0,90	0,15	0,10	0	0
poliert, angereichert, roh	345	1,441	0	0	0,3	0,2	0,44	0,31	0,03	0,02	3,5	2,43	★	★	0	0
Roggen, Korn	264	1,104	60	0,05	2,0	1,8	0,35	0,32	0,17	0,15	1,8	1,63	0,29	0,26	0	0
Flocken	307	1,286	2	<0,01	1,8	1,4	0,35	0,27	0,20	0,16	1,8	1,39	0,30	0,23	0	0
Mehl, Type 815	300	1,254	41	0,03	0,5	0,4	0,18	0,14	0,09	0,07	0,6	0,48	0,11	0,09	0	0
Mehl, Type 997	299	1,251	41	0,03	1,3	1,0	0,19	0,15	0,11	0,09	0,8	0,64	★	★	0	0
Mehl, Type 1150	295	1,234	41	0,03	1,6	1,3	0,22	0,18	0,11	0,09	1,1	0,90	★	★	0	0
Vollkornmehl/Backschrot, Type 1800	273	1,143	59	0,05	1,8	1,6	0,30	0,26	0,14	0,12	1,9	1,66	0,30	0,26	0	0
Keime	373	1,560	340	0,22	12,6	8,0	1,00	0,64	0,84	0,54	2,3	1,47	1,80	1,15	0	0
Weizen, Korn	304	1,274	3,3	<0,01	1,6	1,0	0,46	0,36	0,11	0,09	5,1	3,25	0,27	0,21	0	0
Grieß	324	1,355	★	★	0,8	0,6	0,12	0,09	0,04	0,03	1,3	0,96	0,09	0,07	0	0
Mehl, Type 405	339	1,419	+	+	0,3	0,2	0,06	0,04	0,03	0,02	0,7	0,49	0,18	0,13	0	0
Mehl, Type 550	339	1,419	+	+	0,3	0,2	0,11	0,08	0,08	0,06	0,5	0,35	0,10	0,07	0	0
Mehl, Type 1050	330	1,382	+	+	1,4	1,0	0,43	0,31	0,07	0,05	1,4	1,01	0,24	0,17	0	0
Vollkornmehl/Backschrot, Type 1700	306	1,282	+	+	2,1	1,64	0,47	0,37	0,17	0,13	4,8	3,74	0,46	0,36	0	0
Keime, getrocknet	311	1,301	10	0,01	24,7	18,99	2,00	1,53	0,72	0,55	4,5	3,46	4,0	3,07	0	0
Speisekleie	176	0,736	+	+	2,7	3,7	0,65	0,88	0,51	0,69	17,7	24,05	0,73	1,17	0	0
Stärke	333	1,391	0	0	(0)	(0)	0	0	0	0	0,01	0,01	★	★	0	0
Quinoa	343	1,422	★	★	★	★	0,17	0,12	★	★	0,5	0,35	★	★	★	★

Werte stellen das Mittel handelsüblicher Produkte dar. Sie wurden teils analytisch, teils durch Berechnung ermittelt.   + = in Spuren,   ★ = keine Daten   [a] = entspelzt   0 = praktisch nicht vorhanden

Vitamingehalt und Vitamindichte ausgewählter Lebensmittel

LEBENSMITTEL (verzehrbarer Anteil)	Brennwert kcal/100 g	MJ/100 g	A (Ret.-Ä.) Gehalt µg/100 g	Dichte mg/MJ	E (Toc.-Ä.) Gehalt mg/100 g	Dichte mg/MJ	B₁ (Thiamin) Gehalt mg/100 g	Dichte mg/MJ	B₂ (Riboflavin) Gehalt mg/100 g	Dichte mg/MJ	Niacin Gehalt mg/100 g	Dichte mg/MJ	B₆ (Pyridoxin) Gehalt mg/100 g	Dichte mg/MJ	C (Ascorbinsäure) Gehalt mg/100 g	Dichte mg/MJ
BACKWAREN																
BROTE																
Roggenbrot	216	0,903	0	0	★	★	0,18	0,20	0,12	0,13	0,9	1,00	0,20	0,22	0	0
Roggenmischbrot	210	0,879	0	0	★	★	0,18	0,20	0,08	0,09	1,0	1,14	0,12	0,14	0	0
Roggenschrot- und Vollkornbrot	193	0,808	80	0,10	1,2	1,49	0,18	0,22	0,15	0,19	0,6	0,74	0,30	0,37	7	8,7
Weizenbrot	238	0,995	★	★	0,6	0,60	0,09	0,09	0,06	0,06	1,0	1,01	0,02	0,02	0	0
Weizenmischbrot	225	0,933	0	0	★	★	0,14	0,15	0,07	0,08	1,2	1,29	0,09	0,10	0	0
Weizenschrot- und Vollkornbrot	199	0,825	★	★	0,3	0,36	0,23	0,28	0,15	0,18	2,5	3,03	0,24	0,29	0	0
Weizenbrötchen	272	1,138	0	0	★	★	0,10	0,09	0,03	0,03	1,0	0,88	0,04	0,04	0	0
Weizentoastbrot	257	1,075	★	★	★	★	0,08	0,07	0,05	0,05	1,0	0,93	0,11	0,10	0	0
Knäckebrot	318	1,927	0	0	4,0	2,1	0,20	0,10	0,18	0,09	1,1	0,57	0,30	0,16	0	0
Pumpernickel	182	0,761	★	★	★	★	0,05	0,07	0,08	0,11	1,2	1,58	0,10	0,13	0	0
Steinmetzbrot	203	0,851	5	0,01	0,8	0,9	0,20	0,24	0,08	0,09	3,5	4,11	0,30	0,35	0	0
FEIN- UND DAUERBACKWAREN																
Mandelmakronen	376	1,572	4	<0,01	★	★	0,08	0,05	0,39	0,25	1,3	0,83	0,03	0,02	★	★
Salzstangen, Salzbrezeln	389	1,626	★	★	★	★	0,01	0,01	0,04	0,02	0,7	0,04	★	★	0	0
FRÜHSTÜCKSFLOCKEN																
Kleieflocken, gezuckert	247	1,033	1,4 mg	1,36	★	★	1,16	1,12	1,00	0,97	7,0	6,78	★	★	★	★
Corn-Flakes	352	1,473	28,3	0,02	0,18	0,12	0,06	0,04	★	★	1,4	0,95	+	+	★	★
Müsli-Mischung, Trockenprodukt	394	1,647	27	0,2	★	★	0,25	0,15	0,15	0,09	★	★	0,17	0,10	+	+
Früchte-Müsli, ohne Zucker	363	1,519	38	0,03	1,2	0,79	0,53	0,35	0,12	0,08	0,12	0,08	0,22	0,14	+	+
Schokomüsli	399	1,669	26	0,02	2,3	1,38	0,41	0,25	0,14	0,08	0,12	0,07	0,12	0,07	+	+
TEIGWAREN																
Eier-Teigwaren (Nudeln), roh	347	1,452	60	0,04	★	★	0,20	0,14	0,10	0,07	2,0	1,38	0,06	0,04	0	0
VERSCHIEDENES																
Bierhefe (getrocknet)	229	0,958	+	+	★	★	14,00	14,61	4,00	4,18	4,0	4,18	4,4	4,59	+	+
Bäckerhefe	96	0,403	+	+	★	★	1,30	3,22	2,00	4,96	17,4	43,18	0,81	2,01	+	+

HÜLSENFRÜCHTE, SAMEN UND NÜSSE

LEBENSMITTEL (verzehrbarer Anteil)	kcal/100 g	MJ/100 g	A Gehalt µg/100 g	Dichte mg/MJ	E Gehalt mg/100 g	Dichte mg/MJ	B₁ Gehalt mg/100 g	Dichte mg/MJ	B₂ Gehalt mg/100 g	Dichte mg/MJ	Niacin Gehalt mg/100 g	Dichte mg/MJ	B₆ Gehalt mg/100 g	Dichte mg/MJ	C Gehalt mg/100 g	Dichte mg/MJ
HÜLSENFRÜCHTE																
Alfalfa-Luzerne, Sprossen, frisch	34	0,141	0	0	★	★	0,08	0,57	0,13	0,92	★	★	0,03	0,21	8	56,7
Bohnen, weiß	294	1,228	67	0,05	0,2	0,16	0,50	0,41	0,20	0,16	2,1	1,71	0,41	0,33	2	1,6
Bohnensprossen, frisch	37	0,154	0	0	★	★	0,15	0,97	0,07	0,45	★	★	0,10	0,65	20	129,9
Erbsen	272	1,138	13	0,01	★	★	0,76	0,67	0,27	0,24	2,8	2,46	0,12	0,11	1	0,9
Kichererbsen	275	1,151	30	0,03	★	★	0,50	0,43	0,20	0,17	1,5	1,30	0,54	0,47	4	3,5
Kichererbsensprossen, frisch	153	0,642	20	0,03	★	★	0,23	0,36	0,15	0,23	★	★	0,27	0,42	10	15,6
Limabohne	286	1,196	★	★	★	★	0,45	0,38	0,13	0,11	2,5	2,09	★	★	0	0
Linsen	310	1,296	17	0,01	★	★	0,45	0,35	0,26	0,20	2,2	1,70	0,60	0,46	★	★

Werte stellen das Mittel handelsüblicher Produkte dar. Sie wurden teils analytisch, teils durch Berechnung ermittelt.   + = in Spuren,   ★ = keine Daten,   0 = praktisch nicht vorhanden

LEBENSMITTEL (verzehrbarer Anteil)	Brennwert kcal/100 g	Brennwert MJ/100 g	A (Ret.-Ä.) Gehalt µg/100 g	A Dichte mg/MJ	E (Toc.-Ä.) Gehalt mg/100 g	E Dichte mg/MJ	B₁ (Thiamin) Gehalt mg/100 g	B₁ Dichte mg/MJ	B₂ (Riboflavin) Gehalt mg/100 g	B₂ Dichte mg/MJ	Niacin Gehalt mg/100 g	Niacin Dichte mg/MJ	B₆ (Pyridoxin) Gehalt mg/100 g	B₆ Dichte mg/MJ	C (Ascorbinsäure) Gehalt mg/100 g	C Dichte mg/MJ
Sojabohnen	322	1,347	63	0,05	1,5	1,11	1,00	0,74	0,50	0,37	2,5	1,86	1,0	0,74	0	0
Sojafleisch, trocken	249	1,043	6	0,01	13,0	12,5	1,10	1,05	0,30	0,29	2,5	2,40	★	★	0	0
Sojakäse (Tofu)	82	0,343	★	★	★	★	0,08	0,23	0,05	0,15	0,2	0,58	0,05	0,15	0	0
Sojamehl, vollfett	347	1,452	14	0,01	1,5	1,03	0,77	0,53	0,28	0,19	2,2	1,52	0,51	0,35	0	0
Sojamilch	36	0,151	★	★	★	★	0,08	0,53	0,03	0,20	0,2	1,32	★	★	0	0
Sojasprossen, frisch	49	0,206	4	0,02	0,1	0,5	0,20	0,97	0,12	0,58	1,2	5,83	★	★	7	34,0
Sojawurst	313	1,311	51	0,04	4,6	3,5	0,06	0,05	0,30	0,23	1,1	0,84	★	★	3	2,3
SAMEN UND NÜSSE																
Cashew-Nuß	569	2,380	30	0,01	1,6	0,7	0,63	0,26	0,25	0,11	1,8	0,76	★	★	★	★
Erdnuß	571	2,380	+	+	10,3	4,3	0,90	0,38	0,15	0,06	15,3	6,40	0,44	0,18	0	0
geröstet	586	2,450	+	+	10,0	4,1	0,25	0,10	0,14	0,06	14,3	5,84	0,44	0,18	0	0
Erdnußbutter	630	2,636	★	★	8,6	3,3	0,13	0,05	0,13	0,05	15,0	5,69	★	★	★	★
Haselnuß	643	2,692	4	<0,01	26,6	9,9	0,40	0,15	0,20	0,08	1,4	0,52	0,31	0,12	3	1,1
Kastanie, Marone	196	0,818	4	<0,01	2,3	2,8	0,23	0,28	0,22	0,27	0,9	1,10	0,35	0,43	27	33,0
Kokosnuß, reif	342	1,431	★	★	0,8	0,6	0,05	0,03	0,02	0,02	0,4	0,28	0,06	0,04	2	1,4
Kokosraspel	606	2,536	★	★	0,06	<0,1	0,04	0,02	0,60	0,24	★	★	★	★	★	★
Leinsamen, ungeschält	375	1,569	★	★	57,0	36,3	0,17	0,11	0,16	0,10	1,4	0,89	★	★	★	★
Macadamianuß	686	2,870	★	★	★	★	0,28	0,10	0,12	0,04	1,5	0,52	★	★	★	★
Mandel	576	2,410	23	0,01	25,2	10,5	0,22	0,09	0,60	0,25	4,1	1,70	0,16	0,07	0	0
Mohnsamen	481	2,012	★	★	4,0	2,0	0,86	0,43	0,17	0,08	1,0	0,48	0,44	0,22	★	★
Pecannuß	702	2,937	13,3	<0,01	3,1	1,1	0,86	0,29	0,13	0,04	2,0	0,68	★	★	★	★
Paranuß	668	2,796	3	<0,01	9,3	3,3	1,00	0,36	0,04	0,01	0,2	0,07	0,11	0,04	2	0,7
Pinienkerne	674	2,820	8	<0,01	★	★	1,30	0,46	0,23	0,08	4,5	1,60	★	★	★	★
Pistazienkerne	598	2,500	70	0,03	★	★	0,65	0,26	0,20	0,08	1,5	0,60	★	★	7	2,8
Sesam-Samen	570	2,385	6	<0,01	5,7	2,4	1,00	0,42	0,25	0,10	5,0	2,10	★	★	★	★
Sonnenblumenkerne, geschält	580	2,427	★	★	21,8	9,0	1,90	0,78	0,14	0,06	4,1	1,69	0,6	0,25	★	★
Walnuß	666	2,788	10	<0,01	12,3	4,4	0,35	0,13	0,10	0,04	1,0	0,36	0,87	0,31	3	1,1

GEMÜSE UND GEMÜSEPRODUKTE

LEBENSMITTEL (verzehrbarer Anteil)	Brennwert kcal/100 g	Brennwert MJ/100 g	A (Ret.-Ä.) Gehalt µg/100 g	A Dichte mg/MJ	E (Toc.-Ä.) Gehalt mg/100 g	E Dichte mg/MJ	B₁ (Thiamin) Gehalt mg/100 g	B₁ Dichte mg/MJ	B₂ (Riboflavin) Gehalt mg/100 g	B₂ Dichte mg/MJ	Niacin Gehalt mg/100 g	Niacin Dichte mg/MJ	B₆ (Pyridoxin) Gehalt mg/100 g	B₆ Dichte mg/MJ	C (Ascorbinsäure) Gehalt mg/100 g	C Dichte mg/MJ
Artischocke, roh	22	0,091	4	0,04	0,2	2,2	0,14	1,54	0,01	0,11	0,9	9,89	★	★	8	87,9
Aubergine	17	0,072	7,2	0,10	0,03	0,4	0,04	0,56	0,04	0,56	0,6	8,33	0,08	1,11	5	69,4
Bambussprossen, roh	17	0,072	2	0,03	★	★	0,13	1,81	0,08	1,11	0,6	8,33	★	★	6	83,3
Blattsellerie, roh	23	0,098	★	★	★	★	0,03	0,31	0,04	0,41	0,3	3,06	★	★	7	71,4
Bleichsellerie (Stauden-), roh	15	0,064	483	7,55	★	★	0,05	0,78	0,08	1,25	0,6	9,38	0,09	1,41	7	109,4
Blumenkohl, roh	22	0,092	2,1	0,02	0,1	1,1	0,10	1,09	0,11	1,20	0,6	6,52	0,20	2,17	69	750,0
tiefgefroren	22	0,093	14	0,15	★	★	0,06	0,65	0,06	0,65	0,6	6,45	★	★	46	494,6
Bohnen, grün, roh	32	0,136	60	0,44	0,1	0,7	0,08	0,59	0,11	0,81	0,6	3,68	0,28	2,06	19	139,7
in Dosen, Gesamtinhalt	22	0,092	33	0,36	0,05	0,5	0,07	0,76	0,04	0,43	0,3	3,26	0,03	0,33	4	43,5

V

Werte stellen das Mittel handelsüblicher Produkte dar. Sie wurden teils analytisch, teils durch Berechnung ermittelt.   + = in Spuren,   ★ = keine Daten,   0 = praktisch nicht vorhanden

Vitamingehalt und Vitamindichte ausgewählter Lebensmittel

LEBENSMITTEL (verzehrbarer Anteil)	Brennwert kcal/100 g	MJ/100 g	A (Ret.-Ä.) Gehalt µg/100 g	Dichte mg/MJ	E (Toc.-Ä.) Gehalt mg/100 g	Dichte mg/MJ	B$_1$ (Thiamin) Gehalt mg/100 g	Dichte mg/MJ	B$_2$ (Riboflavin) Gehalt mg/100 g	Dichte mg/MJ	Niacin Gehalt mg/100 g	Dichte mg/MJ	B$_6$ (Pyridoxin) Gehalt mg/100 g	Dichte mg/MJ	C (Ascorbinsäure) Gehalt mg/100 g	Dichte mg/MJ
Brennessel	12	0,050	800	16,00	*	*	*	*	*	*	*	*	*	*	200	4000,0
Broccoli, roh	26	0,108	143	1,32	0,5	4,6	0,10	0,93	0,20	1,85	1,1	10,19	0,17	1,57	110	1018,5
Brunnenkresse, roh	18	0,077	691	8,97	*	*	0,09	1,17	0,20	2,60	0,7	9,09	*	*	51	662,3
Chicorée, roh	16	0,068	572	8,41	*	*	0,05	0,74	0,03	0,44	0,2	2,94	0,05	0,74	10	147,1
Chinakohl, roh	13	0,054	71	1,31	*	*	0,03	0,56	0,04	0,74	0,4	7,41	0,12	2,22	26	481,5
Endivien, roh	10	0,041	280	6,83	*	*	0,06	1,46	0,10	2,44	0,4	9,76	*	*	10	243,9
Erbsen, grün, roh	69	0,290	50	0,17	*	*	0,32	1,10	0,15	0,52	2,5	8,62	*	*	25	86,2
in Dosen, Gesamtinhalt	56	0,233	43	0,18	*	*	0,10	0,43	0,06	0,26	0,9	3,86	0,05	0,21	9	38,6
Feldsalat, roh	14	0,057	650	11,40	0,6	10,5	0,07	1,23	0,08	1,40	0,4	7,02	0,25	4,39	35	614,0
Fenchel, roh	24	0,098	783	7,99	*	*	0,23	2,35	0,11	1,12	0,2	2,04	0,10	1,02	93	949,0
Gartenkresse, roh	33	0,138	365	2,64	0,7	5,1	0,15	1,09	0,19	1,38	1,8	13,04	0,30	2,17	69	500,0
Grüner Pfeffer, roh	16	0,067	200	2,99	0,8	11,9	0,01	0,15	0,03	0,45	0,7	10,45	*	*	100	1492,5
Grünkohl (Braunkohl), roh	37	0,153	861	5,63	1,7	11,1	0,10	0,65	0,20	1,31	2,1	13,73	0,25	1,63	105	686,3
Gurken, roh	12	0,051	65	1,27	0,1	2,0	0,02	0,39	0,03	0,59	0,2	3,92	0,04	0,78	8	156,9
Salz-Dill-Gurken	25	0,104	*	*	*	*	0,01	0,10	0,02	0,19	*	*	*	*	2	19,2
Kartoffeln, roh	70	0,292	1	+	0,1	0,3	0,10	0,34	0,05	0,17	1,2	4,11	0,30	1,03	17	58,2
Chips	536	2,254	10	+	*	*	0,22	0,10	0,10	0,04	3,4	1,51	*	*	8	3,5
gekocht (mit Schale)	70	0,292	2	0,01	*	*	0,10	0,34	0,05	0,17	1,0	3,42	0,20	0,68	14	47,9
Knoblauch, roh	135	0,566	*	*	0,01	+	0,20	0,35	0,08	0,14	0,6	1,06	*	*	14	24,7
Knollensellerie, roh	18	0,077	3	0,04	0,5	6,5	0,05	0,52	0,07	0,91	0,9	11,69	0,20	2,60	8	103,9
Kohlrabi, roh	24	0,102	33	0,32	*	*	0,05	0,49	0,05	0,49	1,0	9,80	0,07	0,69	63	617,6
Kohlrübe, roh	35	0,146	17	0,12	*	*	0,07	0,48	0,07	0,48	0,9	6,16	0,20	1,37	33	226,0
Kopfsalat, roh	16	0,065	240	3,69	0,6	9,2	0,06	0,92	0,08	1,23	0,3	4,62	0,06	0,92	13	200,0
Kürbis, roh	26	0,107	127	1,19	1,1	10,3	0,05	0,47	0,07	0,65	0,5	4,67	0,10	0,93	12	112,1
Löwenzahnblätter, roh	52	0,218	1300	5,96	2,5	11,5	0,20	0,92	0,17	0,78	0,8	3,67	*	*	33	151,4
Mangold, roh	14	0,058	588	10,14	*	*	0,09	1,55	0,16	2,76	0,6	10,34	*	*	39	672,4
Meerrettich, roh	63	0,263	4	0,02	*	*	0,14	0,53	0,11	0,42	0,6	2,28	0,20	0,76	114	433,5
Möhren (Karotten), roh	28	0,117	1600	13,68	0,6	5,1	0,07	0,60	0,05	0,43	0,6	5,13	0,30	2,56	7	59,8
in Dosen, Gesamtinhalt	20	0,084	*	*	*	*	0,02	0,24	0,02	0,24	0,3	3,57	0,02	0,24	3	35,7
Paprikafrüchte, roh	20	0,084	180	2,14	2,5	29,8	0,07	0,83	0,05	0,60	0,4	4,76	0,27	3,21	140	1666,7
Pastinake, roh	22	0,092	4	0,04	1	10,9	0,08	0,87	0,13	1,41	0,9	9,78	0,10	1,09	18	195,7
Petersilienblatt, roh	50	0,211	+	+	3,7	17,5	0,14	0,66	0,30	1,42	1,4	6,64	0,20	0,95	166	786,7
Petersilienwurzel, roh	40	0,168	5	0,03	*	*	0,10	0,60	0,10	0,60	2,0	11,90	0,23	1,37	41	244,0
Porree (Lauch), Blätter, roh	25	0,104	167	1,61	0,5	4,8	0,09	0,87	0,07	0,67	0,5	4,81	0,26	2,50	26	250,0
Knolle, roh	26	0,110	*	*	2	18,2	0,10	0,91	0,06	0,55	0,5	4,55	0,25	2,27	30	272,7
Portulak, roh	26	0,108	177	1,64	*	*	0,03	0,28	0,10	0,93	0,5	4,63	0,15	1,39	22	203,7
Radieschen, roh	14	0,057	4	0,07	*	*	0,04	0,70	0,04	0,70	0,2	3,51	0,06	1,05	27	473,7
Rettich, roh	14	0,057	2	0,04	*	*	0,03	0,53	0,03	0,53	0,4	7,02	0,06	1,05	29	508,8

Werte stellen das Mittel handelsüblicher Produkte dar. Sie wurden teils analytisch, teils durch Berechnung ermittelt.   + = in Spuren,   * = keine Daten

LEBENSMITTEL (verzehrbarer Anteil)	Brennwert		A (Ret.-Ä.)		E (Toc.-Ä.)		B₁ (Thiamin)		B₂ (Riboflavin)		Niacin		B₆ (Pyridoxin)		C (Ascorbinsäure)	
	kcal/ 100 g	MJ/ 100 g	Gehalt µg/ 100 g	Dichte mg/ MJ	Gehalt mg/ 100 g	Dichte mg/ MJ	Gehalt mg/ 100 g	Dichte mg/ MJ	Gehalt mg/ 100 g	Dichte mg/ MJ	Gehalt mg/ 100 g	Dichte mg/ MJ	Gehalt mg/ 100 g	Dichte mg/ MJ	Gehalt mg/ 100 g	Dichte mg/ MJ
Rhabarber, roh	13	0,055	12	0,22	0,2	3,6	0,02	0,36	0,03	0,55	0,2	3,64	0,04	0,73	10	181,8
Rosenkohl, roh	37	0,156	75	0,48	0,6	3,8	0,10	0,64	0,16	1,03	0,7	4,49	0,30	1,92	112	717,9
Rote Rübe (Bete), roh	42	0,175	2	0,01	0,05	0,3	0,03	0,17	0,04	0,23	0,2	1,14	0,05	0,29	10	57,1
Rotkohl, roh	21	0,086	2,5	0,03	1,7	19,8	0,07	0,81	0,05	0,58	0,4	4,65	0,15	1,74	50	581,4
Sauerampfer, roh	21	0,087	583	6,70	★	★	★	★	★	★	★	★	★	★	47	540,2
Sauerkraut, roh, abgetropft	17	0,070	3	0,04	★	★	0,03	0,43	0,05	0,71	0,2	2,86	0,20	2,86	20	285,7
Schnittlauch, roh	27	0,113	50	0,44	★	★	0,14	1,24	0,15	1,33	0,6	5,31	★	★	47	415,9
Schwarzwurzel, roh	16	0,067	3	0,04	6	89,6	0,11	1,64	0,03	0,45	0,3	4,48	★	★	4	59,7
Spargel, roh	18	0,075	87	1,16	2,1	28,0	0,11	1,47	0,11	1,47	1,0	13,33	0,06	0,80	20	266,7
in Dosen, Gesamtinhalt	13	0,056	50	0,89	★	★	0,06	1,07	0,08	1,43	0,8	14,29	0,03	0,54	15	267,9
Spinat, roh	15	0,064	781	12,20	1,4	21,9	0,10	1,56	0,20	3,13	0,6	9,38	0,20	3,13	51	796,9
Saft	9	0,036	★	★	★	★	0,01	0,28	0,08	2,22	0,2	5,56	★	★	29	805,6
tiefgefroren	15	0,061	500	8,20	★	★	0,09	1,48	0,16	2,62	0,5	8,20	★	★	29	475,4
Süßkartoffel (Batate), roh	96	0,401	1000	2,49	★	★	0,06	0,15	0,05	0,12	0,6	1,50	0,30	0,75	30	74,8
Tomaten, roh	17	0,073	84	1,15	0,8	11,0	0,06	0,82	0,04	0,55	0,5	6,85	0,10	1,37	25	342,5
in Dosen	19	0,078	102	1,31	★	★	0,06	0,77	0,03	0,38	0,7	8,97	★	★	17	217,9
Mark, gesalzen	39	0,162	207	1,28	★	★	0,09	0,56	0,06	0,37	1,5	9,26	★	★	9	55,6
Saft	17	0,072	90	1,25	★	★	0,05	0,69	0,04	0,56	0,7	9,72	0,10	1,39	17	236,1
Topinambur	30	0,127	2	0,02	★	★	0,20	1,57	0,06	0,47	1,3	10,24	★	★	4	31,5
Wegerich, roh	119	0,498	60	0,12	★	★	0,05	0,10	0,05	0,10	0,7	1,41	★	★	20	40,2
Weiße Rübe, roh	25	0,104	12	0,12	0	0,0	0,04	0,38	0,05	0,48	0,6	5,77	0,08	0,77	20	192,3
Weißkohl, roh	24	0,102	12	0,12	1,7	16,7	0,05	0,49	0,05	0,49	0,3	2,94	0,10	0,98	47	460,8
Wirsing, roh	25	0,105	6,5	0,06	2,5	23,8	0,05	0,48	0,07	0,67	0,5	4,76	0,20	1,90	50	476,2
Zucchini, roh	19	0,079	31	0,39	★	★	0,20	2,53	0,09	1,14	0,4	5,06	0,10	1,27	16	202,5
Zuckermais, roh	86	0,361	8	0,02	0,1	0,3	0,15	0,42	0,12	0,33	1,7	4,71	0,20	0,55	12	33,2
in Dosen	110	0,461	★	★	0,1	0,2	★	★	★	★	★	★	★	★	★	★
Zwiebel, roh	28	0,118	1,2	0,01	0,1	0,8	0,03	0,25	0,03	0,25	0,2	1,69	0,13	1,10	10	84,7
getrocknet	198	0,828	43	0,05	★	★	0,26	0,31	0,18	0,22	1,1	1,33	0,50	0,60	42	50,7
PILZE																
Austernpilz	11	0,044	★	★	★	★	0,20	4,55	0,30	6,82	10,0	227,3	0,09	2,0	1	22,7
Birkenpilz	18	0,074	★	★	★	★	0,10	1,35	0,44	5,95	4,9	66,22	★	★	7	94,6
Champignon (Zucht-)	17	0,07	1,7	24	0,3	4	0,10	1,43	0,45	6,43	4,7	67,1	0,06	0,86	4	57,1
Morchel (Speise-)	12	0,048	★	★	0,6	13	0,13	2,71	0,06	1,25	★	★	★	★	5	104,2
Pfifferling	12	0,049	217	4,43	0,1	2	0,02	0,41	0,23	4,69	6,5	132,7	★	★	6	122,4
Steinpilz	17	0,07	★	★	0,6	9	0,03	0,43	0,37	5,29	4,9	70,0	★	★	3	42,9

V

Werte stellen das Mittel handelsüblicher Produkte dar. Sie wurden teils analytisch, teils durch Berechnung ermittelt.   + = in Spuren,   ★ = keine Daten,   0 = praktisch nicht vorhanden

Vitamingehalt und Vitamindichte ausgewählter Lebensmittel

LEBENSMITTEL (verzehrbarer Anteil)	Brennwert		A (Ret.-Ä.)		E (Toc.-Ä.)		B₁ (Thiamin)		B₂ (Riboflavin)		Niacin		B₆ (Pyridoxin)		C (Ascorbinsäure)	
	kcal/100 g	MJ/100 g	Gehalt µg/100 g	Dichte mg/MJ	Gehalt mg/100 g	Dichte mg/MJ	Gehalt mg/100 g	Dichte mg/MJ	Gehalt mg/100 g	Dichte mg/MJ	Gehalt mg/100 g	Dichte mg/MJ	Gehalt mg/100 g	Dichte mg/MJ	Gehalt mg/100 g	Dichte mg/MJ
OBST UND OBSTPRODUKTE																
Acerola, roh	16	0,066	28	0,42	★	★	0,02	0,30	0,06	0,91	0,4	6,06	0,10	1,52	1700	25757,6
Saft	22	0,092	★	★	★	★	0,02	0,22	0,06	0,65	0,4	4,35	★	★	1000	10869,6
Ananas, roh	55	0,231	3	0,01	0,1	0,4	0,08	0,35	0,03	0,13	0,2	0,87	0,08	0,35	20	86,6
in Dosen, Gesamtinhalt	86	0,361	7	0,02	★	★	0,08	0,22	0,02	0,06	0,2	0,55	0,07	0,19	7	19,4
Saft	53	0,220	8	0,04	★	★	0,05	0,23	0,02	0,09	0,2	0,91	★	★	9	40,9
Apfel, ungeschält, roh	50	0,208	4	0,02	0,5	2,4	0,04	0,19	0,03	0,14	0,3	1,44	0,1	0,48	12	57,7
getrocknet (geschwefelt)	255	1,067	★	★	★	★	0,10	0,09	0,11	0,10	0,8	0,75	★	★	11	10,3
Mus	79	0,328	6	0,02	★	★	0,01	0,03	0,02	0,06	0,1	0,30	0,06	0,18	2	6,1
Saft	57	0,208	7	0,03	★	★	0,02	0,10	0,03	0,14	0,3	1,44	0,05	0,24	1	4,8
Apfelsine, roh	42	0,177	11	0,06	0,3	1,7	0,09	0,51	0,04	0,23	0,4	2,26	0,1	0,56	5	28,2
Saft, frisch gepreßt	46	0,192	12	0,06	★	★	0,10	0,52	0,03	0,16	0,4	2,08	0,05	0,26	52	270,8
Saft-Konzentrat	212	0,885	72	0,08	★	★	0,40	0,45	0,10	0,11	1,7	1,92	★	★	237	267,8
Saft, ungesüßte Handelsware	44	0,185	12	0,06	★	★	0,08	0,43	0,02	0,11	0,3	1,62	0,03	0,16	42	227,0
Aprikosen, roh	43	0,180	265	1,47	0,5	2,8	0,04	0,22	0,05	0,28	0,7	3,89	0,07	0,39	10	55,6
getrocknet	240	1,003	5790	5,77	★	★	0,01	0,01	0,11	0,11	3,3	3,29	0,17	0,17	12	12,0
in Dosen, Gesamtinhalt	71	0,298	123	0,41	★	★	0,02	0,07	0,02	0,07	0,5	1,68	0,05	0,17	4	13,4
Nektar, ca. 40% Fruchtanteil	60	0,250	105	0,42	★	★	0,01	0,04	0,01	0,04	0,2	0,80	★	★	3	12,0
Avocado, roh	221	0,923	12	0,01	1,3	1,4	0,08	0,09	0,15	0,16	1,1	1,19	0,5	0,54	13	14,1
Banane, roh	94	0,392	8	0,02	0,3	0,8	0,05	0,13	0,06	0,15	0,7	1,79	0,37	0,94	11	28,1
getrocknet	326	1,362	13	0,01	★	★	0,20	0,15	0,20	0,15	2,8	2,06	★	★	7	5,1
Birne, roh	55	0,231	3	0,01	0,4	1,7	0,03	0,13	0,04	0,17	0,2	0,87	0,02	0,09	5	21,6
getrocknet	213	0,890	21	0,02	★	★	0,01	0,01	0,18	0,20	0,6	0,67	★	★	7	7,9
in Dosen, Gesamtinhalt	76	0,319	2	0,01	★	★	0,01	0,03	0,02	0,06	0,1	0,31	0,01	0,03	2	6,3
Nektar, 40% Fruchtanteil	55	0,228	+	+	★	★	+	+	0,02	0,09	+	+	★	★	+	+
Brombeere, roh	44	0,183	45	0,25	0,7	3,8	0,03	0,16	0,04	0,22	0,4	2,19	0,05	0,27	17	92,9
Saft	38	0,158	★	★	★	★	0,02	0,13	0,03	0,19	0,3	1,90	★	★	10	63,3
Cherimoya (Anone)	63	0,264	0	0,00	★	★	0,09	0,34	0,11	0,42	1	3,79	★	★	25	94,7
Dattel, getrocknet	277	1,160	25	0,02	★	★	0,04	0,03	0,09	0,08	2	1,72	0,1	0,09	2	1,7
Ebereschenfrucht, süß	85	0,356	408	1,15	★	★	★	★	★	★	★	★	★	★	98	275,3
Erdbeere, roh	32	0,134	3	0,02	0,1	0,7	0,03	0,22	0,06	0,45	0,6	4,48	0,06	0,45	62	462,7
in Dosen	77	0,320	★	★	★	★	0,01	0,03	0,03	0,09	0,3	0,94	0,03	0,09	30	93,8
tiefgefroren	33	0,137	13	0,09	0,2	1,5	0,03	0,22	0,06	0,44	0,6	4,38	★	★	60	438,0
Feige, roh	60	0,253	8	0,03	★	★	0,06	0,24	0,05	0,20	0,4	1,58	0,1	0,40	3	11,9
getrocknet	247	1,032	8	0,01	★	★	0,11	0,11	0,10	0,10	1	0,97	0,12	0,12	2	1,9
Granatapfelsaft, roh, frisch	69	0,290	0	0,00	★	★	0,02	0,07	0,03	0,10	0,2	0,69	★	★	8	27,6

Werte stellen das Mittel handelsüblicher Produkte dar. Sie wurden teils analytisch, teils durch Berechnung ermittelt.   + = in Spuren,   ★ = keine Daten,   0 = praktisch nicht vorhanden

LEBENSMITTEL (verzehrbarer Anteil)	Brennwert kcal/100 g	Brennwert MJ/100 g	A (Ret.-Ä.) Gehalt µg/100 g	A (Ret.-Ä.) Dichte mg/MJ	E (Toc.-Ä.) Gehalt mg/100 g	E (Toc.-Ä.) Dichte mg/MJ	B_1 (Thiamin) Gehalt mg/100 g	B_1 (Thiamin) Dichte mg/MJ	B_2 (Riboflavin) Gehalt mg/100 g	B_2 (Riboflavin) Dichte mg/MJ	Niacin Gehalt mg/100 g	Niacin Dichte mg/MJ	B_6 (Pyridoxin) Gehalt mg/100 g	B_6 (Pyridoxin) Dichte mg/MJ	C (Ascorbinsäure) Gehalt mg/100 g	C (Ascorbinsäure) Dichte mg/MJ
Grapefruit, roh	45	0,187	34	0,18	0,3	1,6	0,05	0,27	0,03	0,16	0,2	1,07	0,03	0,16	44	235,3
Saft	36	0,152	+	+	★	★	0,04	0,26	0,02	0,13	0,2	1,32	0,01	0,07	40	263,2
Guavas in Dosen, mit Sirup	65	0,273	0	0	★	★	0,04	0,15	0,03	0,11	0,9	3,30	★	★	180	659,3
Hagebutten, roh	89	0,370	800	2,16	4,2	11,4	0,06	0,16	0,07	0,19	0,5	1,35	0,05	0,14	1250	3378,4
Heidelbeeren, roh	37	0,154	6	0,04	2,1	13,6	0,02	0,13	0,02	0,13	0,4	2,60	0,06	0,39	22	142,9
in Dosen, ungesüßt, Gesamtinhalt	24	0,098	4	0,04	★	★	0,01	0,10	0,01	0,10	0,2	2,04	★	★	12	122,4
in Dosen, gesüßt, Gesamtinhalt	81	0,337	+	+	★	★	0,03	0,09	0,04	0,12	0,4	1,19	★	★	8	23,7
Kulturheidelbeeren	83	0,349	10	0,03	★	★	0,03	0,09	0,06	0,17	0,5	1,43	★	★	14	40,1
Kulturheidelbeeren, tiefgefroren	83	0,349	18	0,05	★	★	0,03	0,09	0,06	0,17	0,5	1,43	★	★	7	20,1
Himbeeren, roh	33	0,140	4	0,03	0,09	6,4	0,03	0,21	0,07	0,50	0,3	2,14	0,08	0,57	25	178,6
in Dosen, gesüßt	86	0,361	★	★	★	★	0,01	0,03	0,04	0,17	0,3	0,83	0,04	0,11	5	13,9
in Dosen, ungesüßt	26	0,108	5	0,05	★	★	0,01	0,09	0,04	0,37	0,5	4,63	★	★	9	83,3
Saft, frisch gepreßt	28	0,118	7	0,06	★	★	0,03	0,25	★	★	★	★	★	★	25	211,9
Holunderbeeren, schwarz, roh	54	0,228	60	0,26	★	★	0,07	0,31	0,07	0,31	1,5	6,58	0,25	1,10	18	78,9
Saft	38	0,160	★	★	★	★	0,03	0,19	0,06	0,38	0,4	2,50	0,09	0,56	26	162,5
Honigmelone, roh – Fruchtfleisch	54	0,228	783	3,43	0,1	0,4	0,06	0,26	0,02	0,09	0,6	2,63	★	★	32	140,4
Johannisbeeren, rot	33	0,138	4	0,03	0,7	5,1	0,04	0,29	0,03	0,22	0,2	1,45	0,05	0,36	36	260,9
schwarz	39	0,164	13	0,08	1,9	11,6	0,05	0,30	0,05	0,30	0,3	1,83	0,08	0,49	189	1152,4
weiß	30	0,127	0	0,00	★	★	0,08	0,63	0,02	0,16	0,2	1,57	★	★	35	275,6
Nektar, rot	61	0,224	4	0,02	★	★	+	+	+	+	★	★	★	★	6	26,8
Nektar, schwarz	64	0,236	4	0,02	★	★	+	+	+	+	+	+	★	★	30	127,1
Kaki, roh	72	0,301	286	0,88	★	★	0,02	0,07	0,02	0,07	0,3	1,00	★	★	16	53,2
Kaktusfeigen, roh	38	0,159	9	0,06	★	★	0,01	0,06	0,03	0,19	0,4	2,52	★	★	25	157,2
Kirschen, süß, roh	63	0,262	6	0,02	0,1	0,4	0,04	0,15	0,04	0,15	0,3	1,15	0,05	0,19	15	57,3
sauer, roh	53	0,222	50	0,23	0,1	0,5	0,05	0,23	0,06	0,27	0,4	1,80	★	★	12	54,1
im Glas	83	0,347	70	0,20	★	★	0,03	0,09	0,02	0,06	0,2	0,58	0,01	0,03	4	11,5
Kiwi, roh	50	0,209	★	★	★	★	0,02	0,10	0,05	0,24	0,4	1,91	★	★	71	339,7
Korinthen, schwarz u. rot, getrocknet	259	1,084	★	★	★	★	0,03	0,03	0,08	0,07	0,5	0,46	★	★	0	0,0
Litschi, roh	75	0,315	0	0,00	★	★	0,03	0,10	0,05	0,16	0,8	2,54	★	★	35	111,1
Loganbeere, roh, ganze Frucht	20	0,082	13	0,16	0,3	3,7	0,02	0,24	0,03	0,37	0,4	4,88	★	★	35	426,8
in Dosen	107	0,449	70	0,16	★	★	0,01	0,02	0,02	0,04	0,3	0,67	★	★	35	78,0
Mandarinen, roh	46	0,192	71	0,37	0,3	1,6	0,06	0,31	0,03	0,16	0,2	1,04	0,02	0,10	32	166,7
Saft	46	0,193	42	0,22	★	★	0,06	0,31	0,03	0,16	0,2	1,04	★	★	32	165,8
Saft, ungesüßte Handelsware	44	0,185	42	0,23	★	★	0,06	0,32	0,02	0,11	0,1	0,54	★	★	22	118,9
Mango, roh	59	0,245	201	0,82	1	4,1	0,05	0,20	0,04	0,16	0,7	2,86	★	★	37	151,0
in Dosen	82	0,345	★	★	★	★	0,02	0,06	0,03	0,09	0,2	0,58	★	★	10	29,0
Melone, grün, rund, roh	25	0,105	★	★	0,1	1,0	0,05	0,48	0,03	0,29	0,5	4,76	★	★	25	238,1
Mirabellen, roh	67	0,282	38	0,13	★	★	0,06	0,21	0,04	0,14	0,6	2,13	★	★	7	24,8

Werte stellen das Mittel handelsüblicher Produkte dar. Sie wurden teils analytisch, teils durch Berechnung ermittelt.

+ = in Spuren, ★ = keine Daten [a] ohne Schale und Kerne

0 = praktisch nicht vorhanden [b] mindestens 85 % der Ware sind verzehrbar

Vitamingehalt und Vitamindichte ausgewählter Lebensmittel

LEBENSMITTEL (verzehrbarer Anteil)	Brennwert		A (Ret.-Ä.)		E (Toc.-Ä.)		B₁ (Thiamin)		B₂ (Riboflavin)		Niacin		B₆ (Pyridoxin)		C (Ascorbinsäure)	
	kcal/100 g	MJ/100 g	Gehalt µg/100 g	Dichte mg/MJ	Gehalt mg/100 g	Dichte mg/MJ	Gehalt mg/100 g	Dichte mg/MJ	Gehalt mg/100 g	Dichte mg/MJ	Gehalt mg/100 g	Dichte mg/MJ	Gehalt mg/100 g	Dichte mg/MJ	Gehalt mg/100 g	Dichte mg/MJ
Nektarine, roh, ohne Stein	53	0,223	★	★	★	★	0,02	0,09	0,05	0,22	1	4,48	★	★	8	35,9
Olive, grün, mariniert	133	0,554	48	0,09	★	★	0,03	0,05	0,08	0,14	0,5	0,90	0,02	0,04	0	0
schwarz, „griechische Art"	351	1,467	★	★	★	★	★	★	★	★	★	★	★	★	★	★
Papaya, roh	13	0,055	160	2,91	★	★	0,03	0,55	0,04	0,73	0,4	7,27	★	★	80	1454,5
Passionsfrucht, roh, ohne Schale	63	0,283	108	0,41	★	★	0,02	0,08	0,10	0,38	2,1	7,98	★	★	20	76,0
Pfirsich, roh	43	0,180	15	0,08	1	5,6	0,03	0,17	0,05	0,28	0,9	5,00	0,03	0,17	10	55,6
getrocknet	244	1,020	83	0,08	★	★	0,01	0,01	0,14	0,14	3,3	3,24	0,15	0,15	17	16,7
in Dosen, Gesamtinhalt	69	0,289	29	0,10	★	★	0,01	0,03	0,02	0,07	0,6	2,08	0,02	0,07	4	13,8
Pflaumen, roh	49	0,205	65	0,32	0,8	3,9	0,07	0,34	0,04	0,20	0,4	1,95	0,05	0,24	5	24,4
getrocknet	222	0,927	23	0,02	★	★	0,15	0,16	0,12	0,13	1,7	1,83	0,15	0,16	4	4,3
in Gläsern, Gesamtinhalt	75	0,315	11	0,03	★	★	0,03	0,10	0,03	0,10	0,4	1,27	★	★	2	6,3
Preiselbeeren, roh	35	0,145	4	0,03	1	6,9	0,02	0,14	0,02	0,14	0,1	0,69	0,01	0,07	12	82,8
in Dosen, gesüßt	182	0,763	★	★	★	★	★	★	★	★	★	★	★	★	★	★
Quitten, roh	38	0,159	6	0,04	★	★	0,03	0,19	0,03	0,19	0,2	1,26	★	★	14	88,1
Reineclaude, roh	56	0,236	30	0,13	★	★	★	★	★	★	★	★	★	★	6	25,4
Rosinen, getrocknet, ohne Kerne	281	1,174	5	+	★	★	0,10	0,09	0,08	0,07	0,5	0,43	0,11	0,09	1	0,9
Sanddornbeeren, Saft	40	0,167	★	★	★	★	★	★	★	★	★	★	★	★	266	1592,8
Stachelbeeren, roh	37	0,156	18	0,12	0,6	3,8	0,02	0,13	0,02	0,13	0,3	1,92	0,02	0,13	34	217,9
in Dosen, heavy sirup	90	0,377	23	0,06	★	★	★	★	★	★	★	★	★	★	10	26,5
Sultaninen, getrocknet, ganze Frucht	266	1,113	30	0,03	0,7	0,6	0,10	0,09	0,08	0,07	0,5	0,45	★	★	0	0,0
Wassermelone, roh	37	0,156	87	0,56	★	★	0,05	0,32	0,05	0,32	0,3	1,92	0,07	0,45	6	38,5
Weintrauben, roh	68	0,282	5	0,02	0,7	2,5	0,05	0,18	0,03	0,11	0,3	1,06	0,07	0,25	4	14,2
Saft	68	0,286	★	★	★	★	0,04	0,14	0,02	0,07	0,2	0,70	0,02	0,07	1	3,5
Zitrone, roh, geschält	36	0,149	+	+	★	★	0,05	0,34	0,02	0,13	0,2	1,34	0,06	0,40	53	355,7
Saft	27	0,111	★	★	★	★	0,04	0,36	0,01	0,09	0,1	0,90	0,05	0,45	53	477,5

SÜSSWAREN UND SÜSSSPEISEN

SÜSSWAREN

LEBENSMITTEL	kcal/100 g	MJ/100 g	A Gehalt	A Dichte	E Gehalt	E Dichte	B₁ Gehalt	B₁ Dichte	B₂ Gehalt	B₂ Dichte	Niacin Gehalt	Niacin Dichte	B₆ Gehalt	B₆ Dichte	C Gehalt	C Dichte
Bienenhonig, im Durchschnitt	325	1,361	+	+	★	★	0,03	0,02	0,05	0,04	0,1	0,07	★	★	1	0,73
Brotaufstrich auf Nußbasis	529	2,213	75	0,03	★	★	0,06	0,03	0,20	0,09	★	★	★	★	7	3,2
Kakaopulver, stark entölt	272	1,142	+	+	0,9	0,8	0,40	0,35	0,40	0,35	3,0	2,63	0,10	0,09	0	0
Kokosflocken	444	1,858	0	0	★	★	0,03	0,02	+	+	0,2	0,11	★	★	1	0,54
Konfitüre, im Durchschnitt	266	1,119	★	★	★	★	+	+	+	+	0,2	0,18	★	★	2	1,8
Marzipan	435	1,895	0	0	★	★	0,08	0,04	0,45	0,24	1,5	0,79	0,06	0,03	2	1,1
Nougat	500	2,092	0	0	8,4	4,0	0,12	0,06	0,06	0,03	0,4	0,19	★	★	1	0,48
Schokolade, halbbitter	507	2,122	+	+	2,0	0,9	0,08	0,04	0,08	0,04	0,7	0,33	★	★	0	0
Vollmilchschokolade	526	2,200	+	+	1,9	0,9	0,10	0,05	0,35	0,16	0,4	0,18	★	★	+	+
mit Haselnüssen (20%)	556	2,335	+	+	7,0	3,0	0,15	0,06	0,32	0,14	0,6	0,26	★	★	1	0,43

Werte stellen das Mittel handelsüblicher Produkte dar. Sie wurden teils analytisch, teils durch Berechnung ermittelt.　　+ = in Spuren,　　★ = keine Daten　　[a] mindestens 85% der Ware sind verzehrbar

0 = praktisch nicht vorhanden

Die Mineralstoffe

Allgemeines über die Mineralstoffe

Zahlreiche Mineralstoffe sind sowohl für die Körperstruktur als auch für die Aufrechterhaltung verschiedener Körperfunktionen wichtig; daher müssen sie dem Körper mit der Nahrung zugeführt werden. Menschen und Tiere sind bei der Deckung ihres Bedarfs an Mineralstoffen auf die Pflanzen angewiesen.

Nach ihrer Konzentration im Körper (und der benötigten Menge) unterscheidet man zwischen Mengenelementen (Makroelementen) und Spurenelementen (Mikroelementen). Mengenelemente wie Natrium (Na), Kalium (K), Calcium (Ca), Phosphor (P), Magnesium (Mg) und Chlor (Cl) kommen im Körper in großen Konzentrationen vor. Sie werden in g-Mengen pro Tag benötigt und aufgenommen. Die Spurenelemente dagegen wie Eisen (Fe), Jod (J), Kobalt (Co), Kupfer (Cu), Mangan (Mn), Molybdän (Mo), Zink (Zn), Chrom (Cr) und Selen (Se) kommen im Körper in relativ geringen Konzentrationen (weniger als 50 mg/kg Trockengewicht) vor, sie werden vom Körper in µg- bis mg-Mengen benötigt.

Mineralstoffe kommen im Körper in Form geladener Teilchen (Ionen) vor. Nach ihren Funktionen im Körper können sie in folgende Gruppen eingeteilt werden:

1. Mineralstoffe, die Bestandteil von Körperstrukturen sind:
– Mineralstoffe des Stützapparates: Anders als bei weichen Geweben bestehen Knochen und Zähne hauptsächlich aus Mineralstoffen. Ihre wichtigsten Vertreter sind Calcium, Phosphor und Magnesium.
– Mineralstoffe als Bestandteil von Körpergeweben und Zellen: Sie sind am Aufbau von Wirkstoffen, Enzymen und Hormonen beteiligt oder sie werden für die Synthese von anderen Wirkstoffen, zum Beispiel Kobalt für die Bildung von Vitamin B_{12}, oder als Aktivatoren bestimmter Enzyme benötigt.
2. Mineralstoffe der Körperflüssigkeiten: Sie sind löslich, ihre wichtigsten Vertreter sind Kalium, Natrium, Chlor, Phosphor und Calcium; ihre Hauptfunktionen sind Regulierung und Erhaltung des Wasser- und Elektrolythaushalts sowie der Druckverhältnisse in den Körperzellen wie auch der Schaffung des richtigen Milieus (Puffersystem), das für viele lebenswichtige Reaktionen, zum Beispiel Leitung und Benatwortung der Reize, benötigt wird.

Im Gegensatz zu den genannten Mengenelementen sind nicht alle im Körper vorkommenden Spurenelemente essentiell. Als essentiell, da konkrete physiologische Funktionen von ihnen bekannt sind, gelten Chrom, Eisen, Fluor, Jod, Kobalt, Kupfer, Mangan, Molybdän, Selen, Vanadium und Zink. Die Funktionen von Nickel und Zinn sind nicht sicher bekannt. Die übrigen Spurenelemente sind entweder ohne physiologische Funktionen und somit als entbehrlich erwiesen, zum Beispiel Aluminium, Barium, Bor, Gold und andere, oder sie sind sogar bei hohen Aufnahmen toxisch wie Antimon, Arsen, Blei, Cadmium und Quecksilber. Im folgenden werden alle Mengenelemente außer Chlor (Cl) behandelt. Als Beispiele für die jeweils spezifische Rolle der Spurenelemente im Stoffwechsel werden Eisen (Fe), Fluor (F), Jod (J), Mangan (Mn), Kupfer (Cu) und Zink (Zn) dargestellt.

Natrium (Na)

Natrium ist an der Regulierung der Druckverhältnisse der Zellflüssigkeit (osmotischer Druck des Extrazellulärraums) beteiligt. Des weiteren spielt es eine wichtige Rolle im Säure-Basen-Haushalt. Ferner beeinflußt Natrium die Funktion der Zellmembran und ist an der Resorption von Zuckern und Aminosäuren beteiligt. Es ist bei der Muskelreizbarkeit und -kontraktion von Bedeutung und gilt als Aktivator einiger Enzyme.

Natrium wird schnell resorbiert. Seine Ausscheidung erfolgt hauptsächlich über die Niere, und von ihr wird sie reguliert.

Aufgrund der täglichen Natriumverluste über Urin, Stuhl und Haut wird der geschätzte Mindestbedarf Erwachsener an Natrium mit 0,5 g pro Tag angegeben. Bei starkem Schwitzen gehen mehr als 0,5 g Natrium je Liter Schweiß verloren, entsprechend erhöht sich der Bedarf. Auch während Schwangerschaft und Stillzeit ist der Bedarf erhöht.

Natriummangel äußert sich in Apathie und Schwäche, Übelkeit, Absinken des Blutdrucks und bei schwerem Mangel in Muskelkrämpfen. Eine übermäßige Aufnahme von Natrium ist gesundheitlich nicht unbedenklich und ist insbesondere ein Risikofaktor für Menschen mit erhöhtem Blutdruck.

Der größte Anteil an Natrium wird über die Nahrung in Form zugesetzten Kochsalzes (Natriumchlorid, NaCl) aufgenommen. Eine Kochsalzzufuhr von 5 g pro Tag wird für Erwachsene als ausreichend angesehen; derzeit beträgt jedoch der Mittelwert der tatsächlichen

43

Natrium (Na)

Zufuhr etwa 10 g pro Tag. Von einer Zufuhr über 10 g Kochsalz wird abgeraten.

Zur Orientierung: 1 g NaCl $\triangleq$ 17 mval (= mmol) Na

$$\triangleq 17 \times 23 = 391 \text{ mg Na}$$

Untersuchungen belegen den Zusammenhang zwischen Kochsalz-konsum und Bluthochdruck. So reagieren – abhängig von der geneti-schen Veranlagung – viele Menschen auf die übliche Kochsalzzufuhr mit Bluthochdruck, während umgekehrt bei vielen Hochdruckpatien-ten eine kochsalzarme Diät blutdrucksenkend wirkt.

Lebensmittel, die für eine streng natriumarme Diät geeignet sind

Als geeignet wurden solche Lebensmittel bezeichnet, durch die mit einer üblichen Portion weniger als 10% der maximal erlaubten Zufuhr von Natrium erreicht werden. Eine Zufuhr von maximal 391 mg Natrium (= 17 mmol) pro Tag wird als streng natrium-arme Diät bezeichnet.

LEBENSMITTEL (verzehrbarer Anteil)	Portion in g	mg je Portion	% der maximal erlaubten Zufuhr Männer	Frauen
FISCHE				
Brassen	100	23	6	6
Brassen	150	34,5	9	9
Renke (Felchen)	100	36	9	9
GETREIDE UND -PRODUKTE	60	grundsätzlich geeignet		
FRÜHSTÜCKSFLOCKEN				
Müslimischung, Trockenprodukt	60	9	2	2
Früchtemüsli, ohne Zucker	60	33	8	8
Schokomüsli	60	14	4	4
TEIGWAREN	60	grundsätzlich geeignet		
HÜLSENFRÜCHTE	75	grundsätzlich geeignet		
SAMEN				
Haselnuß; Paranuß	10	0,2	0,1	0,1
Walnuß	10	0,5	0,1	0,1
Erdnuß, geröstet	10	1,1	0,3	0,3
Cashew-Nuß	10	1,5	0,4	0,4
Kokosraspel	10	2,8	0,7	0,7
GEMÜSE				
Zuckermais, roh	100	+	+	+
Erbsen, grün, roh; Kürbis, roh	100	1	0,3	0,3
Bohnen, grün, roh	100	2	1	1

LEBENSMITTEL (verzehrbarer Anteil)	Portion in g	mg je Portion	% der maximal erlaubten Zufuhr Männer	Frauen
Paprikafrüchte, roh	100	2	1	1
Portulak, roh; Rhabarber, roh	100	2	1	1
Aubergine, roh; Tomaten, roh	100	3	1	1
Kartoffeln, roh	100	3	1	1
Zucchini, roh	100	3	1	1
Chicorée, roh; Feldsalat, roh	100	4	1	1
Rotkohl, roh	100	4	1	1
Sauerampfer, roh; Spargel, roh	100	4	1	1
Süßkartofel (Batate), roh	100	4	1	1
Porree (Lauch), roh	100	5	1	1
Schwarzwurzel, roh	100	5	1	1
Bambussprossen, roh	100	6	2	2
Rosenkohl, roh	100	7	2	2
Gurken, roh	100	8	2	2
Kopfsalat, roh	100	8	2	2
Pastinake, roh	100	8	2	2
Tomaten, in Dosen	100	9	2	2
Wirsing, roh; Zwiebel, roh	100	9	2	2
Kohlrübe, roh	100	10	3	3
Blumenkohl, tiefgefroren	100	13	3	3
Weißkohl, roh	100	13	3	3
Broccoli, roh	100	14	4	4
Blumenkohl, roh	100	16	4	4
Radieschen, roh	100	17	4	4
Rettich, roh	100	18	5	5
Chinakohl, roh	100	19	5	5
Kohlrabi, roh	100	32	8	8
PILZE				
Rotkappe	100	+	+	+
Birkenpilz	100	2	1	1
Morchel (Speise-)	100	2	1	1
Pfifferling	100	3	1	1
Austernpilz	100	6	2	2
Reizker; Steinpilz	100	6	2	2
Champignon (Zucht-)	100	12	3	3
OBST	100	grundsätzlich geeignet		

Lebensmittel, die für eine streng natriumarme Diät bedingt geeignet sind

Als bedingt geeignet wurden solche Lebensmittel bezeichnet, durch die mit einer üblichen Portion höchstens 20% der maximal erlaubten Zufuhr von Natrium erreicht werden. Eine Zufuhr von maximal 391 mg Natrium (= 17 mmol) pro Tag wird als streng natriumarme Diät bezeichnet.

LEBENSMITTEL (verzehrbarer Anteil)	Portion in g	mg je Portion	% der maximal erlaubten Zufuhr Männer	Frauen
EIER				
1 Hühnerei (Gew.-Kl. 6)	43	54	14	14
1 Hühnerei (Gew.-Kl. 4)	52	66	17	17
SEEFISCHE				
Heilbutt	100	67	17	17
Kabeljau	100	72	18	18
Ostseehering	100	74	19	19
SÜSSWASSERFISCHE				
Forelle	100	40	10	10
Karpfen	100	46	12	12
Barsch	100	47	12	12
Lachs	100	51	13	13
Hecht	100	63	16	16
Aal, Flußaal	100	65	17	17
Felchen (Renke)	150	54	14	14
GEFLÜGEL				
Truthahn, Brust	100	46	12	12
Truthahn, ausgewachsene Tiere	100	63	16	16
Huhn, Brust; Truthahn, Jungtiere	100	66	17	17
Huhn, Leber	100	68	17	17
HAMMELFLEISCH				
Lende	100	75	19	19
Keule	100	78	20	20
RINDFLEISCH				
Filet	100	51	13	13
Muskelfleisch, ohne Fett	100	57	15	15
Lende	100	74	19	19
Kamm	100	76	19	19
SCHWEINEFLEISCH				
Schnitzel	100	56	14	14
Bauch	100	59	15	15
Muskelfleisch, ohne Fett	100	60	15	15
Kotelett	100	62	16	16

LEBENSMITTEL (verzehrbarer Anteil)	Portion in g	mg je Portion	% der maximal erlaubten Zufuhr Männer	Frauen
Keule	100	72	18	18
Bug; Filet	100	74	19	19
Kamm	100	76	19	19
Kopf; Leber	100	77	20	20
Eisbein	100	78	20	20
WILD UND SONSTIGE FLEISCHARTEN				
Pferd	100	44	11	11
Kaninchen	100	47	12	12
Hase	100	50	13	13
Reh, Keule	100	60	15	15
Hirsch	100	61	16	16

M

Natriumverluste bei verschiedenen Zubereitungsarten

LEBENSMITTEL (verzehrbarer Anteil)	Backen/ Grillen	Braten/ Rösten	Dünsten	Kochen	Schmoren
		Verluste in % der Trockensubstanz			
Eier	★/★	0/★	22[a]	0	★
Fettfisch	★/0	0/★	★	★	0
Weißfisch	0/★	24–30/★	0	★	★
Muscheln	★/★	★/★	★	45	★
Huhn	★/★	★/4–20	★	28–29	★
Ente	★/★	★/0	★	★	★
Truthahn	★/★	★/15–22	★	★	★
Lammfleisch	★/0	★/0–33	★	★	0
Kalbfleisch	★/★	★/51	★	★	★
Rindfleisch	★/12	19/2–12	★	22	0
Schweinefleisch	★/0	★/0	★	★	★
Kaninchen	★/★	★/★	★	★	66
Herz (Rind)	★/★	★/★	★	★	0
Niere (Lamm, Rind, Schwein)	★/★	23/★	★	★	0
Leber (Lamm, Kalb, Rind, Huhn)	★/★	0/★	★	★	0
Bries (Lamm)	★/★	0/★	★	★	★
Würstchen	★/0	0/★	★	★	★
Nudeln	★/★	★/★	★	0–3	★

[a] = Pochieren   ★ = es liegen keine Daten vor

Natrium (Na)/Kalium (K)

LEBENSMITTEL (verzehrbarer Anteil)	Backen/ Grillen	Braten/ Rösten	Dünsten	Kochen	Schmoren
		Verluste in % der Trockensubstanz			
Reis	★/★	★/★	★	0	★
Kohl	★/★	★/★	★	5–59	★
Rüben	★/★	★/★	★	43–72	★
Wurzelgemüse	★/★	★/★	★	0–28	★
Kartoffeln	3/★	★/14	★	48	★
Batate	★/★	★/★	★	0	★
Beerenobst	★/★	★/★	0–24	★	★
Kernobst	7/★	★/★	0	★	★
Steinobst	★/★	★/★	0–73	★	★
Backpflaumen	★/★	★/★	25	★	★
Rhabarber	★/★	★/★	0	★	★

★ = es liegen keine Daten vor

Durch Kochen entstehen außerdem folgende Verluste an Natrium: Blumenkohl 34, Broccoli 46, Erbsen gefroren 29, Erbsen getrocknet 0, Kohlrabi 41, Lauch 0, Pastinake 75, Pilze 71, Zwiebeln 0, Zuckermais 0 g je 100 g TS.
Durch Braten entsteht bei Zwiebeln ein Natriumverlust von 75 g je 100 g TS.

Kalium (K)

Kalium ist an der Regulierung der Druckverhältnisse innerhalb der Zelle (osmotischer Druck des Intrazellulärraums) maßgebend beteiligt und nimmt somit Einfluß auf die Wasserverteilung im Körper. Es wird für das Säure-Basen-Gleichgewicht, neuromuskuläre Reizbarkeit und Muskelkontraktion benötigt. Bei der Regulation der Zellproteine und für die Aktivität einiger Enzyme (Oxidasen, Pyruvatkinase, glykolytische Enzyme) spielt Kalium eine Rolle. Kalium ist Bestandteil der Verdauungssäfte des Magen-Darm-Traktes, es wird rasch resorbiert. Seine Ausscheidung erfolgt über die Niere und ist gesteigert bei erhöhter Natriumzufuhr.
Der Mindestbedarf Erwachsener an Kalium wird auf 2 g pro Tag geschätzt. Während Schwangerschaft und Stillzeit fällt kein nennenswerter Kaliummehrbedarf an. Mit mitteleuropäischer Kost werden täglich 2 bis 4 g Kalium aufgenommen. Hohe Verluste an Kalium, zum Beispiel durch schwere Durchfälle oder Erbrechen, müssen durch erhöhte Zufuhr ausgeglichen werden. Verluste können auch durch Abführmittel und Diuretika (harntreibende Mittel) auftreten.

Kaliummangel äußert sich in neuromuskulären Symptomen wie Schwäche der Skelettmuskulatur, Erschlaffung der glatten Muskulatur bis hin zu Darmlähmung und Herzfunktionsstörungen. Reichliche Kaliumzufuhr wirkt blutdrucksenkend.
Zu Vergiftungen mit Kalium kann es bei Funktionsstörungen der Niere (Niereninsuffizienz) mit behinderter Kaliumausscheidung kommen, insbesondere bei gleichzeitiger Einnahme kaliumsparender Diuretika. Der erhöhte Kaliumgehalt im Blut führt zu Störungen der Herzaktion.

Besonders reiche Kaliumquellen

Als besonders kaliumreich wurden solche Lebensmittel bezeichnet, durch die mit einer üblichen Portion mindestens 30% der von der DGE angegebenen Mindestzufuhr von Kalium erreicht werden. Die DGE (1991) nennt für weibliche und männliche Erwachsene eine tägliche Mindestzufuhr von 2 g Kalium.

LEBENSMITTEL (verzehrbarer Anteil)	Portion in g	mg je Portion	% der empfohlenen Tageszufuhr Männer	Frauen
SÜSSWASSERFISCHE				
Forelle	150	697,5	35	35
GEFLÜGEL				
Gans	150	630	31,5	31,5
HAMMELFLEISCH				
Schnitzel	150	625,5	31	31
WILD UND SONSTIGE FLEISCHARTEN				
Hase	150	600	30	30
BROTE				
Pumpernickel	175[a]	592	30	30
Simonsbrot	175[a]	717,5	36	36
HÜLSENFRÜCHTE				
Linsen	75	607,5	30	30
Bohnen, weiß	75	975	49	49
Limabohnen	75	1275	64	64
Sojabohnen	75	1312,5	66	66
GEMÜSE				
Spinat, roh	100	633	32	32
Zuckermais, roh	200	600	30	30
Knollensellerie, roh	200	620	31	31
Blumenkohl, roh	200	622	31	31
Schwarzwurzel, roh	200	640	32	32
Spinat, tiefgefroren	200	640	32	32
Rettich, roh	200	644	32	32
Rote Rüben, roh	200	670	33,5	33,5
Erbsen, grün, roh	200	680	34	34

[a] = Brotportion für 1. und 2. Frühstück bzw. Abendessen

M

LEBENSMITTEL (verzehrbarer Anteil)	Portion in g	mg je Portion	% der empfohlenen Tageszufuhr Männer	Frauen
Bleichsellerie, roh	200	688	34	34
Artischocke, roh	200	700	35	35
Kohlrabi, roh	200	744	37	37
Broccoli, roh	200	746	37	37
Mangold, roh	200	752	38	38
Kürbis, roh	200	766	38	38
Portulak, roh; Rosenkohl, roh	200	780	39	39
Süßkartoffel (Batate), roh	200	800	40	40
Pastinake, roh	200	938	47	47
Bambussprossen, roh	200	940	47	47
Topinambur	200	960	48	48
Grünkohl (Braunkohl), roh	200	980	49	49
Fenchel, roh	200	988	49	49
Kartoffeln, roh	250	1028	51	51
PILZE				
Reizker; Rotkappe	200	620	31	31
Birkenpilz	200	692	35	35
Pfifferling	200	734	37	37
Morchel (Speise-)	200	780	39	39
Champignon (Zucht-)	200	836	42	42
Hallimasch	200	880	44	44
Steinpilz	200	972	49	49
Trüffel	200	1052	53	53
OBST				
Apfelsine, Saft, frisch gepreßt	100	674	34	34
Kiwi, roh	200	590	30	30
Holunderbeeren, schwarz, roh	200	606	30	30
Johannisbeeren, schwarz	200	620	31	31
Melone, grün, rund, roh	200	640	32	32
Honigmelone, roh – Fruchtfleisch	200	660	33	33
Banane, roh	200	764	38	38

Kaliumverluste bei verschiedenen Zubereitungsarten

LEBENSMITTEL (verzehrbarer Anteil)	Backen/ Grillen	Braten/ Rösten	Dünsten	Kochen	Schmoren
		Verluste in % der Trockensubstanz			
Eier	★/★	12/★	15ᵃ	0	★
Fettfisch	★/0	0/★	★	★	31

ᵃ = Pochieren

LEBENSMITTEL (verzehrbarer Anteil)	Backen/ Grillen	Braten/ Rösten	Dünsten	Kochen	Schmoren
		Verluste in % der Trockensubstanz			
Weißfisch	29/★	41–48/★	17	★	★
Muscheln	★/★	★/★	★	78	★
Huhn	★/★	★/3–22	★	18–49	★
Ente	★/★	★/0	★	★	★
Truthahn	★/★	★/17–25	★	★	★
Lammfleisch	★/0	★/5–17	★	★	32
Kalbfleisch	★/★	★/33	★	★	★
Rindfleisch	★/6	17/0–21	★	46	13–57
Schweinefleisch	★/0	★/2	★	★	★
Kaninchen	★/★	★/★	★	★	59
Herz (Rind)	★/★	★/★	★	★	60
Niere (Lamm, Rind, Schwein)	★/★	21/★	★	★	59–63
Leber (Lamm, Kalb, Rind, Huhn)	★/★	19–79/★	★	★	34
Bries (Lamm)	★/★	62/★	★	★	★
Würstchen	★/0	0/★	★	★	★
Nudeln	★/★	★/★	★	1–4	★
Reis	★/★	★/★	★	0	★
Kohl	★/★	★/★	★	0–34	★
Rüben	★/★	★/★	★	13–27	★
Wurzelgemüse	★/★	★/★	★	30–53	★
Kartoffeln	0/★	★/11	★	28	★
Batate	★/★	★/★	★	0	★
Beerenobst	★/★	★/★	0–11	★	★
Kernobst	0/★	★/★	0–2	★	★
Steinobst	★/★	★/★	2–30	★	★
Backpflaumen	★/★	★/★	20	★	★
Rhabarber	★/★	★/★	0	★	★

Durch Kochen entstehen außerdem folgende Verluste an Kalium: Blumenkohl 32, Broccoli 30, Erbsen roh 46, Erbsen gefroren 26, Erbsen getrocknet 20, Kohlrabi 19, Lauch 0, Pastinake 11, Pilze 71, Zwiebeln 0, Zuckermais 7 g je 100 g TS.
Durch Braten entseht bei Zwiebeln ein Kaliumverlust von 76 g je 100 g TS.

★ = es liegen keine Daten vor

M

Calcium (Ca)

Calcium wird für die Bildung von Knochen und Zahnsubstanz benötigt. Ohne Calcium läuft die Blutgerinnung nicht ab. Calcium ist an der Erregbarkeit der Nerven und Muskeln beteiligt, es beeinflußt die Durchlässigkeit der Zellmembranen. Calcium gilt ferner als Aktivator bestimmter Enzyme wie Renin (Labenzym).
Die Calciumresorption erfolgt in Abhängigkeit vom Bedarf. Sie wird begünstigt durch Vitamin D, Milchzucker und im sauren Milieu, und sie wird gehemmt durch übermäßige Fettaufnahme und Bindung an Oxalat, Phytat und Phosphor. Seine Ausscheidung erfolgt hauptsächlich über den Stuhl (bis zu 70–90% der Aufnahme). Sowohl die Resorption als auch die Einbaurate in den Knochen werden durch das Hormon der Nebenschilddrüse kontrolliert. Eine Mindestzufuhr von 400 bis 500 mg Calcium pro Tag sollte von Erwachsenen nicht unterschritten werden. Die empfehlenswerte Höhe der Zufuhr Erwachsener wird mit einer Zufuhr von 900 mg pro Tag erreicht. Während Schwangerschaft und Stillzeit ist der Bedarf erhöht. Calciummangel führt zur Entkalkung des Skelettsystems mit den Krankheitsbildern Rachitis (bei Säuglingen und Kindern) und Osteomalazie = Knochenerweichung (bei Erwachsenen). Ferner führt der Calciummangel zu erhöhter Erregbarkeit des Nervensystems und der Muskulatur (Tetanie).

Besonders reiche Calciumquellen

Als besonders calciumreich wurden solche Lebensmittel bezeichnet, durch die mit einer üblichen Portion mindestens 15% der von der DGE empfohlenen Calciumzufuhr erreicht werden. Die DGE (1991) empfiehlt pro Tag für weibliche und männliche Erwachsene 900 mg Calcium.

LEBENSMITTEL (verzehrbarer Anteil)	Portion in g	mg je Portion	% der empfohlenen Tageszufuhr Männer	Frauen
MILCH UND MILCHPRODUKTE				
Dickmilch; Kefir, 3,5% Fett	150	180	20	20
Joghurt aus Trinkmilch, 3,5% Fett	150	180	20	20
Joghurt, fettarm, 1,5% Fett	150	184,5	20,5	20,5
Joghurt aus Magermilch	150	187,5	21	21
Joghurt aus Trinkmilch, 3,5% Fett	175	210	23	23
Joghurt, fettarm, 1,5% Fett	175	215	24	24
Joghurt aus Magermilch	175	219	24	24
Buttermilch	200	218	24	24
Trinkmilch; H-Milch; 3,5% Fett Rohmilch, Vorzugsmilch	200	240	27	27
Trinkmilch; H-Milch, fettarm, 1,5%	200	246	27	27

LEBENSMITTEL (verzehrbarer Anteil)	Portion in g	mg je Portion	% der empfohlenen Tageszufuhr Männer	Frauen
H-Milch; Trinkmilch, entrahmt	200	250	28	28
KÄSE				
Camembert, 60% Fett i.Tr.	45	126	16	16
Brie, 50%, Limburger, 40% Fett i.Tr.	45	157,5	20	20
Bavaria Blu, 70% Fett i.Tr.	45	162	20	20
Limburger, Romadur, 20% Fett i.Tr.	45	180	22,5	22,5
Ziegenweichkäse, 45% Fett i.Tr.	45	193,5	24	24
Butterkäse, 60% Fett i.Tr.	45	270	34	34
Gorgonzola	45	275	34	34
Mozzarella	45	284	35,5	35,5
Bleu de Bresse, 50% Fett i.Tr.	45	315	39	39
Maaslander, 50% Fett i.Tr.	45	315	39	39
Pyrenäenkäse, 50% Fett i.Tr.	45	315	39	39
Gouda, deutscher, 48% Fett i.Tr.	45	337,5	42	42
Leerdamer, 45% Fett i.Tr.	45	337,5	42	42
Raclette, 38% Fett i.Tr.	45	337,5	42	42
Tilsiter, Westberg, 45% Fett i.Tr.	45	337,5	42	42
Appenzeller, 50% Fett i.Tr.	45	360	45	45
Butterkäse, 30% Fett i.Tr.	45	360	45	45
Edamer, Favorel, 45% Fett i.Tr.	45	360	45	45
Gouda, 40% Fett i.Tr.	45	360	45	45
Jarlsberg, 45% Fett i.Tr.	45	360	45	45
Morbier, 40% Fett i.Tr.	45	360	45	45
Schmelzkäse, 45% Fett i.Tr.	45	360	45	45
Tilsiter, 30% Fett i.Tr.	45	382,5	48	48
Edamer, 30% Fett i.Tr.	45	391,5	49	49
Westlight, 30% Fett i.Tr.	45	405	51	51
Gruyère, 45% Fett i.Tr.	45	450	56	56
Bergkäse, Emmentaler, 45% Fett i.Tr.	45	495	62	62
Parmesan, 32% Fett i.Tr.	45	630	79	79
GEMÜSE				
Löwenzahnblätter, roh	100	173	19	19
Brunnenkresse, roh	100	180	20	20
Kohlrabi, roh	200	136	15	15
Bleichsellerie, roh	200	160	18	18
Porree (Knolle), roh	200	174	19	19
Broccoli, roh	200	226	25	25
Spinat, tiefgefroren	200	240	27	27
Spinat, roh	200	252	28	28
Grünkohl, roh	200	424	47	47

Calciumverluste
bei verschiedenen Zubereitungsarten

LEBENSMITTEL (verzehrbarer Anteil)	Backen/ Grillen	Verluste in % der Trockensubstanz			
		Braten/ Rösten	Dünsten	Kochen	Schmoren
Eier	★/★	16/★	0ᵃ	0	★
Fettfisch	★/0	0/★	★	★	18
Weißfisch	10/★	0/★	0	★	★
Muscheln	★/★	★/★	★	0	★
Huhn	★/★	★/7–35	★	23–33	★
Ente	★/★	★/0	★	★	★
Truthahn	★/★	★/8–20	★	★	★
Lammfleisch	★/0	★/0	★	★	0
Kalbfleisch	★/★	★/3	★	★	★
Rindfleisch	★/4	11/0–6	★	0	0
Schweinefleisch	★/0	★/0	★	★	★
Kaninchen	★/★	★/★	★	★	66
Herz (Rind)	★/★	★/★	★	★	14
Niere (Lamm, Rind, Schwein)	★/★	17/★	★	★	0–24
Leber (Lamm, Kalb, Rind, Huhn)	★/★	0/★	★	★	0
Bries (Lamm)	★/★	0/★	★	★	★
Würstchen	★/0	0/★	★	★	★
Nudeln	★/★	★/★	★	3–4	★
Reis	★/★	★/★	★	27	★
Kohl	★/★	★/★	★	0	★
Rüben	★/★	★/★	★	11–23	★
Wurzelgemüse	★/★	★/★	★	0–8	★
Kartoffeln	6/★	★/15	★	36	★
Batate	★/★	★/★	★	0	★
Beerenobst	★/★	★/★	0–11	★	★
Kernobst	4/★	★/★	0–14	★	★
Steinobst	★/★	★/★	0–6	★	★
Backpflaumen	★/★	★/★	24	★	★
Rhabarber	★/★	★/★	0	★	★

Durch Kochen entstehen außerdem folgende Verluste an Calcium: Blumenkohl 0, Broccoli 17, Erbsen roh 7, Erbsen gefroren 0, Erbsen getrocknet 0, Kohlrabi 0, Lauch 0, Pastinake 32, Pilze 69, Zwiebeln 0, Zuckermais 0 g je 100 g TS.
Durch Braten entsteht bei Zwiebeln ein Calciumverlust von 76 g je 100 g TS.

ᵃ = Pochieren   ★ = es liegen keine Daten vor

Phosphor

Phosphor ist wie Calcium am Aufbau des Stützapparates beteiligt. Phosphorverbindungen gehören als Bausteine der Nucleinsäuren zu den wichtigsten Bestandteilen lebender Zellen. Des weiteren ist Phosphor dem Stoffwechsel im Prozeß der Energiegewinnung und -umwandlung unentbehrlich. Seine Resorption wird durch Vitamin D begünstigt und durch Bindung an andere Nahrungsinhaltsstoffe gehemmt. Hier kommen verschiedene anorganische (zum Beispiel Calcium, Aluminium, Eisen) und organische Stoffe (zum Beispiel Inosit) in Frage. Seine Ausscheidung erfolgt über die Niere, und zwar abhängig vom Blutspiegel und der Nierenschwelle. Das Hormon der Nebenschilddrüse reguliert das Gleichgewicht zwischen Ausscheidung und Blutspiegel.

Als übliche Zufuhrwerte werden für Erwachsene derzeit 1400 mg Phosphor pro Tag genannt. Diese Werte haben keinen Bezug zu Bedarfsschätzungen; sie ergeben sich zwangsweise aus den Empfehlungen für die übrigen Nährstoffe unter der bei uns üblichen Lebensmittelauswahl.

Ein ernährungsbedingter Phosphormangel ist unbekannt. Bei ausreichender Versorgung mit Protein und Calcium wird auch der Phosphorbedarf sicher gedeckt.

Lang anhaltende sehr hohe Phosphoraufnahmen (über 4 g pro Tag) können zu einer Verkalkung der Nieren (Nephrocalcinose) führen. Bei sehr hoher Phosphoraufnahme und gleichzeitig niedriger Calciumaufnahme können Störungen des Calciumstoffwechsels auftreten.

Besonders reiche Phosphorquellen

Als besonders phosphorreich wurden solche Lebensmittel bezeichnet, durch die mit einer üblichen Portion mindestens 20% der Phosphorzufuhr erreicht werden, die von der DGE als gut verträglich bezeichnet wird.
Die DGE (1991) nennt für weibliche und männliche Erwachsene eine Tageszufuhr von 1400 mg Phosphor.

LEBENSMITTEL (verzehrbarer Anteil)	Portion in g	mg je Portion	% der genannten Zufuhr	
			Männer	Frauen
KÄSE				
Bergkäse, Emmentaler, 45% Fett i.Tr.	45	315	22	22
Lindenberger, 45% Fett i.Tr.	45	315	22	22
Schmelzkäse, 45% Fett i.Tr.	45	315	22	22
Lindenberger, light, 30% Fett i.Tr.	45	328,5	23	23
Hobelkäse, 50% Fett i.Tr.	45	360	26	26
Parmesan, 32% Fett i.Tr.	45	427,5	31	31

M

Phosphor

LEBENSMITTEL (verzehrbarer Anteil)	Portion in g	mg je Portion	% der genannten Zufuhr Männer	Frauen
SEEFISCHE				
Seelachs	100	300	21	21
Kabeljau, Kabeljaufilet	150	285	20	20
Seezunge	150	292,5	21	21
Scholle	150	297	21	21
Flunder	150	300	21	21
Rotbarsch	150	301,5	22	22
Heilbutt	150	303	22	22
Makrele	150	357	25,5	25,5
Ostseehering	150	360	26	26
Hering, Heringsfilet	150	375	27	27
Sardine	150	387	28	28
Seelachs	150	450	32	32
Thunfisch	150	300	21	21
SÜSSWASSERFISCHE				
Felchen (Renke)	100	290	21	21
Hecht	150	288	21	21
Zander	150	291	21	21
Barsch	150	297	21	21
Karpfen	150	324	23	23
Aal (Flußaal)	150	334,5	24	24
Forelle (Bachforelle)	150	363	26	26
Lachs	150	399	28,5	28,5
Felchen (Renke)	150	435	31	31
SONSTIGE KALTBLÜTER				
Steckmuschel (Klaffmuschel)	100	310	22	22
Languste	150	323	23	23
Garnele	150	336	24	24
Krebs (Flußkrebs)	150	336	24	24
Hummer	150	351	25	25
Miesmuschel (Blau- oder Pfahlmuschel)	150	375	27	27
Steckmuschel (Klaffmuschel)	150	465	33	33
GEFLÜGEL				
Ente	150	280,5	20	20
Huhn, Keule	150	282	20	20
Huhn, Brathuhn	150	300	21	21
Huhn, Brust	150	318	23	23
Truthahn, ausgewachsene Tiere	150	339	24	24
Truthahn, Jungtiere	150	357	25,5	25,5

LEBENSMITTEL (verzehrbarer Anteil)	Portion in g	mg je Portion	% der genannten Zufuhr Männer	Frauen
HAMMELFLEISCH				
Hirn	100	305	22	22
Leber	100	364	26	26
Keule	150	319,5	23	23
KALBFLEISCH				
Filet; Haxe	100	300	21	21
Hirn	100	350	25	25
Kotelett	150	292,5	21	21
Muskelfleisch, ohne Fett; Keule	150	297	21	21
Schnitzel	150	309	22	22
Brust	150	355,5	25	25
RINDFLEISCH				
Leber	100	352	25	25
Hirn	100	366	26	26
Hackfleisch, 14% Fett	150	285	20	20
Keule	150	292,5	21	21
Kamm	150	300	21	21
SCHWEINEFLEISCH				
Leber	100	362	26	26
Hirn	100	400	29	29
Schnitzel	150	291	21	21
Kopf	150	294	21	21
WILD UND SONSTIGE FLEISCHARTEN				
Hase; Reh, Keule und Rücken	150	330	24	24
Kaninchen	150	336	24	24
Hirsch	150	373,5	27	27
BROTE				
Roggenmischbrot	175[a]	320	23	23
Simonsbrot	175[a]	331	24	24
Roggenschrot- und Vollkornbrot	175[a]	347	25	25
Weizenschrot- und Vollkornbrot	175[a]	427	30,5	30,5
Steinmetzbrot	175[a]	453	32	32
HÜLSENFRÜCHTE				
Erbsen	75	283,5	20	20
Kichererbsen	75	305	22	22
Linsen	75	309	22	22
Bohnen, weiß	75	322,5	23	23
Sojabohnen	75	412,5	29	29
PILZE				
Morcheln (Speise-)	200	324	23	23

[a] = Brotportion für 1. und 2. Frühstück bzw. Abendessen

Phosphorverluste bei verschiedenen Zubereitungsarten

LEBENSMITTEL (verzehrbarer Anteil)	Backen/ Grillen	Verluste in % der Trockensubstanz			
		Braten/ Rösten	Dünsten	Kochen	Schmoren
Eier	★/★	19/★	0[b]	0	★
Fettfisch	★/0	0/★	★	★	28
Weißfisch	27/★	25–43/★	15	★	★
Muscheln	★/★	★/★	★	0	★
Huhn	★/★	★/1–15	★	30–34	★
Ente	★/★	★/0	★	★	★
Truthahn	★/★	★/6–13	★	★	★
Lammfleisch	★/0	★/3–8	★	★	0
Kalbfleisch	★/★	★/23	★	★	★
Rindfleisch	★/14	20/0–7	★	21	8–40
Schweinefleisch	★/0	★/0	★	★	★
Kaninchen	★/★	★/★	★	★	36
Herz (Rind)	★/★	★/★	★	★	28
Niere (Lamm, Rind, Schwein)	★/★	13/★	★	★	23–34
Leber (Lamm, Kalb, Rind, Huhn)	★/★ ★/★	15–17/★	★	★	11
Bries (Lamm)	★/★	36/★	★	★	★
Würstchen	★/0	0/★	★	★	★
Nudeln	★/★	★/★	★	1–2	★
Reis	★/★	★/★	★	0	★
Kohl	★/★	★/★	★	0	★
Rüben	★/★	★/★	★	3–16	★
Wurzelgemüse	★/★	★/★	★	4–10	★
Kartoffeln	0/★	★/10	★	10	★
Batate	★/★	★/★	★	0	★
Beerenobst	★/★	★/★	0–9	★	★
Kernobst	0/★	★/★	0	★	★
Steinobst	★/★	★/★	0–13	★	★
Backpflaumen	★/★	★/★	20	★	★
Rhabarber	★/★	★/★	3	★	★

Durch Kochen entstehen außerdem folgende Verluste an Phosphor: Blumenkohl 5,5, Broccoli 2, Erbsen roh 11, Erbsen gefroren 0, Erbsen getrocknet 0, Kohlrabi 17, Lauch 1, Pastinake 52, Pilze 71, Zwiebeln 0, Zuckermais 8 g je 100 g TS.
Durch Braten entsteht bei Zwiebeln ein Phosphorverlust von 75 g je 100 g TS.

[b] = Pochieren   ★ = es liegen keine Daten vor

Magnesium (Mg)

Magnesium ist beteiligt am Aufbau von Knochen und Sehnen. Es ist auch ein Aktivator und Bestandteil verschiedener Enzyme des Kohlenhydrat- und Proteinstoffwechsels und spielt eine Rolle bei der Muskel- und Nervenreizbarkeit.
Die Magnesiumresorption wird gehemmt durch eine hohe Aufnahme an Calcium, Phosphor, Fett, Protein und Alkohol sowie einen Mangel an Vitamin B_1 und Vitamin B_6. Sie wird gesteigert durch Vitamin D und das Hormon der Nebenschilddrüse. Der genaue Bedarf an Magnesium ist unbekannt. Die empfohlene tägliche Zufuhr für Erwachsene beträgt 350 mg für Männer und 300 mg für Frauen. Der Bedarf ist während der Stillzeit erhöht. Des weiteren kann der Bedarf durch andauernden Leistungssport, Hitzearbeit sowie Streßbelastungen aller Art erhöht sein.
Beim gesunden Erwachsenen konnten unter üblichen Ernährungs- und Lebensgewohnheiten bislang keine Magnesiummangelerscheinungen nachgewiesen werden. Unzureichende Versorgung mit Magnesium kann allerdings bei Erkrankungen des Magen-Darm-Trakt, vor allem bei anhaltenden Resorptionsstörungen auftreten. Ebenso bei chronischer Zufuhr von Alkohol oder Aufnahme bestimmter Medikamente (z.B. Diuretika, Corticoide, orale Kontrazeptiva).
Magnesiummangel führt zu Körpergewichtsabnahme, Muskelzuckungen (Tremor), Rhythmusstörungen, Krämpfen und Delirium.

Besonders reiche Magnesiumquellen

Als besonders magnesiumreich wurden solche Lebensmittel bezeichnet, durch die mit einer üblichen Portion mindestens 10% der von der DGE empfohlenen Magnesiumzufuhr erreicht werden (orientiert an der Empfehlung für männliche Erwachsene). Die DGE (1991) empfiehlt pro Tag für männliche Erwachsene 350 mg und für weibliche Erwachsene 300 mg Magnesium.

LEBENSMITTEL (verzehrbarer Anteil)	Portion in g	mg je Portion	% der empfohlenen Tageszufuhr	
			Männer	Frauen
SEEFISCHE				
Steinbutt	100	45	13	15
Seezunge	100	49	14	16
Flunder; Sardine; Schellfisch	150	36	10	12
Kabeljau	150	37,5	11	12,5
Katfisch	150	40,5	12	13,5
Heilbutt; Makrele	150	42	12	14
Rotbarsch	150	43,5	12	14,5

Magnesium (Mg)

LEBENSMITTEL (verzehrbarer Anteil)	Portion in g	mg je Portion	% der empfohlenen Tageszufuhr Männer	Frauen
Hering	150	46,5	13	15,5
Steinbutt	150	67,5	19	22,5
Seezunge	150	73,5	21	24,5
SÜSSWASSERFISCHE				
Hecht	150	37,5	11	12,5
Forelle	150	40,5	12	13,5
Lachs	150	43,5	12	14,5
Felchen (Renke); Karpfen	150	45	13	15
GEFLÜGEL				
Truthahn, ausgewachsene Tiere	150	40,5	12	13,5
Truthahn, Jungtiere	150	42	12	14
Huhn (Brathuhn)	150	55,5	16	18,5
RINDFLEISCH				
Hackfleisch, 14% Fett	150	49,5	14	16,5
SCHWEINEFLEISCH				
Muskelfleisch, ohne Fett	150	40,5	12	13,5
WILD UND SONSTIGE FLEISCHARTEN				
Hirsch; Kaninchen	150	43,5	12	14,5
GETREIDE				
Weizenkeime	15	37,5	11	12,5
Reis, poliert	60	38	11	13
Roggenmehl, Type 1150	60	40	11	13
Hafergrütze	60	43	12	14
Grünkernmehl	60	68	19,5	23
Roggenvollkornmehl	60	50	14	17
Buchweizen, Korn geschält	60	51	15	17
Maisvollmehl	60	60	17	20
Gerste, Korn, entspelzt	60	68	19	23
Grünkernmehl	60	68	19,5	23
Mais, Korn	60	72	21	24
Roggen, Korn	60	72	21	24
Roggenflocken	60	72	21	24
Gerstengraupen	60	75	21	25
Hafer, Korn entspelzt	60	77	22	26
Weizen, Korn	60	77	22	26
Grünkern, Korn	60	78	22	26
Haferflocken (Vollkorn)	60	83	24	28
Haferflocken (Instant)	60	84	24	28
Weizenvollkornmehl	60	84	24	28
Gerstenvollkornmehl	60	93	27	31

LEBENSMITTEL (verzehrbarer Anteil)	Portion in g	mg je Portion	% der empfohlenen Tageszufuhr Männer	Frauen
Naturreis	60	94	27	31
Hirse, Korn, entspelzt	60	102	29	34
BROTE				
Roggenbrot	175[a]	61	17	20
Roggenmischbrot	175[a]	70	20	23
Simonsbrot	175[a]	84	24	28
Roggenschrot- und Vollkornbrot	175[a]	122,5	35	41
Weizenmischbrot	175[a]	131	37	44
Pumpernickel	175[a]	140	40	47
Weizenschrot- und Vollkornbrot	175[a]	161	46	54
Steinmetzbrot	175[a]	213	61	71
HÜLSENFRÜCHTE				
Linsen	75	58	17	19
Erbsen	75	87	25	29
Bohnen, weiß	75	105	30	35
Kichererbsen	75	116	33	39
Limabohnen	75	151	43	50
Sojabohnen	75	165	47	55
GEMÜSE				
Löwenzahnblätter, roh	100	36	10	12
Spinat, Saft	100	40	11	13
Kohlrabi, roh	100	43	12	14
Fenchel, roh	100	49	14	16
Spinat, roh	100	58	17	19
Portulak, roh	100	151	43	50
Möhren (Karotten), roh	200	34	10	11
Blumenkohl, roh	200	34	10	11
Rotkohl, roh; Spargel, roh	200	36	10	12
Porree (Lauch), Blätter, roh	200	36	10	12
Topinambur	200	40	11	13
Pastinake, roh; Rosenkohl, roh	200	44	13	15
Weißkohl, Schwarzwurzel, roh	200	46	13	15
Broccoli, roh	200	48	14	16
Süßkartoffel (Batate), roh	200	50	14	17
Rote Bete (Rote Rübe), roh	200	50	14	17
Artischocke, roh	200	52	15	17
Bohnen, grün, roh	200	52	15	17
Zuckermais, roh	200	54	15	18
Erbsen, grün, roh	200	60	17	20
Grünkohl (Braunkohl), roh	200	68	19	23

[a] = Brotportion für 1. und 2. Frühstück bzw. Abendessen

M

LEBENSMITTEL (verzehrbarer Anteil)	Portion in g	mg je Portion	% der empfohlenen Tageszufuhr Männer	Frauen
Kartoffeln, roh	250	50	14	17
OBST				
Banane, roh	100	36	10	12
Passionsfrucht, roh, ohne Schale	100	39	11	13
Papaya, roh	100	40	11	13
Ananas, roh	200	34	10	11
Johannisbeeren, schwarz	200	34	10	11
Mango, roh	200	36	10	12
Feige, roh	200	40	11	13
Melone, grün, rund, roh	200	40	11	13
Erdbeere, roh	200	44	13	15
Kiwi, roh	200	48	14	16
Loganbeere, roh, ganze Frucht	200	50	14	17
Zitrone, roh, geschält	200	56	16	19
Avocado, roh	200	58	17	19
Brombeere, roh	200	60	17	20
Himbeeren, roh	200	60	17	20

Magnesiumverluste bei verschiedenen Zubereitungsarten

LEBENSMITTEL (verzehrbarer Anteil)	Backen/ Grillen	Braten/ Rösten	Dünsten	Kochen	Schmoren
Eier	★/★	21/★	10[a]	0	★
Fettfisch	★/0	0/★	★	★	21
Weißfisch	26/★	32–38/★	9	★	★
Muscheln	★/★	★/★	★	18	★
Huhn	★/★	★/2–79	★	29–34	★
Ente	★/★	★/0	★	★	★
Truthahn	★/★	★/0–18	★	★	★
Lammfleisch	★/0	★/0–9	★	★	7
Kalbfleisch	★/★	★/38	★	★	★
Rindfleisch	★/0	9/0–3	★	17	0–39
Schweinefleisch	★/0	★/0	★	★	★
Kaninchen	★/★	★/★	★	★	38
Herz (Rind)	★/★	★/★	★	★	29
Niere (Lamm, Rind, Schwein)	★/★	0/★	★	★	31–35

[a] = Pochieren   ★ = es liegen keine Daten vor

LEBENSMITTEL (verzehrbarer Anteil)	Backen/ Grillen	Braten/ Rösten	Dünsten	Kochen	Schmoren
Leber (Lamm, Kalb, Rind, Huhn)	★/★	9–17/★	★	★	17
Bries (Lamm)	★/★	34/★	★	★	★
Würstchen	★/★	0/★	★	★	★
Nudeln	★/★	★/★	★	0–2	★
Reis	★/★	★/★	★	13	★
Kohl	★/★	★/★	★	6–21	★
Rüben	★/★	★/★	★	16–35	★
Wurzelgemüse	★/★	★/★	★	0–40	★
Kartoffeln	0/★	★/9	★	22	★
Batate	★/★	★/★	★	0	★
Beerenobst	★/★	★/★	0–10	★	★
Kernobst	5/★	★/★	0–12,5	★	★
Steinobst	★/★	★/★	0–18,5	★	★
Backpflaumen	★/★	★/★	23	★	★
Rhabarber	★/★	★/★	0	★	★

Durch Kochen entstehen außerdem folgende Verluste an Magnesium: Blumenkohl 24, Broccoli 27, Erbsen roh 25, Erbsen gefroren 8, Erbsen getrocknet 25, Kohlrabi 0, Lauch 0, Pastinake 39, Pilze 71, Zwiebeln 0, Zuckermais 2 g je 100 g TS.
Durch Braten entsteht bei Zwiebeln ein Magnesiumverlust von 77 g je 100 g TS.

★ = es liegen keine Daten vor

Eisen (Fe)

Im menschlichen Körper sind 2 bis 4 g Eisen enthalten. Bis zu 70% davon liegen im Blutfarbstoff (Hämoglobin) vor. Eisen ist somit am Transport von Sauerstoff beteiligt. Eisen wird auch für die Synthese verschiedener Verbindungen benötigt, die an vielen lebenswichtigen Körperfunktionen beteiligt sind, wie zum Beispiel Cytochrom (Bestandteil der Atmungskette), Katalase (ein Enzym zum Abbau im Körper entstandenen Wasserstoffperoxids), Ferritin (ein Transportprotein) und andere. Die Resorption von Eisen erfolgt im Dünndarm und zum Teil im Magen. Die Resorptionsrate beträgt im Schnitt 10%; dabei wird aus pflanzlichen Lebensmitteln, etwa Weizen und Gemüse weniger (unter 10%) als aus Fleisch (30%) resorbiert. Die Ausscheidung beträgt 1 bis 1,5 mg/Tag. Bei Blutungen erleidet der Körper große Verluste an Eisen.

M

Eisen (Fe)

Der Eisenbedarf des Erwachsenen beträgt 1 mg pro Tag; er ergibt sich aus den Eisenverlusten über Darm, Nieren und Haut. Menstruierende Frauen haben gegenüber Frauen nach der Menopause sowie Männern einen höheren Bedarf. Auch während Schwangerschaft und Stillzeit ist der Bedarf gesteigert.
Der Eisenmangel äußert sich in Form einer Anämie (hypochrome mikrozytäre Anämie). Besonders gefährdet sind Säuglinge, Kinder und Jugendliche sowie Frauen in der Menstruationszeit. Auch Depigmentierung der Haut und der Haare wurde beobachtet.

Besonders reiche Eisenquellen

Als besonders eisenreich wurden solche Lebensmittel bezeichnet, durch die mit einer üblichen Portion mindestens 15% der von der DGE empfohlenen Eisenzufuhr erreicht werden (orientiert an der DGE-Empfehlung für weibliche Erwachsene).
Die DGE (1991) empfiehlt pro Tag für männliche Erwachsene 10 mg und für weibliche Erwachsene 15 mg Eisen (10 mg für nichtmenstruierende Frauen).

LEBENSMITTEL (verzehrbarer Anteil)	Portion in g	mg je Portion	% der empfohlenen Tageszufuhr Männer*	Frauen
GEFLÜGEL				
Huhn, Brathuhn, Leber	100	7,4	74	49
Huhn, Brathuhn, Keule	150	2,7	27	18
Gans	150	2,85	28,5	19
Truthahn, ausgew. Tiere, Keule	150	3,0	30	20
Ente	150	3,15	31,5	21
Truthahn, Jungtiere	150	4,65	46,5	31
HAMMEL- UND LAMMFLEISCH				
Keule	100	2,7	27	18
Herz	100	6,1	61	41
Leber	100	12,4	124	83
Muskelfleisch, ohne Fett; Filet	150	2,7	27	18
Lende; Schnitzel	150	3,0	30	20
Kotelett	150	3,3	33	22
Brust	150	3,5	35	23
Keule	150	4,0	40	27
KALBFLEISCH				
Brust; Haxe; Schnitzel	100	3,0	30	20
Herz	100	3,7	37	25
Lunge	100	5,0	50	33
Leber	100	7,9	79	53
Niere	100	11,5	115	77
Kotelett	150	3,15	31,5	21
Keule	150	3,45	34,5	23

LEBENSMITTEL (verzehrbarer Anteil)	Portion in g	mg je Portion	% der empfohlenen Tageszufuhr Männer*	Frauen
Brust; Haxe; Schnitzel	150	4,5	45	30
RINDFLEISCH				
Zunge	100	3,0	30	20
Kamm	100	3,2	32	21
Herz	100	5,1	51	34
Leber	100	6,5	65	43
Lunge	100	7,5	75	50
Niere	100	9,5	95	63
Hochrippe	150	3,15	31,5	21
Filet	150	3,45	34,5	23
Hackfleisch, 14% Fett	150	3,6	36	24
Lende	150	3,75	37,5	25
Keule	150	3,9	39	26
Kamm	150	4,8	48	32
SCHWEINEFLEISCH				
Filet	100	3,0	30	20
Zunge	100	3,3	33	22
Hirn	100	3,6	36	24
Herz	100	4,3	43	29
Lunge	100	5,0	50	33
Niere	100	10,0	100	67
Leber	100	22,1	221	147
Bug; Kotelett	150	2,7	27	18
Kamm	150	3,3	33	22
Schnitzel	150	3,45	34,5	23
Kasseler	150	3,75	37,5	25
Filet	150	4,5	45	30
WILD UND SONSTIGE FLEISCHARTEN				
Reh, Keule und Rücken	100	3,0	30	20
Kaninchen	100	3,5	35	23
Pferd	100	4,7	47	31
Ziege	150	3,0	30	20
Hase	150	3,6	36	24
Reh, Keule und Rücken	150	4,5	45	30
Kaninchen	150	5,25	52,5	35
Pferd	150	7,05	70,5	47
GETREIDE				
Roggen, Korn	60	2,8	28	19
Haferflocken, Vollkorn	60	3,1	31	21
Hafer, Korn	60	3,5	35	23

* und nicht menstruierende Frauen

M

LEBENSMITTEL (verzehrbarer Anteil)	Portion in g	mg je Portion	% der empfohlenen Tageszufuhr Männer*	Frauen
Hirse, Korn, entspelzt	60	5,4	54	36
BROTE				
Weizenschrot- und Vollkornbrot	175[a]	2,8	28	19
Weizenmischbrot	175[a]	3,0	30	20
Weizentoastbrot	175[a]	3,85	38,5	26
Roggenmischbrot	175[a]	4,0	40	27
Pumpernickel	175[a]	4,2	42	28
Roggenschrot- und Vollkornbrot	175[a]	5,25	52,5	35
Simonsbrot; Steinmetzbrot	175[a]	5,25	52,5	35
HÜLSENFRÜCHTE				
Erbsen	75	3,9	39	26
Bohnen, weiß	75	4,6	46	31
Sojabohnen	75	4,95	49,5	33
Kichererbsen	75	5,2	52	35
Linsen	75	5,6	56	37,5
GEMÜSE				
Fenchel, roh; Mangold, roh	100	2,7	27	18
Löwenzahnblätter, roh	100	3,1	31	21
Schwarzwurzel, roh	100	3,3	33	22
Portulak, roh	100	3,6	36	24
Topinambur	100	3,7	37	25
Spinat, roh	100	4,1	41	27
Porree, Knolle, roh	200	2,2	22	15
Radieschen, roh	200	2,4	24	16
Broccoli, roh	200	2,6	26	17
Artischocke, roh; Zucchini, roh	200	3,0	30	20
Blumenkohl, roh	200	3,2	32	21
Gurken, Salz-Dill-Gurken	200	3,2	32	21
Erbsen, grün, roh	200	3,8	38	25
Grünkohl (Braunkohl), roh	200	3,8	38	25
Möhren (Karotten), roh	200	4,2	42	28
PILZE				
Pfifferling	100	6,5	65	43
Champignon (Zucht-)	200	2,2	22	15
Austernpilz; Morchel (Speise-)	200	2,4	24	16
Butterpilz; Reizker	200	2,6	26	17
Birkenpilz	200	3,2	32	21
OBST				
Reineclaude, roh	200	2,2	22	15
Passionsfrucht, roh, ohne Schale	200	2,2	22	15

[a] = Brotportion für 1. und 2. Frühstück bzw. Abendessen

LEBENSMITTEL (verzehrbarer Anteil)	Portion in g	mg je Portion	% der empfohlenen Tageszufuhr Männer*	Frauen
Johannisbeeren, schwarz	200	2,6	26	17
Holunderbeeren, schwarz, roh	200	3,2	32	21
Erdbeere, roh	200	3,8	38	25

* und nicht menstruierende Frauen

Eisenverluste bei verschiedenen Zubereitungsarten

LEBENSMITTEL (verzehrbarer Anteil)	Verluste in % der Trockensubstanz Backen/ Grillen	Braten/ Rösten	Dünsten	Kochen	Schmoren
Eier	★/★	14/★	0[a]	0	★
Fettfisch	★/0	0/★	★	★	4
Weißfisch	14/★	0/★	24	★	★
Muscheln	★/★	★/★	★	0	★
Huhn	★/★	★/0–20	★	0–15	★
Ente	★/★	★/0	★	★	★
Truthahn	★/★	★/10–20	★	★	★
Lammfleisch	★/0	★/0	★	★	0
Kalbfleisch	★/★	★/25	★	★	★
Rindfleisch	★/0	0/0	★	0	0–4
Schweinefleisch	★/0	★/0	★	★	★
Kaninchen	★/★	★/★	★	★	0
Herz (Rind)	★/★	★/★	★	★	3
Niere (Lamm, Rind, Schwein)	★/★	0/★	★	★	12–19
Leber (Lamm, Kalb, Rind, Huhn)	★/★	16–40/★	★	★	6
Bries (Lamm	★/★	35/★	★	★	★
Würstchen	★/0	0/★	★	★	★
Nudeln	★/★	★/★	★	0	★
Reis	★/★	★/★	★	0	★
Kohl	★/★	★/★	★	0	★
Rüben	★/★	★/★	★	23–26	★
Wurzelgemüse	★/★	★/★	★	0–20	★
Kartoffeln	0/★	★/5	★	29	★
Batate	★/★	★/★	★	9	★
Beerenobst	★/★	★/★	0–7	★	★
Kernobst	5/★	★/★	0	★	★

[a] = Pochieren   ★ = es liegen keine Daten vor

M

LEBENSMITTEL (verzehrbarer Anteil)	Backen/ Grillen	Braten/ Rösten	Verluste in % der Trockensubstanz		
			Dünsten	Kochen	Schmoren
Steinobst	★/★	★/★	0–17	★	★
Backpflaumen	★/★	★/★	21	★	★
Rhabarber	★/★	★/★	0	★	★

Durch Kochen entstehen außerdem folgende Verluste an Eisen: Blumenkohl 0, Broccoli 27, Erbsen roh 32, Erbsen gefroren 0, Erbsen getrocknet 13, Kohlrabi 0, Lauch 0, Pastinake 12, Pilze 69, Zwiebeln 0, Zuckermais 19 g je 100 g TS.
Durch Braten entsteht bei Zwiebeln ein Eisenverlust von 76 g je 100 g TS.

★ = es liegen keine Daten vor

Jod (J)

Jod wird für die Bildung und Aktivierung der Vorstufen des Schilddrüsenhormons Tyroxin benötigt. Der Körperbestand des Erwachsenen wird auf 10 bis 20 mg geschätzt. Etwa ein Drittel davon liegt in der Schilddrüse vor, der Rest ist auf Muskeln, Galle, Speicheldrüsen und Hypophyse (Hirnanhangdrüse) verteilt. Die Jodkonzentrationen dieser Organe sind jedoch gering.
Jod wird im Darm fast vollständig resorbiert.
Der Bedarf Erwachsener wird mit der empfohlenen Jodzufuhr von 200 µg pro Tag gedeckt. Er ist erhöht während Schwangerschaft und Stillzeit.
Jodmangel führt zur Veränderung der Struktur und Funktion der Schilddrüse (Kropf).
Einige Medikamente können die Aufnahme von Jod in die Schilddrüse hemmen. Sie können trotz ausreichenden Jod-Angebots mit der Nahrung zu Jodmangel führen. Auch in der Nahrung, zum Beispiel in Kohl und Rüben, natürlich vorkommende Stoffe (Goitrogene) können durch Hemmung der Schilddrüsenfunktion die Kropfbildung begünstigen.

Besonders reiche Jodquellen

Als besonders jodreich wurden solche Lebensmittel bezeichnet, durch die mit einer üblichen Portion mindestens 10% der von der DGE empfohlenen Jodzufuhr erreicht werden. Die DGE (1991) empfiehlt pro Tag für männliche und weibliche Erwachsene 200 µg Jod.

LEBENSMITTEL (verzehrbarer Anteil)	Portion in g	µg je Portion	% der empfohlenen Tageszufuhr Männer	Frauen
MILCH				
Trinkmilch, 1,5 und 3,5%; Rohmilch	200	22	11	11

LEBENSMITTEL (verzehrbarer Anteil)	Portion in g	µg je Portion	% der empfohlenen Tageszufuhr Männer	Frauen
FETTE UND ÖLE				
Lebertran	5	42	21	21
Lebertran	10	84	42	42
FISCH				
Bückling	45	24	12	12
Brathering	45	58,5	29	29
Flunder	100	29	14,5	14,5
Sardine	100	32	16	16
Lachs	100	34	17	17
Ostseehering; Thunfisch	100	50	25	25
Heilbutt; Hering	100	52	26	26
Makrele	100	74	37	37
Rotbarsch	100	99	49,5	49,5
Kabeljau; Steckmuschel	100	120	60	60
Garnele; Miesmuschel	100	130	65	65
Scholle	100	190	95	95
Seelachs (Köhler)	100	200	100	100
Schellfisch	100	243	121,5	121,5
Seezunge	150	25,5	13	13
Flunder	150	43,5	22	22
Sardine	150	48	24	24
Lachs	150	51	25,5	25,5
Ostseehering; Thunfisch	150	75	37,5	37,5
Heilbutt; Hering	150	78	39	39
Makrele	150	111	55,5	55,5
Rotbarsch	150	148,5	74	74
Kabeljau; Steckmuschel	150	180	90	90
Garnele; Miesmuschel	150	195	97,5	97,5
Scholle	150	285	142,5	142,5
Seelachs (Köhler)	150	300	150	150
Schellfisch	150	364,5	182	182
RINDFLEISCH				
Herz	100	30	15	15
GEMÜSE UND PILZE				
Feldsalat	100	bis 62	bis 31	bis 31
Grünkohl und Spinat, roh	200	24	12	12
Broccoli und Möhren, roh	200	30	15	15
Champignons (Zucht-)	200	36	18	18
OBST				
Ananas, roh	200	bis 20	bis 10	bis 10

Fluor (F)

Fluor erhöht die Stabilität von Knochen und Zähnen. Es steigert die Festigkeit der Zahnsubstanz. Ferner dient der Einsatz von Fluor als Kariesprophylaxe, da es die Mundbakterien, die die Zuckerreste fermentieren und Plaque bilden, hemmt. Im Tierversuch wurde festgestellt, daß Fluor die Wundheilung begünstigt; durch verbesserte Eisenresorption aus dem Darm bewirkt Fluor einen Schutz gegen Schwangerschaftsanämie. Fluor wird daher in vielen Ländern in zunehmendem Maße dem Trinkwasser zugesetzt (1 mg/l). Die Fluorresorption erfolgt schnell. Bei der gemischten Kost (unter normalen Ernährungsbedingungen) beträgt die Resorptionsrate etwa 80% der Aufnahme. Große Mengen an Magnesium, Calcium und Aluminium in der Nahrung bilden mit Fluor Komplexe und verringern somit seine Resorption. Die Ausscheidung von Fluor erfolgt über die Niere.

Als Richtwert zur angemessenen täglichen Fluoridgesamtzufuhr Erwachsener wird der Bereich von 1,5 bis 4,0 mg Fluorid genannt. Dabei ergibt sich die Gesamtzufuhr aus Fluoriden, die mit Nahrung und Trinkwasser zugeführt werden. Hinzu kommen Supplemente (Tabletten oder Tropfen), die zur Kariesprophylaxe aufgenommen werden. Dieser Bereich gilt als gesundheitlich unbedenklich. Die angegebene Obergrenze sollte jedoch nicht über längere Zeiträume überschritten werden. Davon ausgenommen sind therapeutische Gaben hoher Fluoriddosen unter ärztlicher Überwachung (z.B. Osteoporosebehandlung). Die empfohlene Supplementmenge richtet sich nach den Fluoridkonzentrationen des Trinkwassers (zu erfragen beim zuständigen Wasserwerk). Bei Gehalten unter 0,3 mg Fluorid pro Liter Trinkwasser beträgt sie für Erwachsene 1,0 mg pro Tag. Diese Menge ist bei Trinkwasserkonzentrationen von 0,3 bis 0,7 mg Fluorid je Liter zu halbieren (0,5 mg/Tag). Bei Fluoridgehalten über 0,7 mg je Liter wird kein Supplement empfohlen. Wird Fluorid von Kindern in den ersten acht Lebensjahren in zu großen Mengen aufgenommen (mehr als 0,1 mg je kg Körpergewicht), kommt es zu Strukturveränderungen des Zahnschmelzes der bleibenden Zähne (Dentalfluorose). Anzeichen sind je nach Schweregrad weiße Sprenklungen bis bräunliche Fleckungen im Zahnschmelz.

Sehr hohe Fluorgaben (bis zu 50 mg/kg Nahrung oder l Trinkwasser) verschlechtern die Jodversorgung und beeinträchtigen somit die Schilddrüsenfunktion. Da Fluor auch mit Magnesium für den Körper nicht verwertbare Komplexe bildet, können Störungen beim Knochenaufbau (Knochenmineralisierung) auftreten. Große Fluormengen (bis zu 2 g) verursachen Übelkeit und Erbrechen; 5 bis 10 g Fluorgaben sind tödlich.

Besonders reiche Fluorquellen

Als besonders fluorreich wurden solche Lebensmittel bezeichnet, durch die mit einer üblichen Portion mindestens 10% der von der DGE angegebenen Zufuhr von Fluoridsupplementen erreicht werden. Die DGE (1991) nennt pro Tag für männliche und weibliche Erwachsene maximal 1,0 mg Fluoridsupplemente.

LEBENSMITTEL (verzehrbarer Anteil)	Portion in g	mg je Portion	% der empfohlenen Tageszufuhr Männer	Frauen
SEEFISCHE				
Rotbarsch (Goldbarsch)	100	0,14	14	14
Schellfisch	100	0,16	16	16
Flunder; Kabeljau; Ostseehering	100	0,20	20	20
Hering; Makrele	100	0,35	35	35
Kabeljau, Kabeljaufilet	150	0,105	10,5	10,5
Rotbarsch (Goldbarsch)	150	0,21	21	21
Schellfisch	150	0,24	24	24
Flunder; Kabeljau; Ostseehering	150	0,30	30	30
Hering; Makrele	150	0,525	52,5	52,5
SÜSSWASSERFISCHE				
Aal, Flußaal	100	0,16	16	16
Lachs	100	0,58	58	58
Aal, Flußaal	150	0,24	24	24
Lachs	150	0,87	87	87
FISCHDAUERWAREN				
Bückling	45	0,16	16	16
Lachs, in Dosen	45	0,20	20	20
Stockfisch (Kabeljau getrocknet)	45	0,225	22,5	22,5
Heringsfilet, in Tomatensoße	45	0,96	96	96
GEFLÜGEL				
Huhn, Brust	100	0,14	14	14
Huhn, Leber	100	0,19	19	19
Huhn, Brust	150	0,21	21	21
KALBFLEISCH				
Niere	100	0,20	20	20
RINDFLEISCH				
Leber	100	0,13	13	13
Niere	100	0,20	20	20
SCHWEINEFLEISCH				
Frankfurter Würstchen	100	0,17	17	17
Bug	150	0,12	12	12
Frankfurter Würstchen	150	0,255	25,5	25,5
GETREIDE				
Buchweizen, Korn, geschält	60	0,10	10	10

M

LEBENSMITTEL (verzehrbarer Anteil)	Portion in g	mg je Portion	% der empfohlenen Tageszufuhr Männer	Frauen
Gerste, Graupen	60	0,14	14	14
BROTE				
Steinmetzbrot; Weizentoastbrot	175[a]	0,105	10,5	10,5
Pumpernickel; Roggen- und Weizenmischbrot	175[a]	0,12	12	12
Weißbrot	175[a]	0,14	14	14
Roggenschrot- und Vollkornbrot	175[a]	0,175	17,5	17,5
Simonsbrot	175	0,175	17,5	17,5
Weizenschrot- und Vollkornbrot	175	0,175	17,5	17,5
HÜLSENFRÜCHTE				
Sojabohnen	75	0,27	27	27
NÜSSE				
Walnuß	15	0,105	10,5	10,5
GEMÜSE				
Radieschen, roh	100	0,10	10	10
Spinat, roh	100	0,10	10	10
Spargel, roh; in Dosen	200	0,10	10	10
Spinat, roh	200	0,20	20	20
Kartoffeln, roh	250	0,25	25	25
OBST				
Apfelsine, roh	200	0,10	10	10

[a] = Brotportion für 1. und 2. Frühstück bzw. Abendessen

Mangan (Mn)

Im Stoffwechsel ist Mangan essentieller Bestandteil und Aktivator verschiedener Enzyme. Der Körperbestand an Mangan ist gering (10 bis 40 mg). Die höchste Konzentration liegt in den Knochen, gefolgt von Leber und Pankreas. Mangan kommt in allen pflanzlichen und tierischen Geweben vor. Lebensmittel pflanzlichen Ursprungs (Nüsse, Vollgetreide, Hülsenfrüchte, Blattgemüse u.a.) stellen gute Manganquellen dar. Tierische Nahrungsmittel sind dagegen relativ manganarm.
Unter normalen Ernährungsbedingungen wurde Manganmangel beim Menschen nicht beobachtet.
Die Kenntnisse über den Manganbedarf des Menschen sind noch so unsicher, daß lediglich Schätzwerte für eine angemessene Zufuhr angegeben werden können. So wird angenommen, daß bei einer täglichen Zufuhr von 2,0 bis 5,0 mg für Erwachsene weder Mangel noch Überdosierung möglich sind.

In hohen Dosen ist Mangan giftig und führt zu Magen-Darm-Störungen, Lungenentzündungen und neurologischen Störungen. Vergiftungen infolge überhöhter Zufuhr mit der Nahrung sind bisher nicht bekannt.

Besonders reiche Manganquellen

Als besonders manganreich wurden solche Lebensmittel bezeichnet, durch die mit einer üblichen Portion mindestens 15% der von der DGE als angemessen erachteten Manganzufuhr erreicht werden (orientiert am maximalen Schätzwert).
Die DGE (1991) nennt als Schätzwert für eine angemessene Zufuhr bei männlichen und weiblichen Erwachsenen 2–5 mg = 2000–5000 µg Mangan pro Tag.

LEBENSMITTEL (verzehrbarer Anteil)	Portion in g	µg je Portion	% der empfohlenen Tageszufuhr Männer	Frauen
GETREIDE				
Gerste, Korn	60	990	20	20
Hirse, geschält	60	1140	23	23
Reis, poliert	60	1200	24	24
Roggen, Korn	60	1440	29	29
Reis, parboiled	60	bis 1800	bis 36	bis 36
Weizen, Korn	60	2040	41	41
Hafer, Korn	60	2220	44	44
Haferflocken	60	2940	59	59
Weizenkeime	60	5580	112	112
HÜLSENFRÜCHTE				
Erbsen, gelb	75	975	19,5	19,5
Limabohnen	75	1462,5	29	29
Bohnen, weiß	75	1500	30	30
Sojabohnen	75	2100	42	42
GEMÜSE				
Spinat, roh	100	760	15	15
Rote Rübe (Bete), roh	100	1000	20	20
Artischocke, roh; Bohnen, grün, roh	200	760	15	15
Pastinake, roh	200	800	16	16
Schwarzwurzel, roh	200	820	16	16
Grünkohl, roh	200	1100	22	22
Erbsen, Schote und Samen, roh	200	1320	26	26
Spinat, roh	200	1520	30	30
Rote Rübe (Bete) roh	200	2000	40	40
OBST				
Ebereschenfrucht, roh	100	1600	32	32
Preiselbeeren, roh	100	bis 2700	bis 54	bis 54
Heidelbeeren, roh	100	bis 4800	bis 96	bis 96

LEBENSMITTEL (verzehrbarer Anteil)	Portion in g	µg je Portion	% der empfohlenen Tageszufuhr Männer	Frauen
Banane, roh	200	1060	21	21
Brombeeren, roh	200	1180	24	24
Johannisbeeren, rot, roh	200	1200	24	24
Johannisbeeren, schwarz, roh	200	1360	27	27
Heidelbeeren, roh	200	bis 9600	bis 192	bis 192
VERSCHIEDENES				
Schwarzer Tee	10	7340	147	147

Kupfer (Cu)

Kupfer ist ein essentielles Spurenelement.
Der größte Teil des Körperkupfers (ca. 100 mg) liegt in Protein-komplexen gebunden vor. Diese Cu-Proteine sind meist Enzyme (Oxidasen) des abbauenden (katabolen) Stoffwechsels, einige von ihnen sind an der Beseitigung der im Körper gebildeten Oxidations-produkte (freien Radikale) beteiligt. Kupfer spielt auch eine große Rolle im Bindegewebsstoffwechsel und beim Eisentransport.
Eine vielseitige Ernährung gewährleistet eine ausreichende Kupfer-versorgung. Nach neueren Untersuchungen an Erwachsenen werden bereits mit einer Kupfermenge von 1,25 mg pro Tag die Verluste über Stuhl und Urin ersetzt. Mit der üblichen gemischten Kost werden im Mittel 2 bis 3 mg Kupfer pro Tag aufgenommen. Da die Kenntnisse über den Kupferbedarf des Menschen derzeit noch unsicher sind, können lediglich Schätzwerte für eine angemessene Zufuhr ange-geben werden. Für Erwachsene wird die angemessene Zufuhr auf 1,5 bis 3,0 mg Kupfer pro Tag geschätzt. Die Kupferresorption ist begrenzt, sie ist höher, wenn Kupfer in kleineren Mengen aufgenom-men wird. Große Kupferdosen wirken toxisch.
Beim Menschen kommen Störungen infolge Kupfermangels selten vor. In den wenigen bekannt gewordenen Fällen wurden Anämie und gestörte Bildung der roten Blutzellen beobachtet.
Bei Kupfermangel ist der Gehalt kupferhaltiger Enzyme in Blutplasma und -zellen vermindert.

Besonders reiche Kupferquellen

Als besonders kupferreich wurden solche Lebensmittel bezeichnet, durch die mit einer üblichen Portion mindestens 10% der von der DGE als angemessen erachteten Kupfer-zufuhr erreicht werden (orientiert am maximalen Schätzwert).
Die DGE (1991) nennt als Schätzwert für eine angemessene Zufuhr bei männlichen und weiblichen Erwachsenen 1,5 bis 3,0 mg = 1500 bis 3000 µg Kupfer pro Tag.

LEBENSMITTEL (verzehrbarer Anteil)	Portion in g	µg je Portion	% der genannten Tageszufuhr Männer	Frauen
KÄSE				
Edamer, 30% Fett i.Tr.	45	351	12	12
Emmentaler, 45% Fett i.Tr.	45	526,5	18	18
FISCHE				
Ostseehering	100	300	10	10
Hering	100	320	11	11
Scholle	100	bis 550	bis 18	bis 18
Hummer	100	700	23	23
Austern	100	2500	83	83
Heilbutt; Lachs	150	300	10	10
Kabeljau; Schellfisch	150	345	11,5	11,5
Garnele	150	360	12	12
Ostseehering	150	450	15	15
Hering	150	480	16	16
Scholle	150	bis 825	bis 27,5	bis 27,5
GEFLÜGEL				
Huhn, Brathuhn und Leber	100	300	10	10
Gans	100	330	11	11
Ente	100	450	15	15
Huhn, Brathuhn	150	450	15	15
Gans	150	495	16,5	16,5
Ente	150	675	22,5	22,5
HAMMEL- UND LAMMFLEISCH				
Herz	100	450	15	15
Leber	100	7640	255	255
KALBFLEISCH				
Herz	100	320	11	11
Leber	100	5500	183	183
Bauch; Bug; Hals; Keule; Kotelett	150	375	12,5	12,5
RINDFLEISCH				
Herz	100	410	14	14
Leber	100	3600	120	120
SCHWEINEFLEISCH				
Keule	100	310	10	10

M

Kupfer (Cu)/Zink (Zn)

LEBENSMITTEL (verzehrbarer Anteil)	Portion in g	µg je Portion	% der genannten Tageszufuhr Männer	Frauen
Herz	100	410	14	14
Schweinefleisch, Hirn	100	540	18	18
Leber	100	5480	183	183
Keule	150	465	15,5	15,5
GETREIDE				
Roggen, Korn	60	500	17	17
Hafer, Flocken	60	530	18	18
Weizen, Korn	60	630	21	21
Hirse, geschält	60	850	28	28
BROTE				
Weizenbrot	175[a]	1050	35	35
Brötchen	175[a]	1557,5	52	52
Roggenbrot	175[a]	1610	54	54
Kommißbrot, Weizenvollkornbrot	175[a]	4025	134	134
GEMÜSE				
Schwarzwurzel, roh	100	300	10	10
Artischocke, roh	100	320	11	11
Erbse, Schote und Samen, roh	100	380	13	13
Spargel, roh	200	300	10	10
Batate, roh	200	320	11	11
Broccoli, roh	200	400	13	13
Rote Rübe (Bete), roh	200	380	13	13
Schwarzwurzel, roh	200	600	20	20
Artischocke, roh	200	640	21	21
Erbse, Schote und Samen, roh	200	760	25	25
Kartoffel, roh	250	375	12,5	12,5
HÜLSENFRÜCHTE				
Linsen	75	495	16,5	16,5
Erbsen, gelb	75	555	18,5	18,5
Limabohnen	75	585	19,5	19,5
Bohnen, weiß	75	600	20	20
PILZE				
Champignon (Zucht-)	100	390	13	13
Pfifferling	100	650	22	22
Steinpilz	100	700	23	23
VERSCHIEDENES				
Kaffee, geröstet	10	300	10	10
Bierhefe	10	332	11	11
Cashew-Kerne	10	370	12	12
Kokosnuß	10	bis 700	bis 23	bis 23

[a] = Brotportion für 1. und 2. Frühstück bzw. Abendessen

M

Zink (Zn)

Seine Essentialität für den Körper liegt in seiner spezifischen Bedeutung als Bestandteil oder auch als Aktivator einer ganzen Reihe von Enzymen des Protein- und Kohlenhydratstoffwechsels begründet. Zink spielt ferner eine Rolle als Stabilisator der Zellmembranen und bei der Bildung der Speicherform von Insulin. Zink ist weit verteilt in den Nahrungsmitteln. Die Zinkresorption ist begrenzt, jedoch aus tierischen Lebensmitteln besser als aus pflanzlichen. Sie hängt vom Versorgungszustand des Körpers ab (bei erhöhtem Bedarf günstiger) und wird durch die Nahrungszusammensetzung beeinflußt (durch die Aminosäuren Cystein und Histidin günstiger, durch Phytinsäure, Calcium und Kupfer schlechter). Im Zinkmangel ist der Stoffwechsel von Protein, Fett und Kohlenhydraten gestört. Zinkmangel führt zu Wachstumsdepressionen (Zwergwuchs), verminderter Wundheilung und rückbildbarem Verlust des Geschmacks- und Geruchsempfindens. Eine lang anhaltende Zinkunterversorgung wird auch anhand eines verminderten Zinkgehalts in den Haaren festgestellt.
Die wünschenswerte Zinkzufuhr beträgt 15 mg/Tag, eine Menge, deren Aufnahme durch die übliche gemischte Kost problemlos erreicht wird. Da die Kenntnisse über den Zinkbedarf des Menschen noch unsicher sind, enthalten diese Empfehlungen relativ große Sicherheitszuschläge.

Besonders reiche Zinkquellen

Als besonders zinkreich wurden solche Lebensmittel bezeichnet, durch die mit einer üblichen Portion mindestens 10% der von der DGE empfohlenen Zinkzufuhr erreicht werden (orientiert an der Empfehlung für männliche Erwachsene).
Die DGE (1991) empfiehlt pro Tag für männliche Erwachsene 15 mg und für weibliche Erwachsene 12 mg Zink.

LEBENSMITTEL (verzehrbarer Anteil)	Portion in g	mg je Portion	% der empfohlenen Tageszufuhr Männer	Frauen
KÄSE				
Camembert, 30% Fett i.Tr.	45	1,5	10	12
Tilsiter, 45% Fett i.Tr.	45	1,6	11	13
Chester (Cheddar), 50% Fett i.Tr.	45	1,8	12	15
Gouda, 45% Fett i.Tr.	45	1,8	12	15
Emmentaler, 45% Fett i.Tr.	45	2,1	14	17
Edamer, 45% Fett i.Tr.	45	bis 4,05	bis 27	bis 34
Edamer, 30% Fett i.Tr.	45	bis 4,95	bis 33	bis 41
FISCHE				
Sprotte	100	1,5	10	12

LEBENSMITTEL (verzehrbarer Anteil)	Portion in g	mg je Portion	% der empfohlenen Tageszufuhr Männer	Frauen
Hummer	100	1,6	11	13
Garnele	100	2,3	15	19
Hecht	150	1,65	11	14
Felchen; Flußaal	150	1,8	12	15
Sprotte	150	3,0	20	25
Austern	100	bis 160	bis 1067	bis 1333
GEFLÜGEL				
Truthahn, Brust	100	1,8	12	15
Truthahn, ausgewachsene Tiere	100	2,0	13	17
Truthahn, Jungtiere	100	2,1	14	17
Truthahn, Keule	100	2,4	16	20
Ente	100	2,7	18	22
Huhn, Leber	100	3,2	21	27
Truthahn, Brust	150	2,7	18	22
Truthahn, ausgewachsene Tiere	150	3,0	20	25
Truthahn, Jungtiere	150	3,15	21	26
Truthahn, Keule	150	3,6	24	30
Ente	150	4,05	27	34
HAMMEL- UND LAMMFLEISCH				
Herz	100	2,1	14	17
Filet	100	2,3	15	19
Muskelfleisch, ohne Fett	100	2,9	19	24
Keule	100	3,7	25	31
Leber	100	4,35	29	36
Filet	150	3,45	23	29
Muskelfleisch, ohne Fett	150	4,35	29	36
Keule	150	5,55	37	46
KALBFLEISCH				
Niere	100	1,8	12	15
Kotelett	100	2,3	15	19
Muskelfleisch, ohne Fett	100	3,0	20	25
Leber	100	8,4	56	70
Kotelett	150	3,45	23	29
Muskelfleisch, ohne Fett	150	4,5	30	37
RINDFLEISCH				
Niere	100	1,9	13	16
Herz	100	2,0	13	17
Lende	100	2,5	17	21
Hochrippe	100	2,7	18	22
Keule	100	3,3	22	27

LEBENSMITTEL (verzehrbarer Anteil)	Portion in g	mg je Portion	% der empfohlenen Tageszufuhr Männer	Frauen
Muskelfleisch, ohne Fett	100	4,2	28	35
Leber	100	5,1	34	42
Filet	100	5,7	38	47
Lende	150	3,75	25	31
Hochrippe	150	4,05	27	34
Keule	150	4,95	33	41
Muskelfleisch, ohen Fett	150	6,3	42	52
Filet	150	8,55	57	71
SCHWEINEFLEISCH				
Hirn	100	1,6	11	13
Kotelett; Muskelfleisch, ohne Fett	100	1,9	13	16
Herz	100	2,2	15	18
Keule	100	2,6	17	22
Leber	100	5,9	39	49
Kotelett; Muskelfleisch, ohne Fett	150	2,85	19	24
Keule	150	3,9	26	32
GETREIDE				
Mais, Korn	60	1,5	10	12
Gerste, Korn	60	1,9	13	16
Weizen, Korn	60	2,5	17	21
Haferflocken	60	2,6	17	22
Hafer, Korn	60	2,7	18	22
Weizenkeime	60	7,2	48	60
BROTE				
Knäckebrot	50[a]	1,55	10	13
Roggenbrot	175[a]	1,5	10	12
Brötchen	175[a]	1,9	13	16
Weizenvollkornbrot	175[a]	3,7	25	31
Weizenmischbrot	175[a]	6,1	41	51
HÜLSENFRÜCHTE				
Bohnen, weiß	75	2,1	14	17
Limabohnen	75	2,3	15	19
Erbsen, gelb	75	2,85	19	24
Linsen	75	3,75	25	31
GEMÜSE				
Pastinake, roh	200	1,7	11	14
Rosenkohl, roh	200	1,7	11	14
Broccoli, roh	200	1,9	13	16

M

[a] = Brotportion für 1. und 2. Frühstück bzw. Abendessen

Mineralstoff-Verluste in Lebensmitteln
durch verschiedene Zubereitungs- und Verarbeitungsmethoden

LEBENSMITTEL	Gesamtasche-gehalt der[a] Rohware je 100 g TS	Art der Zubereitung und Verarbeitung	Dauer der Zubereitung in Minuten	Verlust an Gesamtasche[a] in % des Gehalts der Rohware
HAMMELFLEISCH				
Kotelett/Schulter/Keule	1,7 g/1,9 g/2,5 g	gekocht	★	0
KALBFLEISCH				
Kotelett/Schulter	3,3 g/2,5 g	gekocht	★	0
Braten	2,5 g	gekocht	★	32
Leber	4,9 g	gebraten	19	4
Leber	4,9 g	geschmort	11	0
RINDFLEISCH				
Kamm	2,6 g	gekocht	★	45
Flanke	2,3 g	gekocht	★	46
Keule	3,2 g	gekocht	★	2
Lende	2,4 g	gekocht	★	0
Rostbraten	2,0 g	gekocht	★	0
Rumpsteak	1,8 g	gekocht	★	48
Leber	5,1 g	gebraten	13	0
Leber	5,1 g	geschmort	15	0
SCHWEINEFLEISCH				
Keule	1,7 g	gekocht	★	0
Kotelett, Lende	2,1 g	gekocht	★	0
Schinken, geräuchert	9,3 g	gekocht	★	0
Leber	5,1 g	gebraten	16	0
Leber	5,1 g	geschmort	12	0
HÜLSENFRÜCHTE				
Limabohnen, getrocknet	4,9 g	nach Einweichen (16 Stunden) mit Wasser bedeckt, zugedeckt gekocht	82	2,5
Erbsen, getrocknet	3,1 g	nach Einweichen (16 Stunden) mit Wasser bedeckt, zugedeckt gekocht	70	24
GEMÜSE				
Schnittbohne	4,9 g	2–3 cm lange Stücke in Wasser (450 ml/500 g Bohnen) gekocht	25	22
Schnittbohne	4,9 g	2–3 cm lange Stücke in Wasser (450 ml/500 g Bohnen) gekocht	120	28
Wachsbohne	7,2 g	2–3 cm lange Stücke in Wasser (400 ml/500 g Bohnen) gekocht	30	15
Weißkohl, Außenblätter	8,6–9,3 g	2–3 cm Streifen in Wasser (1 l/500 g Kohl) gekocht, ohne Deckel	10–60	38–51
Weißkohl, innere Blätter	8,3 g	2–3 cm Streifen in Wasser (1 l/500 g Kohl) gekocht, ohne Deckel	10–60	45
Maiskörner, frisch	2,8 g	in Wasser (45 ml/100 g Mais) zugedeckt gekocht	10	20
Maiskörner, frisch	2,8 g	in Wasser (90 ml/100 g Mais) zugedeckt gekocht	30	33
Paprika, grün	6,1 g	ganze Schote nach Vorkochen (5 Minuten) gebacken	40	11
Paprika, grün	6,1 g	gedrittelt gebacken	60	4
Paprika, grün	6,1 g	gedrittelt nach Vorkochen (5 Minuten) gebacken	40	23
Tomaten	10,2 g	gekocht oder in Dosen	★	0
Karotten, ungeschält; ganze Wurzeln	7,3 g	ganze Wurzeln in Wasser (300 ml/500 g Karotten) zugedeckt gekocht	40	6

[a] = Gesamtaschegehalt = Gesamtmineralstoffgehalt   ★ = es liegen keine Daten vor

M

LEBENSMITTEL	Gesamtasche-gehalt der[a] Rohware je 100 g TS	Art der Zubereitung und Verarbeitung	Dauer der Zubereitung in Minuten	Verlust an Gesamtasche[a] in % des Gehalts der Rohware
Karotten, ungeschält, ganze Wurzeln	7,3 g	ganze Wurzeln in Wasser (300 ml/500 g Karotten) zugedeckt unter Zugabe von 4 g Kochsalz gekocht	40	39
Karotten, geschält, ganze Wurzeln	6,8 g	ganze Wurzeln in Wasser (300 ml/500 g Karotten) zugedeckt gekocht	40	4
Karotten, geschält, ganze Wurzeln	6,8 g	ganze Wurzeln in Wasser (300 ml/500 g Karotten) zugedeckt unter Zugabe von 4 g Kochsalz gekocht	40	22
Karotten, geschält, geviertelt	7,5 g	Viertel in Wasser (220 ml/500 g Karotten) zugedeckt gekocht	30	11
Karotten, geschält, geviertelt	7,5 g	Viertel in Wasser (440 ml/500 g Karotten) zugedeckt gekocht	30	20
Karotten, geschält, geviertelt	7,5 g	Viertel in Wasser (440 ml/500 g Karotten) zugedeckt unter Zugabe von 3 g Kochsalz gekocht	30	25
Karotten, geschält, geviertelt	7,5 g	Viertel gedünstet	30	12
Karotten, geschält, quergeschnitten	7,4 g	Scheiben in Wasser (200 ml/500 g Karotten) zugedckt gekocht	18	13
Karotten, geschält, quergeschnitten	7,4 g	Scheiben in Wasser (200 ml/500 g Karotten) zugedeckt unter Zugabe von 2,5 g Kochsalz gekocht	18	20
Karotten, geschält, quergeschnitten	7,4 g	Scheiben im Dampfdrucktopf gegart	4	5
Erbsen, frisch	3,6 g	in Wasser (220 ml/500 g Erbsen) zugedeckt gekocht	18	12
Erbsen, frisch	3,6 g	in Wasser (220 ml/500 g Erbsen) zugedeckt unter Zugabe von 3 g Kochsalz gekocht	18	15
Erbsen, frisch	3,6 g	in Wasser (220 ml/500 g Erbsen) zugedeckt unter Zugabe von 0,44 g Natrium-bicarbonat (Backpulver) gekocht	8	25
Erbsen, gefroren (Handelsware)	4,2 g	nach dem Auftauen in Wasser (128 ml/500 g Erbsen, einschließlich Auftau-flüssigkeit) zugedeckt gekocht	7	5
Bataten	1,9 g	in Wasser (100 ml/100 g Bataten) gekocht, ohne Deckel	46	0
Kartoffeln, ungeschält	4,7 g	ganze Knollen in Wasser (550 ml/500 g Kartoffeln) zugedeckt gekocht	40	2
Kartoffeln, geschält	4,7 g	ganze Knollen in Wasser (550 ml/500 g Kartoffeln) zugedeckt gekocht	40	16
Kartoffeln, geschält, geviertelt	5,5 g	Viertel in Wasser (330 ml/500 g Kartoffeln) zugedeckt gekocht	23	22
Kartoffeln, geschält, geviertelt	5,5 g	Viertel in Wasser (330 ml/500 g Kartoffeln) zugedeckt unter Zugabe von 4,5 g Kochsalz gekocht	23	31
Kartoffeln, geschält, geviertelt	5,5 g	Viertel in Dampfdrucktopf gegart	8	8
Maniok	2,0 g	ohne Waschen gekocht	★	18
Maniok	2,0 g	langes Waschen	★	83
Spargel	10,0 g	gekocht, in Dosen oder tiefgefroren	★	0
Löwenzahn/Spinat	14,1 g/20,5 g	gekocht/gekocht, in Dosen oder tiefgefroren	★	0
OBST				
Äpfel	1,9 g	in Dosen, ungesüßt	★	0
Äpfel	1,9 g	in Dosen, gesüßt	★	48
Äpfel	1,9 g	getrocknet, kleine Stücke	★	2
Äpfel	1,9 g	gekocht, ungesüßt	★	4
Äpfel	1,9 g	gekocht, gesüßt	★	26
Aprikosen	4,1 g	in Dosen in Wasser (feste und flüssige Substanz)	★	0
Aprikosen	4,1 g	in Dosen in Sirup (feste und flüssige Substanz)	★	36
Aprikosen	4,1 g	getrocknet und geschwefelt	★	0

[a] = Gesamtaschegehalt = Gesamtmineralstoffgehalt   ★ = es liegen keine Daten vor

M

Mineralstoffgehalt und Mineralstoffdichte ausgewählter Lebensmittel

LEBENSMITTEL (verzehrbarer Anteil)	Brennwert kcal/100 g	MJ/100 g	Natrium Gehalt mg/100 g	Dichte mg/MJ	Kalium Gehalt mg/100 g	Dichte mg/MJ	Calcium Gehalt mg/100 g	Dichte mg/MJ	Phosphor Gehalt mg/100 g	Dichte mg/MJ	Magnesium Gehalt mg/100 g	Dichte mg/MJ	Eisen Gehalt mg/100 g	Dichte mg/MJ
MILCH, MILCHPRODUKTE UND EIER														
MILCH														
Frauenmilch	67	0,278	13	47	47	169	31	112	15	54	4	14	0,1	0,36
Kuhmilch, H-Milch, 3,5 % Fett	64	0,267	48	180	157	588	120	449	102	382	12	45	0,1	0,4
H-Milch, fettarm, 1,5 % Fett	47	0,195	49	251	155	795	123	631	94	482	12	62	0,1	0,5
H-Milch, entrahmt	35	0,144	50	347	150	1042	125	868	96	666	14	97	0,1	0,7
Rohmilch, Vorzugsmilch	67	0,279	48	172	157	563	120	430	102	366	12	43	0,1	0,4
Trinkmilch, 3,5 % Fett	64	0,267	48	180	157	588	120	449	102	382	12	45	0,1	0,4
Trinkmilch, fettarm, 1,5 % Fett	47	0,195	49	251	155	795	123	631	94	482	12	62	0,1	0,5
Trinkmilch, entrahmt	35	0,144	50	347	150	1042	125	868	96	666	14	97	0,1	0,7
Ziegenmilch	69	0,289	42	145	177	612	123	426	103	356	13	45	0,1	0,3
MILCHPRODUKTE														
Buttermilch	35	0,144	57	396	147	1021	109	757	90	625	16	111	0,1	0,7
Joghurt, 3,5 % Fett	61	0,254	48	189	157	618	120	472	102	402	12	74	0,1	0,4
Joghurt fettarm, 1,5 % Fett	44	0,182	49	269	155	852	123	676	94	516	12	66	0,1	0,5
Joghurt, entrahmt	32	0,133	50	376	150	1128	125	940	96	722	14	105	0,1	0,8
Joghurt aus Magermilch	32	0,133	50	376	163	1226	125	940	96	722	12	90	0,1	0,8
Kondensmilch 4% Fett	128	0,534	137	257	448	839	336	629	262	491	37	69	0,1	0,2
Kondensmilch, 7,5% Fett	133	0,556	98	176	322	579	242	435	189	340	27	49	0,1	0,2
10% Fett	176	0,737	128	174	420	570	315	427	246	334	35	47	0,1	0,1
Kondensmagermilch, ungezuckert	83	0,347	150	432	★	★	150	432	200	576	★	★	★	★
gezuckert	269	1,124	180	160	500	444	340	302	270	240	38	34	0,3	0,3
Molke, süß	24	0,100	45	450	129	1290	68	680	43	430	1	10	0,1	1,0
Sahne, 10% Fett (Kaffeerahm)	123	0,516	40	78	132	256	101	196	85	165	11	21	0,1	0,2
30% Fett (Schlagsahne)	309	1,291	34	26	112	87	80	62	63	49	10	8	+	+
Trockenmilchpulver aus Vollmilch	439	2,064	371	180	1212	587	926	448	710	344	93	45	0,8	0,4
KÄSE														
FRISCHKÄSE UND SPEISEQUARK														
Doppelrahmkäse, 60% Fett i.Tr.	286	1,197	400	334	80	67	80	67	130	107	6	5	+	+
Feta, 45% Fett i.Tr.	237	0,992	1300	1310	150	151	500	504	400	403	25	25	0,3	0,3
Körniger Frischkäse	81	0,337	400	1187	50	148	100	297	170	504	9	27	0,1	0,3
Mozzarella	225	0,939	★	★	★	★	632	673	428	456	24	26	0,2	0,2
Speisequark, 40% Fett i.Tr.	160	0,670	34	51	82	122	95	142	187	279	10	15	0,3	0,4
20% Fett i.Tr.	110	0,458	35	76	87	190	85	186	165	360	11	24	0,4	0,9
Speisequark, mager	73	0,304	40	132	95	313	92	303	160	526	12	39	0,4	1,3
HARTKÄSE, SCHMELZKÄSE, SCHNITTKÄSE UND WEICHKÄSE														
Appenzeller, 50% Fett i.Tr.	386	1,615	600	372	100	62	800	495	500	310	36	22	0,3	0,2

Werte stellen das Mittel handelsüblicher Produkte dar. Sie wurden teils analytisch, teils durch Berechnung ermittelt.   + = in Spuren, ★ = keine Daten   [a] = variabel je nach Salz-Zusatz

Mineralstoffgehalt und Mineralstoffdichte ausgewählter Lebensmittel

LEBENSMITTEL (verzehrbarer Anteil)	Brennwert kcal/100 g	Brennwert MJ/100 g	Natrium Gehalt mg/100 g	Natrium Dichte mg/MJ	Kalium Gehalt mg/100 g	Kalium Dichte mg/MJ	Calcium Gehalt mg/100 g	Calcium Dichte mg/MJ	Phosphor Gehalt mg/100 g	Phosphor Dichte mg/MJ	Magnesium Gehalt mg/100 g	Magnesium Dichte mg/MJ	Eisen Gehalt mg/100 g	Eisen Dichte mg/MJ
Bavaria Blu, 70% Fett i.Tr.	413	1,727	700	405	100	58	360	208	200	116	18	10	0,3	0,2
Camembert, 60% Fett i.Tr.	366	1,531	700	457	120	78	280	183	250	163	16	10	0,3	0,2
30% Fett i.Tr.	206	0,864	700	810	150	174	380	440	330	382	20	23	0,3	0,3
Edamer, 45% Fett i.Tr.	325	1,360	600	441	100	74	800	588	550	404	36	26	0,3	0,2
30% Fett i.Tr.	254	1,061	600	566	120	113	870	820	560	528	40	38	0,3	0,3
Emmentaler, 45% Fett i.Tr.	386	1,613	300	186	100	62	1100	682	700	434	43	27	0,3	0,2
Gouda, 40% Fett i.Tr.	300	1,253	600	479	100	80	800	638	550	439	37	30	0,3	0,2
deutscher, 48% Fett i.Tr.	343	1,434	600	418	100	70	750	523	500	349	34	24	0,3	0,2
Harzer, Mainzer Handkäse	126	0,528	800	1515	100	189	180	341	270	511	15	28	0,3	0,6
Leerdamer, 45% Fett i.Tr.	352	1,473	600	407	100	68	750	509	500	339	40	27	0,3	0,2
Parmesan, 32% Fett i.Tr.	357	1,492	1000	670	100	67	1400	938	950	637	44	29	0,6	0,4
Raclette, 38% Fett i.Tr.	343	1,434	600	418	100	70	750	523	500	349	34	24	0,3	0,2
Schmelzkäse, 45% Fett i.Tr.	264	1,103	1100	997	150	136	800	725	700	635	30	27	0,9	0,8
Tilsiter, 45% Fett i.Tr.	325	1,360	600	441	100	74	750	551	500	368	37	27	0,4	0,3
30% Fett i.Tr.	254	1,061	600	566	100	94	850	801	570	537	40	38	0,4	0,4
Westberg, 45% Fett i.Tr.	352	1,473	600	407	100	68	750	509	500	339	40	27	0,3	0,2
Westlight, 30% Fett i.Tr.	271	1,133	600	530	100	88	900	794	600	530	40	35	0,3	0,3
Ziegenkäse, Weichkäse, 45% Fett i.Tr.	280	1,172	800	683	230	196	430	367	400	341	25	21	0,4	0,3
EIER UND TROCKENEIPULVER														
1 Hühnerei, St. 58 g (Gew.-Kl. 4)[a]	84	0,351	66	188	75	214	30	85	115	328	7	20	1,4	4,0
St. 48 g (Gew.-Kl. 6)[b]	70	0,291	54	186	62	213	26	89	97	333	6	21	1,3	4,5
1 Eidotter, mittelgroß, 19 g	68	0,283	10	35	26	92	27	95	108	382	3	11	1,4	4,9
1 Eiklar, mittelgroß, 33 g	16	0,067	56	836	49	731	4	60	7	104	4	60	0,1	1,5
Hühnervollei, getrocknet	571	2,388	455	191	516	216	208	87	792	332	47	20	9,7	4,0
Hühnereigelb, getrocknet	681	2,850	97	3	267	94	272	95	1099	386	31	11	13,9	4,9

FETTE UND ÖLE
TIERISCHE FETTE UND ÖLE

LEBENSMITTEL (verzehrbarer Anteil)	Brennwert kcal/100 g	Brennwert MJ/100 g	Natrium Gehalt mg/100 g	Natrium Dichte mg/MJ	Kalium Gehalt mg/100 g	Kalium Dichte mg/MJ	Calcium Gehalt mg/100 g	Calcium Dichte mg/MJ	Phosphor Gehalt mg/100 g	Phosphor Dichte mg/MJ	Magnesium Gehalt mg/100 g	Magnesium Dichte mg/MJ	Eisen Gehalt mg/100 g	Eisen Dichte mg/MJ
Butter (Süß- und Sauerrahm)	754	3,156	5	2	16	5	13	4	21	2	3	1	0,1	0,03
Rindertalg	872	3,647	0	0	6	2	0	0	7	2	3	1	0,3	0,08
Schweineschmalz	898	3,756	+	+	1	0,3	★	★	2	0,5	+	+	0,1	0,03
PFLANZLICHE FETTE UND ÖLE														
Erdnußpaste (Erdnußmus)	611	2,555	120	47	820	321	74	29	393	154	★	★	1,9	0,7
Kokosfett, gereinigt	894	3,741	2	0,5	2	0,5	2	0,5	1	0,3	+	+	+	+
Maiskeimöl	899	3,762	1	0,3	1	0,3	15	4	★	★	★	★	1,3	0,3
Margarine	722	3,023	101	33	7	2,3	10	3,3	10	3,3	13	4	+	+
Mayonnaise, 80% Fett	727	3,040	702	231	53	17	18	6	28	9	2	0,7	0,5	0,2
Olivenöl	897	3,754	1	0,3	+	+	1	0,3	★	★	★	★	0,1	0,03

Werte stellen das Mittel handelsüblicher Produkte dar. Sie wurden teils analytisch, teils durch Berechnung ermittelt. + = in Spuren, ★ = keine Daten, 0 = praktisch nicht vorhanden

[a] = Schalenanteil = 6 g   [b] = Schalenanteil = 5 g   [c] = variabel, je nach Salz-Zusatz

Mineralstoffgehalt und Mineralstoffdichte ausgewählter Lebensmittel

LEBENSMITTEL (verzehrbarer Anteil)	Brennwert kcal/ 100 g	Brennwert MJ/ 100 g	Natrium Gehalt mg/ 100 g	Natrium Dichte mg/ MJ	Kalium Gehalt mg/ 100 g	Kalium Dichte mg/ MJ	Calcium Gehalt mg/ 100 g	Calcium Dichte mg/ MJ	Phosphor Gehalt mg/ 100 g	Phosphor Dichte mg/ MJ	Magnesium Gehalt mg/ 100 g	Magnesium Dichte mg/ MJ	Eisen Gehalt mg/ 100 g	Eisen Dichte mg/ MJ
FISCH UND ANDERE SEE- UND MEERESTIERE														
SEEFISCHE														
Flunder	72	0,303	92	304	332	1096	27	89	200	660	24	79	0,5	1,7
Heilbutt	101	0,423	67	158	446	1054	14	33	202	478	28	66	0,6	1,4
Hering	236	0,786	117	149	360	458	34	43	250	318	31	39	1,1	1,4
Filet	207	0,866	120	139	315	364	35	40	250	287	★	★	1,1	1,3
Kabeljau (Dorsch)	73	0,306	72	235	350	1144	24	78	190	621	25	82	0,4	1,3
Filet	68	0,285	85	298	350	1128	11	39	190	667	19	67	0,5	1,8
Katfisch (Steinbeißer)	88	0,370	105	284	282	762	20	54	179	484	27	73	1,0	2,7
Seelachs (Köhler)	80	0,336	81	241	374	1113	14	42	300	893	★	★	1,0	2,9
Makrele	180	0,751	95	126	396	527	12	16	238	317	28	37	1,0	1,3
Ostseehering	155	0,649	74	114	370	570	60	92	240	368	★	★	1,2	1,8
Rotbarsch (Goldbarsch)	105	0,440	80	182	308	700	22	50	201	457	29	66	0,7	1,6
Sardine	124	0,520	100	192	★	★	85	163	258	496	24	46	2,5	4,8
Schellfisch	77	0,322	116	360	301	935	18	56	176	547	24	75	0,6	1,9
Scholle	86	0,358	104	291	311	869	61	170	198	553	22	61	0,9	2,5
Seehecht	91	0,382	101	264	294	770	41	107	142	372	★	★	★	★
Seezunge	83	0,346	100	289	309	893	29	84	195	564	49	142	0,8	2,3
Steinbutt	82	0,344	114	331	290	843	17	49	159	462	45	131	0,5	1,5
SONSTIGE KALTBLÜTER														
Austern	66	0,276	289	1047	184	667	82	297	157	569	40	145	5,8	21,0
Garnele (Speisekrabbe)	87	0,364	146	401	266	731	92	253	224	615	67	184	1,8	13,6
Hummer	81	0,338	270	799	220	651	61	180	234	692	22	65	1,0	2,9
Krebs (Flußkrebs)	65	0,270	253	937	254	941	43	159	224	830	★	★	2,0	7,4
Miesmuscheln	51	0,213	290	1362	277	1300	27	127	250	1174	36	169	5,8	27,2
Tintenfisch	68	0,286	★	★	273	955	29	101	143	500	★	★	0,8	2,8
SÜSSWASSERFISCHE														
Aal (Flußaal)	281	1,174	65	55	217	185	17	14	223	190	21	18	0,6	0,5
Barsch (Flußbarsch)	81	0,338	47	139	330	976	20	59	198	586	20	59	1,0	2,9
Brassen	116	0,485	23	47	310	639	89	184	★	★	★	★	★	★
Forelle (Bachforelle)	102	0,428	40	93	465	1086	18	42	242	565	27	63	0,7	1,6
Hecht	82	0,342	63	184	250	731	20	58	192	561	25	73	0,6	1,8
Karpfen	115	0,482	46	95	306	635	52	108	216	448	30	62	1,1	2,3
Lachs	202	0,845	51	60	371	439	13	15	266	315	34	170	1,0	1,2
Felchen (Renke)	100	0,418	36	86	318	760	60	144	290	694	30	72	0,5	1,2
Schleie	77	0,323	80	248	245	786	31	96	156	483	18	56	0,8	2,5
Zander	83	0,348	81	233	237	681	27	78	194	557	18	52	1,4	4,0

M

Werte stellen das Mittel handelsüblicher Produkte dar. Sie wurden teils analytisch, teils durch Berechnung ermittelt.　　★ = keine Daten

LEBENSMITTEL (verzehrbarer Anteil)	Brennwert		Natrium		Kalium		Calcium		Phosphor		Magnesium		Eisen	
	kcal/ 100 g	MJ/ 100 g	Gehalt mg/ 100 g	Dichte mg/ MJ	Gehalt mg/ 100 g	Dichte mg/ MJ	Gehalt mg/ 100 g	Dichte mg/ MJ	Gehalt mg/ 100 g	Dichte mg/ MJ	Gehalt mg/ 100 g	Dichte mg/ MJ	Gehalt mg/ 100 g	Dichte mg/ MJ
FISCHDAUERWAREN														
Aal, geräuchert	329	1,377	500	363	243	176	19	14	250	182	18	13	0,7	0,5
Bückling	224	0,938	689	735	320	341	35	37	256	273	3	34	1,1	1,2
Brathering	204	0,854	569	666	182	213	36	42	240	281	★	★	1,1	1,3
Bückling	224	0,938	156	166	320	341	35	37	256	273	32	34	1,1	1,2
Flunder, geräuchert	110	0,461	481	1043	410	889	22	48	★	★	★	★	★	★
Heilbutt, geräuchert	223	0,937	406	433	280	299	18	19	300	320	★	★	0,9	0,9
Hering, mariniert (Bismarckhering)	210	0,879	1030	1172	98	111	38	43	149	170	12	14	★	★
in Gelee	164	0,687	594	865	159	231	★	★	★	★	★	★	★	★
Heringsfilet in Tomatensoße	204	0,853	526	617	352	413	49	57	190	223	61	72	1,9	2,2
Katfisch (Steinbeißer), geräuchert	124	0,520	701	1348	409	787	★	★	★	★	★	★	★	★
Krabben in Dosen	92	0,385	1000	2597	110	286	45	117	182	473	48	125	0,8	2,1
Krebsfleisch in Dosen	87	0,365	356	975	296	811	45	123	180	493	★	★	0,8	2,2
Lachs, geräuchert	170	0,712	★	★	★	★	14	20	245	344	★	★	★	★
in Dosen	165	0,688	540	785	300	436	185	269	292	424	30	44	1,1	1,6
Makrele, geräuchert	222	0,930	261	281	275	256	5	5	240	258	33	35	1,2	1,3
Matjeshering	267	1,119	2500	2234	235	210	43	38	200	179	35	31	1,3	1,2
Ölsardinen in Dosen	222	0,927	366	395	388	419	330	356	434	468	★	★	2,7	2,9
Rotbarsch, geräuchert	145	0,605	550	909	367	607	25	41	230	380	★	★	4,7	7,7
Salzhering	218	0,911	5930	6509	240	263	112	123	341	274	39	43	2,0	2,2
Schellfisch, geräuchert	93	0,389	557	1432	300	771	20	51	262	674	25	64	1,0	2,6
Schillerlocken	302	1,264	704	557	219	173	18	14	230	182	28	22	1,1	0,9
Seeaal, geräuchert	167	0,700	626	894	311	444	20	29	260	371	34	49	0,8	1,1
Seelachs, geräuchert	98	0,412	648	1573	398	966	20	49	160	388	★	★	0,9	2,2
in Öl (Lachsersatz)	150	0,628	2900	4618	55	88	31	49	240	382	★	★	★	★
Thunfisch in Öl	283	1,185	361	305	343	289	7	6	294	248	28	24	1,2	1,0
FLEISCH UND GEFLÜGEL														
GEFLÜGEL														
Ente	227	0,951	140	147	292	307	11	12	187	197	★	★	2,1	2,2
Gans	342	1,430	86	60	420	294	12	8	184	129	★	★	1,9	1,3
Huhn, Brathuhn	166	0,695	83	119	359	517	12	17	200	288	37	53	1,8	2,6
Brust, mit Haut	145	0,605	66	109	264	436	14	23	212	350	★	★	1,1	1,8
Keule (Schlegel), mit Haut	174	0,726	95	131	250	344	15	21	188	259	★	★	1,8	2,5
Suppenhuhn	257	1,074	★	★	190	177	11	10	178	166	★	★	1,4	1,3
Leber	136	0,567	68	120	218	384	18	32	240	423	13	23	7,4	13,1
Puter (Truthahn), ausgewachsene Tiere	212	0,886	63	71	300	339	25	28	226	255	27	30	1,4	1,6
Brust, ohne Haut	105	0,441	46	105	333	755	★	★	★	★	20	45	1,0	2,3

Werte stellen das Mittel handelsüblicher Produkte dar. Sie wurden teils analytisch, teils durch Berechnung ermittelt.   ★ = keine Daten

Mineralstoffgehalt und Mineralstoffdichte ausgewählter Lebensmittel

LEBENSMITTEL (verzehrbarer Anteil)	Brennwert		Natrium		Kalium		Calcium		Phosphor		Magnesium		Eisen	
	kcal/ 100 g	MJ/ 100 g	Gehalt mg/ 100 g	Dichte mg/ MJ	Gehalt mg/ 100 g	Dichte mg/ MJ	Gehalt mg/ 100 g	Dichte mg/ MJ	Gehalt mg/ 100 g	Dichte mg/ MJ	Gehalt mg/ 100 g	Dichte mg/ MJ	Gehalt mg/ 100 g	Dichte mg/ MJ
Truthahn, Keule, ohne Haut	114	0,479	86	180	289	603	★	★	★	★	17	35	2,0	4,2
Jungtiere	179	0,752	66	88	315	419	26	35	238	316	28	37	1,5	2,0
HAMMELFLEISCH UND LAMMFLEISCH														
Muskelfleisch, ohne Fett	112	0,469	94	200	289	616	12	26	185	394	19	41	1,8	3,8
Brust	381	1,594	93	58	294	184	9	6	155	97	★	★	2,3	1,4
Filet	112	0,469	94	200	289	616	12	26	162	345	19	41	1,8	3,8
Keule (Schlegel)	234	0,979	78	76	380	372	10	10	213	209	23	23	2,7	2,6
Kotelett	348	1,454	90	62	345	237	9	6	138	94	14	10	2,2	1,5
Lende	194	0,810	75	93	295	364	9	11	140	172	★	★	2,0	2,5
Schnitzel	131	0,549	80	146	417	759	★	★	★	★	★	★	2,0	3,6
Herz	158	0,661	118	179	248	375	4	6	160	242	16	24	6,1	9,2
Leber	133	0,556	95	171	282	507	4	7	364	654	14	25	12,4	22,3
KALBFLEISCH														
Muskelfleisch, ohne Fett	95	0,397	94	236	388	977	13	33	198	498	16	40	2,1	5,3
Brust	131	0,549	105	191	329	599	11	20	237	431	★	★	3,0	5,5
Filet	95	0,397	95	239	348	876	12	30	200	503	★	★	★	★
Haxe	98	0,410	115	280	300	731	12	29	200	487	★	★	3,0	7,3
Keule (Schlegel)	97	0,407	86	211	343	842	13	32	198	486	16	39	2,3	5,7
Kotelett	112	0,470	93	198	369	785	13	28	195	415	16	34	2,1	4,5
Schnitzel	99	0,414	83	201	355	858	15	36	206	498	★	★	3,0	7,2
Bries	99	0,416	87	209	386	928	1	2	120	288	22	53	2,0	4,8
Herz	114	0,475	104	219	265	558	16	34	180	379	25	53	3,7	11,0
Leber	130	0,543	87	160	316	582	9	17	306	564	19	35	7,9	14,5
Lunge	90	0,376	154	410	303	806	5	13	★	★	★	★	5,0	13,3
Niere	128	0,534	200	375	290	543	10	19	260	487	18	34	3,4	6,4
Zunge	128	0,535	84	157	200	374	9	17	190	355	10	19	3,0	5,6
RINDFLEISCH														
Muskelfleisch, ohne Fett	105	0,439	57	130	385	877	4	9	194	442	21	48	1,9	4,3
Filet	121	0,504	51	101	340	675	3	6	164	325	22	44	2,3	4,6
Hochrippe (dicke Rippe, Rostbraten)	161	0,671	95	142	348	519	12	18	149	222	18	27	2,1	3,1
Kamm (Hals)	150	0,625	76	122	362	579	13	21	200	320	★	★	3,2	5,1
Keule (Schlegel)	148	0,619	80	129	357	577	13	21	195	315	20	32	2,6	4,2
Lende (Roastbeef)	130	0,542	74	137	335	618	12	22	157	290	23	42	2,5	4,6
Ochsenschwanz	184	0,769	107	139	206	268	13	17	★	★	★	★	★	★
Corned beef (deutsch)	141	0,589	833	1412	131	222	33	56	★	★	★	★	★	★
Hackfleisch, 14% Fett	216	0,904	★	★	199	220	18	20	190	210	33	37	2,4	2,7
Luncheon meat (Frühstücksfleisch)	294	1,229	1060	862	212	172	12	10	220	279	59	48	2,2	1,8
Rindfleisch in Dosen (i. D.)	196	0,822	600	730	★	★	★	★	★	★	★	★	★	★

Werte stellen das Mittel handelsüblicher Produkte dar. Sie wurden teils analytisch, teils durch Berechnung ermittelt.　　★ = keine Daten

M

Mineralstoffgehalt und Mineralstoffdichte ausgewählter Lebensmittel

LEBENSMITTEL (verzehrbarer Anteil)	Brennwert kcal/100 g	Brennwert MJ/100 g	Natrium Gehalt mg/100 g	Natrium Dichte mg/MJ	Kalium Gehalt mg/100 g	Kalium Dichte mg/MJ	Calcium Gehalt mg/100 g	Calcium Dichte mg/MJ	Phosphor Gehalt mg/100 g	Phosphor Dichte mg/MJ	Magnesium Gehalt mg/100 g	Magnesium Dichte mg/MJ	Eisen Gehalt mg/100 g	Eisen Dichte mg/MJ
Rindfleisch, Herz	124	0,517	108	131	286	347	9	11	195	237	25	30	5,1	6,2
Leber	bis 126	bis 0,526	116	221	292	555	7	13	352	669	17	32	6,5	12,4
Lunge	99	0,412	198	481	228	553	13	32	224	544	★	★	7,5	18,2
Niere	116	0,485	235	485	245	505	11	23	248	511	20	41	9,5	19,6
Zunge	209	0,873	100	115	255	292	10	11	229	262	10	11	3,0	3,4
SCHWEINEFLEISCH														
Muskelfleisch, ohne Fett	105	0,440	60	136	387	880	3	7	204	464	27	61	1,0	2,3
Bauch	539	2,256	59	26	157	70	1	+	55	24	★	★	★	★
Bug (Schulter)	271	1,132	74	65	291	257	9	8	149	132	★	★	1,8	1,6
Eisbein (Haxe)	186	0,777	78	100	320	412	2	3	78	100	★	★	★	★
Filet	106	0,445	74	166	348	782	2	4	173	389	22	49	3,0	6,7
Kamm	197	0,830	76	92	252	304	5	6	139	167	17	20	2,2	2,7
Keule (Schlegel, Hinterschinken)	274	1,145	72	63	292	255	9	8	172	150	21	18	1,7	1,5
Kopf	324	1,357	77	57	190	140	3	2	196	144	★	★	★	★
Kotelett	150	0,626	62	99	326	521	11	18	150	240	24	38	1,8	2,9
Rückenspeck, frisch	759	3,175	21	7	14	4	2	0,6	13	4	★	★	0,3	0,9
Schnitzel	106	0,443	56	126	373	842	2	5	194	438	★	★	2,3	5,2
Kasseler	237	0,990	958	968	324	327	6	6	160	161	★	★	2,5	2,5
Herz	87	0,363	80	220	257	708	20	55	176	485	20	55	4,3	11,8
Leber	133	0,560	77	138	350	625	10	18	362	646	21	38	22,1	39,5
Niere	96	0,405	173	427	242	600	11	27	260	642	16	40	10,0	24,7
WILD UND SONSTIGE FLEISCHARTEN														
Hase	113	0,474	50	105	400	844	9	19	220	464	28	59	2,4	5,1
Hirsch	112	0,469	61	130	330	704	7	15	249	531	29	62	★	★
Reh, Keule (Schlegel)	97	0,407	60	147	309	760	5	12	220	540	★	★	3,0	7,4
Rücken	122	0,510	84	165	342	671	25	49	220	431	★	★	3,0	5,9
Kaninchen	152	0,643	47	73	382	594	14	22	224	348	29	45	3,5	5,4
FLEISCH- UND WURSTWAREN														
Bierschinken	169	0,707	753	1065	261	369	15	21	152	215	18	25	1,5	2,1
Bockwurst	277	1,159	700	604	★	★	★	★	67	58	★	★	★	★
Bratwurst (Schweinsbratwurst)	298	1,249	520	416	140	112	5	4	190	152	15	12	1,0	0,8
Cervelatwurst	456	1,910	1260	660	300	157	24	13	155	81	11	6	1,7	0,9
Dosenwürstchen	228	0,956	711	744	165	173	10	10	185	194	9	9	2,7	2,8
Fleischkäse (Leberkäse)	297	1,243	599	481	299	241	4	3	★	★	15	12	2,0	1,6
Fleischwurst	296	1,239	829	669	199	161	14	11	129	104	13	10	1,7	1,4
Frankfurter Würstchen	272	1,338	778	581	180	135	8	6	107	80	11	8	1,8	1,3
Gelbwurst (Hirnwurst)	281	1,174	640	545	285	243	★	★	★	★	★	★	★	★
Jagdwurst	205	0,858	818	953	260	303	14	16	144	168	19	22	2,9	3,4

Werte stellen das Mittel handelsüblicher Produkte dar. Sie wurden teils analytisch, teils durch Berechnung ermittelt.   ★ = keine Daten

M

Mineralstoffgehalt und Mineralstoffdichte ausgewählter Lebensmittel

LEBENSMITTEL (verzehrbarer Anteil)	Brennwert		Natrium		Kalium		Calcium		Phosphor		Magnesium		Eisen	
	kcal/ 100 g	MJ/ 100 g	Gehalt mg/ 100 g	Dichte mg/ MJ	Gehalt mg/ 100 g	Dichte mg/ MJ	Gehalt mg/ 100 g	Dichte mg/ MJ	Gehalt mg/ 100 g	Dichte mg/ MJ	Gehalt mg/ 100 g	Dichte mg/ MJ	Gehalt mg/ 100 g	Dichte mg/ MJ
Knackwurst	351	1,486	1190	801	195	131	28	19	144	97	★	★	★	★
Leberpastete	314	1,315	738	561	173	104	10	8	191	145	15	11	6,4	4,9
Leberwurst	420	1,759	810	460	143	81	41	23	154	88	★	★	5,3	3,0
Leberwurst, mager	257	1,075	400	372	140	130	9	8	240	223	7	7	5,5	5,1
Mettwurst (Braunschweiger)	455	1,905	1090	572	213	112	13	7	160	84	11	6	1,6	0,8
Mortadella	345	1,443	668	463	207	143	42	29	143	99	19	13	3,1	2,1
Münchner Weißwurst	287	1,202	620	516	122	101	25	21	★	★	★	★	★	★
Rotwurst (Blutwurst)	301	1,259	680	540	38	30	7	6	22	17	8	6	6,4	5,1
Salami	371	1,562	1260	807	302	193	38	24	167	107	11	7	2,1	1,3
Schinken, gesalzen und gekocht	193	0,808	876	1084	270	334	10	12	136	168	24	30	2,5	3,1
Schinken, gesalzen und geräuchert	383	1,601	1400	847	248	155	10	6	207	129	20	12	2,3	1,4
Speck, durchwachsen	621	2,600	1770	681	225	87	9	3	108	42	15	6	0,8	0,3
Wiener Würstchen	277	1,161	941	811	204	176	13	11	170	146	★	★	2,4	2,0
FLEISCHBRÜHEN														
Fleischextrakt	247	1,031	1760	1707	7200	6984	163	158	2380	2308	374	363	39,0	37,8
Fette Brühe	351	1,467	★	★	375	256	175	119	555	378	★	★	★	★
Klare Fleischsuppe, verzehrfertig	6	0,027	★	★	★	★	★	★	★	★	★	★	★	★

GETREIDE UND GETREIDE-ERZEUGNISSE

GETREIDE, MEHLE UND SONSTIGE MAHLPRODUKTE

LEBENSMITTEL (verzehrbarer Anteil)	Brennwert		Natrium		Kalium		Calcium		Phosphor		Magnesium		Eisen	
Amaranth	365	1,527	25	16	484	316	214	140	582	380	308	201	9,0	5,9
Buchweizen, Korn, geschält	340	1,421	2	1	324	228	21	15	254	179	85	60	3,2	2,3
Vollmehl	340	1,421	1	1	380	267	33	23	189	133	50	35	2,0	1,4
Gerste, Korn[a]	315	1,316	18	14	444	337	38	29	342	260	114	87	2,8	2,1
Graupen	338	1,415	5	4	190	134	14	10	189	134	125	88	2,0	1,4
Grünkern (Dinkel), Korn	320	1,340	2,8	2	447	334	22	16	411	307	130	97	4,2	3,1
Mehl	332	1,390	3	2	381	274	24	17	384	276	114	82	3,0	0,7
Hafer, Korn[a]	359	1,502	8	5	355	236	79	53	342	228	129	86	5,8	3,9
Flocken (Vollkorn)	354	1,479	5	3	360	243	65	44	405	274	139	94	5,1	3,4
Hirse, Korn	354	1,478	3	2	150	101	20	14	310	210	170	115	9,0	6,1
Mais, Korn	333	1,392	6	4	330	237	15	11	256	184	120	86	1,5	1,1
Pop-Corn	368	1,589	3	2	240	151	11	7	281	177	★	★	1,7	1,1
Grieß	339	1,417	1	1	80	56	4	3	73	52	20	14	1,0	0,7
Vollmehl	333	1,392	1	1	120	86	19	14	260	187	47	35	2,3	1,7
Quinoa	343	1,422	10	7	804	565	80	56	328	231	276	194	8,0	5,6
Reis, Korn unpoliert[a]	348	1,455	10	7	150	104	23	16	325	225	157	109	2,6	1,8
poliert	347	1,452	6	4	103	71	6	4	120	83	64	44	0,6	0,4
Mehl	351	1,474	4	3	104	71	7	5	90	61	23	16	0,4	0,3

Werte stellen das Mittel handelsüblicher Produkte dar. Sie wurden teils analytisch, teils durch Berechnung ermittelt.   ★ = keine Daten   [a] = entspelzt

Mineralstoffgehalt und Mineralstoffdichte ausgewählter Lebensmittel

LEBENSMITTEL (verzehrbarer Anteil)	Brennwert		Natrium		Kalium		Calcium		Phosphor		Magnesium		Eisen	
	kcal/100 g	MJ/100 g	Gehalt mg/100 g	Dichte mg/MJ	Gehalt mg/100 g	Dichte mg/MJ	Gehalt mg/100 g	Dichte mg/MJ	Gehalt mg/100 g	Dichte mg/MJ	Gehalt mg/100 g	Dichte mg/MJ	Gehalt mg/100 g	Dichte mg/MJ
Roggen, Korn	264	1,104	40	36	510	462	64	58	373	338	120	109	4,6	4,2
Mehl, Type 815	300	1,254	1	1	170	136	22	18	135	108	26	21	2,1	1,7
Mehl, Type 1150	295	1,234	1	1	297	241	20	16	234	190	67	54	2,4	1,9
Vollkornmehl/Backschrot, Type 1800	273	1,143	2	2	439	384	23	20	326	285	83	73	4,0	3,5
Weizen, Korn	304	1,274	8	7	381	299	44	35	341	268	128	100	2,2	2,6
Grieß	324	1,355	1	1	112	83	17	13	87	64	30	22	1,0	0,7
Mehl, Type 405	339	1,419	2	1	108	76	15	11	74	52	★	★	1,5	1,1
Mehl, Type 1050	330	1,382	2	1	203	147	14	10	208	151	53	38	2,8	2,0
Vollkornmehl/Backschrot, Type 1700	306	1,282	2	2	290	226	40	31	392	306	140	109	4,0	3,1
Keime, getrocknet	311	1,301	5	4	837	643	69	53	1100	846	250	192	8,0	6,1
Speisekleie	176	0,736	2	3	1290	1753	43	58	1240	1685	590	802	3,6	5,8
STÄRKE-MEHL														
Kartoffel-Stärke	336	1,405	7	5	15	11	35	25	6	4	5	4	1,8	1,3
Mais-Stärke	346	1,448	3	2	7	5	+	+	30	21	2	1	0,5	0,3
Reis-Stärke	343	1,436	61	42	8	6	20	14	10	7	2	1	+	+
Weizen-Stärke	333	1,391	2	1	16	12	0	0	20	14	+	+	0	+
BACKWAREN														
BROTE														
Roggenbrot	216	0,903	523	579	244	270	25	28	118	131	35	39	2,5	2,8
Roggenmischbrot	210	0,879	537	611	185	210	23	26	183	208	40	46	2,3	2,6
Roggenschrot- und Vollkornbrot	193	0,808	527	652	291	360	43	53	198	245	70	87	3,0	3,7
Weizenbrot	238	0,995	540	543	130	131	58	58	90	90	24	24	0,9	0,9
Weizenmischbrot	225	0,933	553	593	177	190	17	18	127	136	75	80	1,7	1,8
Weizenschrot- und Vollkornbrot	199	0,825	430	521	209	253	42	51	244	296	92	111	1,6	1,9
Weizenbrötchen	272	1,138	553	486	130	114	27	24	102	90	30	26	1,2	1,1
Weizentoastbrot	257	1,075	551	513	160	149	25	23	90	84	24	22	2,2	2,0
Knäckebrot	318	1,927	463	240	436	226	55	29	318	165	68	35	5,0	2,6
Pumpernickel	182	0,761	370	486	338	444	55	72	147	193	80	105	2,4	3,2
Steinmetzbrot	203	0,851	420	494	275	323	26	31	259	304	22	26	3,0	3,5
FEIN- UND DAUERBACKWAREN														
Butterkeks	422	1,769	387	219	139	79	47	27	109	62	23	13	1,8	1,0
Mandelmakronen	376	1,572	59	38	430	274	115	73	209	133	94	60	1,9	1,2
Salzstangen, Salzbrezeln	389	1,626	1800	1107	124	76	147	90	★	★	★	★	0,7	0,4
Zwieback, eifrei	380	1,596	265	166	160	100	40	25	120	75	16	10	1,5	0,9
FRÜHSTÜCKSFLOCKEN														
Kleieflocken, gezuckert	247	1,033	★	★	1000	968	70	68	1000	968	★	★	9,0	8,7
Corn-Flakes	352	1,473	938	637	120	81	13	9	59	40	14	10	2,0	1,4

M

Werte stellen das Mittel handelsüblicher Produkte dar. Sie wurden teils analytisch, teils durch Berechnung ermittelt.   + = in Spuren, ★ = keine Daten, 0 = praktisch nicht vorhanden

Mineralstoffgehalt und Mineralstoffdichte ausgewählter Lebensmittel

LEBENSMITTEL (verzehrbarer Anteil)	Brennwert		Natrium		Kalium		Calcium		Phosphor		Magnesium		Eisen	
	kcal/ 100 g	MJ/ 100 g	Gehalt mg/ 100 g	Dichte mg/ MJ	Gehalt mg/ 100 g	Dichte mg/ MJ	Gehalt mg/ 100 g	Dichte mg/ MJ	Gehalt mg/ 100 g	Dichte mg/ MJ	Gehalt mg/ 100 g	Dichte mg/ MJ	Gehalt mg/ 100 g	Dichte mg/ MJ
Müsli-Mischung, Trockenprodukt	394	1,647	15	9	420	255	75	46	140	85	65	39	3,0	1,8
Früchte-Müsli, ohne Zucker	363	1,519	55	36	580	382	70	46	325	206	120	79	3,6	2,4
Schoko-Müsli	399	1,669	155	93	350	210	80	48	300	178	109	65	3,6	2,2
TEIGWAREN														
Eier-Teigwaren (Nudeln), roh	347	1,452	17	12	164	113	27	19	195	134	67	46	1,6	1,1
Spaghetti, eifrei, roh	362	1,513	5	3	★	★	22	15	165	109	★	★	1,5	1,0
VERSCHIEDENES														
Bierhefe (getrocknet)	229	0,958	77	80	1410	1472	50	52	1900	1983	230	240	17,5	18,3
Bäckerhefe	96	0,403	26	65	640	1588	23	57	590	1460	60	149	5,0	12,4

HÜLSENFRÜCHTE, SAMEN UND NÜSSE
HÜLSENFRÜCHTE

LEBENSMITTEL (verzehrbarer Anteil)	Brennwert		Natrium		Kalium		Calcium		Phosphor		Magnesium		Eisen	
Alfalfa-Luzerne, Sprossen, frisch	34	0,141	6	5	79	69	30	26	70	61	27	24	1,0	0,9
Bohnen, weiß	294	1,228	3	2	1300	1059	113	92	430	350	140	114	6,1	9,9
Erbsen	272	1,138	26	23	930	817	51	45	378	332	116	102	5,2	4,6
Kichererbsen	275	1,151	27	23	810	704	110	96	407	354	155	135	6,9	6,0
Kichererbsensprossen, frisch	153	0,642	20	31	380	592	36	56	165	257	56	87	2,3	3,6
Limabohne	286	1,196	20	17	1700	1421	85	71	320	268	201	168	5,9	4,9
Linsen	310	1,296	6,6	5	810	625	74	57	412	318	77	59	7,5	5,8
Sojabohnen	322	1,347	4	3	1750	1299	201	149	550	408	220	163	6,6	4,9
Sojakäse (Tofu)	82	0,343	7	20	121	353	105	306	98	286	103	300	5,4	15,7
Sojafleisch, trocken	249	1,043	★	★	2100	2013	250	240	650	623	300	288	11,0	10,5
Sojamehl, vollfett	347	1,452	4	3	1870	1288	195	134	553	381	247	170	12,1	8,3
Sojamilch	36	0,151	★	★	★	★	21	139	48	318	★	★	0,8	5,3
Sojasprossen, frisch	49	0,206	17	82	250	1214	42	204	58	282	25	121	0,8	3,9
SAMEN UND NÜSSE														
Cashew-Nuß	569	2,380	15	6	552	232	31	13	375	158	270	113	2,8	1,2
Erdnuß	571	2,390	11	5	661	277	40	17	341	143	163	68	1,8	0,8
geröstet	586	2,450	5,7	1	777	317	65	27	410	167	180	73	2,3	0,9
Erdnußbutter	630	2,636	★	★	670	254	65	25	410	156	175	66	2,0	0,8
Haselnuß	643	2,692	2	<1	630	234	225	84	330	123	150	56	3,8	1,
Kastanie (Marone)	196	0,818	2	2	707	864	33	40	87	106	45	55	1,4	1,7
Kokosnuß, reif	369	1,544	35	23	379	244	20	13	94	61	39	25	2,0	1,3
Kokosmilch	9	0,036	47	1306	282	7833	27	750	33	917	28	778	0,1	2,8
Kokosraspel	606	2,536	28	11	750	296	22	9	160	63	90	35	3,6	1,4
Lupinensamen (bitter), ungeschält	428	1,790	1210	676	1630	911	180	101	880	492	430	240	7,6	4,2
Macadamianuß	686	2,870	★	★	265	92	51	18	201	70	★	★	0,2	0,1
Mandel	576	2,410	20	8	835	346	252	105	454	188	170	71	4,7	2,0

Werte stellen das Mittel handelsüblicher Produkte dar. Sie wurden teils analytisch, teils durch Berechnung ermittelt.   ★ = keine Daten

Mineralstoffgehalt und Mineralstoffdichte ausgewählter Lebensmittel

LEBENSMITTEL (verzehrbarer Anteil)	Brennwert kcal/ 100 g	Brennwert MJ/ 100 g	Natrium Gehalt mg/ 100 g	Natrium Dichte mg/ MJ	Kalium Gehalt mg/ 100 g	Kalium Dichte mg/ MJ	Calcium Gehalt mg/ 100 g	Calcium Dichte mg/ MJ	Phosphor Gehalt mg/ 100 g	Phosphor Dichte mg/ MJ	Magnesium Gehalt mg/ 100 g	Magnesium Dichte mg/ MJ	Eisen Gehalt mg/ 100 g	Eisen Dichte mg/ MJ
Paranuß	668	2,796	2	<1	644	230	130	46	674	241	160	57	3,4	1,2
Pecannuß	702	2,937	★	★	604	206	73	25	290	99	142	48	2,4	0,8
Pinienkerne	674	2,820	★	★	★	★	12	4	605	215	★	★	5,2	1,8
Pistazienkerne	598	2,500	★	★	1020	408	130	52	500	200	160	64	7,3	2,9
Sesamsamen	565	2,364	45	19	458	194	783	331	607	257	347	147	10,0	4,2
Sonnenblumenkerne, geschält	580	2,427	2	<1	725	299	100	41	618	255	430	177	7,0	2,9
Walnuß	666	2,788	2	<1	570	204	87	31	410	147	135	48	2,1	0,8
GEMÜSE UND GEMÜSEPRODUKTE														
Artischocke, roh	22	0,091	47	516	350	3846	53	582	130	1429	26	286	1,5	16,5
Aubergine	17	0,072	3	42	224	3111	13	181	21	292	11	153	0,4	5,6
Bambussprossen, roh	17	0,072	6	83	470	6528	15	208	55	764	★	★	0,7	9,7
Blattsellerie, roh	23	0,098	96	980	291	2969	50	510	40	408	27	276	0,5	5,1
Bleichsellerie (Stauden-), roh	15	0,064	132	2063	344	5375	80	1250	48	750	12	188	0,5	7,8
Blumenkohl, roh	22	0,092	16	174	311	3380	22	239	54	587	17	185	1,6	17,4
Bohnen, grün, roh	32	0,136	2	15	243	1787	56	412	44	324	26	191	0,8	5,9
getrocknet	290	1,215	★	★	1770	1457	197	162	419	345	★	★	7,0	5,8
in Dosen, Gesamtinhalt	22	0,092	249	2707	148	1609	34	370	24	261	20	217	1,3	14,1
Brennessel	12	0,050	18	360	316	6320	190	3800	61	1220	★	★	★	★
Broccoli, roh	26	0,108	14	130	373	3454	113	1046	82	759	24	222	1,3	12,0
Brunnenkresse, roh	18	0,077	12	156	276	3584	180	2338	64	831	34	442	3,1	40,3
Chicorée, roh	16	0,068	4	59	192	2824	26	382	26	382	13	191	0,7	10,3
Chinakohl, roh	13	0,054	19	352	144	2667	40	741	30	556	11	204	0,6	11,1
Endivien	10	0,041	53	1293	320	7805	54	1317	54	1317	13	317	1,6	39,0
Erbsen, grün, roh	69	0,290	1	3	340	1172	15	52	100	345	30	103	1,9	6,6
in Dosen, Gesamtinhalt	56	0,233	236	1013	99	425	20	86	62	266	20	86	1,5	6,4
Feldsalat, roh	14	0,057	4	70	420	7368	32	561	49	860	13	228	2,0	35,1
Fenchel, roh	24	0,098	86	878	494	5041	109	1112	51	520	49	500	2,7	27,6
Gartenkresse, roh	33	0,138	5	36	550	3986	214	1551	38	275	★	★	2,9	21,0
Grüner Pfeffer, roh	16	0,067	2	30	210	3134	9	134	25	373	11	164	0,4	6,0
Grünkohl (Braunkohl), roh	37	0,153	44	288	490	3203	212	1386	87	569	34	222	1,9	12,4
Gurken, roh	12	0,051	8	157	141	2765	15	294	23	451	8	157	0,5	9,8
Salz-Dill-Gurken	25	0,104	960	9231	★	★	30	288	30	288	★	★	1,6	15,4
Ingwer	61	0,256	34	133	910	3555	97	379	140	547	130	508	17,0	66,4
Kartoffeln, roh	70	0,292	3	10	411	1408	6	21	50	171	20	68	0,4	1,4
Chips	536	2,254	450	200	1000	444	52	23	147	65	64	28	2,3	1,0
gekocht (mit Schale)	70	0,292	3	10	443	1517	10	34	50	171	★	★	0,8	2,7
geröstet	121	0,508	★	★	785	1545	24	47	78	154	★	★	1,6	3,1

Werte stellen das Mittel handelsüblicher Produkte dar. Sie wurden teils analytisch, teils durch Berechnung ermittelt.   ★ = keine Daten

Mineralstoffgehalt und Mineralstoffdichte ausgewählter Lebensmittel

LEBENSMITTEL (verzehrbarer Anteil)	Brennwert		Natrium		Kalium		Calcium		Phosphor		Magnesium		Eisen	
	kcal/ 100 g	MJ/ 100 g	Gehalt mg/ 100 g	Dichte mg/ MJ	Gehalt mg/ 100 g	Dichte mg/ MJ	Gehalt mg/ 100 g	Dichte mg/ MJ	Gehalt mg/ 100 g	Dichte mg/ MJ	Gehalt mg/ 100 g	Dichte mg/ MJ	Gehalt mg/ 100 g	Dichte mg/ MJ
Kartoffeln, Pommes frites, verzehrfertig	290	1,214	6	5	926	763	20	16	112	92	★	★	1,9	1,6
Trockenkartoffeln	337	1,408	13	9	2100	1491	25	18	103	73	★	★	3,7	2,6
Knoblauch, roh	135	0,566	★	★	★	★	38	67	134	237	★	★	1,4	2,5
Knollensellerie, roh	18	0,077	77	1000	310	4026	68	883	80	1039	9	117	0,5	6,5
Kohlrabi, roh	24	0,102	32	314	372	3647	68	667	51	500	43	422	0,9	8,8
Kohlrübe, roh	35	0,146	10	68	227	1555	47	322	39	267	11	75	0,5	3,4
Kopfsalat, roh	16	0,065	8	123	172	2646	20	308	22	338	9	138	0,3	4,6
Kürbis, roh	26	0,107	1	9	383	3579	22	206	44	411	8	75	0,8	7,5
Löwenzahnblätter, roh	52	0,218	76	349	435	1995	173	794	70	321	36	165	3,1	14,2
Mangold, roh	14	0,058	90	1552	376	6483	103	1776	39	672	★	★	2,7	46,6
Meerrettich, roh	63	0,263	9	34	554	2106	105	399	65	247	33	125	1,4	5,3
Möhren (Karotten), roh	28	0,117	60	513	290	2479	41	350	36	308	17	145	2,1	17,9
getrocknet	210	0,878	495	564	2640	3007	256	292	103	117	★	★	4,7	5,4
in Dosen, Gesamtinhalt	20	0,084	61	726	140	1667	24	286	22	262	★	★	0,7	8,3
Saft	22	0,092	52	565	219	2380	27	293	31	337	★	★	★	★
Paprikafrüchte, roh	20	0,084	2	24	177	2107	10	119	26	310	12	143	0,7	8,3
gedünstet	19	0,080	1	13	149	1863	9	113	20	250	11	138	0,5	6,3
Pastinake, roh	22	0,092	8	87	469	5098	51	554	73	793	22	239	0,6	6,5
Petersilienblatt, roh	50	0,211	33	156	1000	4739	245	1161	128	607	41	194	6	28,4
Petersilienwurzel, roh	40	0,168	12	71	880	5238	39	232	56	333	26	155	0,9	5,4
Porree (Lauch), Blätter, roh	25	0,104	5	48	235	2260	87	837	46	442	18	173	1	9,6
Knolle, roh	26	0,110	5	45	200	1818	87	791	54	491	15	136	1,1	10,0
Portulak, roh	26	0,108	2	19	390	3611	95	880	35	324	151	1398	3,6	33,3
Radieschen, roh	14	0,057	17	298	255	4474	35	614	28	491	8	140	1,2	21,1
Rettich, roh	14	0,057	18	316	322	5649	32	561	30	526	15	263	0,8	14,0
Rhabarber, roh	13	0,055	2	36	270	4909	52	945	24	436	13	236	0,5	9,1
Rosenkohl, roh	37	0,156	7	45	390	2500	31	199	80	513	22	141	1	6,4
Rote Rübe (Bete), roh	42	0,175	62	354	335	1914	29	166	45	257	25	143	0,9	5,1
Saft	36	0,152	200	1316	242	1592	2	13	29	191	★	★	★	★
Rotkohl, roh	21	0,086	4	47	267	3105	35	407	32	372	18	209	0,5	5,8
Sauerampfer, roh	21	0,087	4	46	362	4161	54	621	71	816	41	471	8,5	97,7
Sauerkraut, roh, abgetropft	17	0,070	355	5071	288	4114	48	686	43	614	14	200	0,6	8,6
Schnittlauch, roh	27	0,113	3	27	434	3841	129	1142	75	664	44	389	1,9	16,8
Schwarzwurzel, roh	16	0,067	5	75	320	4776	53	791	76	1134	23	343	3,3	49,3
Senf	102	0,425	1307	3075	130	306	124	292	134	315	48	113	1,8	4,2
Spargel, roh	18	0,075	4	53	203	2707	26	347	46	613	18	240	0,7	9,3
in Dosen, Gesamtinhalt	13	0,056	355	6339	104	1857	17	304	38	679	★	★	0,9	16,1
Spinat, roh	15	0,064	65	1016	633	9891	126	1969	55	859	58	906	4,1	64,1

Werte stellen das Mittel handelsüblicher Produkte dar. Sie wurden teils analytisch, teils durch Berechnung ermittelt.   ★ = keine Daten

LEBENSMITTEL (verzehrbarer Anteil)	Brennwert		Natrium		Kalium		Calcium		Phosphor		Magnesium		Eisen	
	kcal/ 100 g	MJ/ 100 g	Gehalt mg/ 100 g	Dichte mg/ MJ	Gehalt mg/ 100 g	Dichte mg/ MJ	Gehalt mg/ 100 g	Dichte mg/ MJ	Gehalt mg/ 100 g	Dichte mg/ MJ	Gehalt mg/ 100 g	Dichte mg/ MJ	Gehalt mg/ 100 g	Dichte mg/ MJ
Spinat, in Dosen, Gesamtinhalt	14	0,058	25	431	250	4310	85	1466	26	448	46	793	2,1	36,2
Saft	9	0,036	73	2028	412	11444	1	28	44	1222	40	1111	1,5	41,7
tiefgefroren	15	0,061	40	656	320	5246	120	1967	45	738	46	754	2,1	34,4
Süßkartoffel (Batate), roh	96	0,401	4	10	400	998	35	87	45	112	25	62	0,8	2,0
Tomaten, roh	17	0,073	3	41	242	3315	9	123	18	247	14	192	0,6	8,2
in Dosen	19	0,078	9	115	193	2474	9	115	11	141	13	167	0,5	6,4
Mark, gesalzen	39	0,162	590	3642	1160	7160	21	130	34	210	32	198	★	★
Saft	17	0,072	5	69	230	3194	15	208	15	208	10	139	0,6	8,3
Topinambur	30	0,127	★	★	480	3780	10	79	80	630	20	157	3,7	29,1
Wegerich, roh	119	0,498	★	★	350	703	7	14	35	70	33	66	0,5	1,0
Weiße Rübe, roh	25	0,104	58	558	240	2308	50	481	28	269	7	67	0,4	3,8
Weißkohl, roh	24	0,102	13	127	208	2039	49	480	29	284	23	225	0,5	4,9
getrocknet (ungeschwefelt)	219	0,917	★	★	2205	2405	405	442	287	313	★	★	3,9	4,3
Wirsing, roh	25	0,105	9	86	275	2619	47	448	55	524	12	114	0,9	8,6
Zucchini, roh	19	0,079	3	38	152	1924	30	380	25	316	★	★	1,5	19,0
Zuckermais, roh	86	0,361	+	+	300	831	2	6	83	230	27	75	0,5	1,4
in Dosen	110	0,461	209	453	230	499	★	★	★	★	★	★	★	★
Zwiebel, roh	28	0,118	9	76	135	1144	27	229	42	356	11	93	0,5	4,2
getrocknet	198	0,828	105	127	1040	1256	162	196	243	293	★	★	3,3	4,0
PILZE														
Austernpilz	11	0,044	6	136	254	5773	12	273	67	1523	13	295	1,2	27
Birkenpilz	18	0,074	2	27	346	4676	9	122	115	1554	★	★	1,6	22
Butterpilz	12	0,049	★	★	190	3878	25	510	★	★	6	122	1,3	27
Champignon (Zucht-)	17	0,070	12	171	418	5971	10	143	120	1714	13	186	1,1	16
in Dosen, Gesamtinhalt	14	0,058	360	6207	162	2793	19	328	69	1190	15	259	0,8	14
Hallimasch	13	0,055	★	★	440	8000	7	127	★	★	12	218	0,9	16
Morchel (Speise-)	12	0,048	2	42	390	8125	11	229	162	3375	11	229	1,2	25
Pfifferling	12	0,049	3	61	367	7490	4	82	56	1143	14	286	6,5	133
getrocknet	93	0,389	32	82	5370	13805	85	219	581	1494	★	★	17,2	44
in Dosen, Gesamtinhalt	13	0,053	165	3113	155	2925	5	94	33	623	6	113	1,0	19
Reizker	14	0,060	6	100	310	5167	6	100	74	1233	8	133	1,3	22
Rotkappe	14	0,060	+	+	314	5233	30	500	★	★	9	150	★	★
Steinpilz	17	0,070	6	86	486	6943	23	329	115	1643	12	171	1,0	14
getrocknet	124	0,052	14	269	2000	38462	34	654	642	12346	★	★	8,4	162
Trüffel	56	0,024	77	3208	526	21917	24	1000	62	2583	24	1000	3,5	146

Werte stellen das Mittel handelsüblicher Produkte dar. Sie wurden teils analytisch, teils durch Berechnung ermittelt.   + = in Spuren, ★ = keine Daten

Mineralstoffgehalt und Mineralstoffdichte ausgewählter Lebensmittel

LEBENSMITTEL (verzehrbarer Anteil)	Brennwert		Natrium		Kalium		Calcium		Phosphor		Magnesium		Eisen	
	kcal/ 100 g	MJ/ 100 g	Gehalt mg/ 100 g	Dichte mg/ MJ	Gehalt mg/ 100 g	Dichte mg/ MJ	Gehalt mg/ 100 g	Dichte mg/ MJ	Gehalt mg/ 100 g	Dichte mg/ MJ	Gehalt mg/ 100 g	Dichte mg/ MJ	Gehalt mg/ 100 g	Dichte mg/ MJ
OBST UND OBSTPRODUKTE														
Acerola, roh	16	0,066	5	76	83	1258	12	182	17	258	0	0	0,2	3,0
Konzentrat, fest	261	1,093	210	192	2330	2132	★	★	212	194	+	+	+	+
Saft	22	0,092	3	33	★	★	10	109	9	98	★	★	0,5	5,4
Ananas, roh	55	0,231	2	9	172	745	16	69	9	39	17	74	0,4	1,7
in Dosen, Gesamtinhalt	86	0,361	1	3	75	208	13	36	6	17	8	22	0,3	0,8
Saft	53	0,220	1	5	149	677	12	55	9	41	12	55	0,7	3,2
Apfel, ungeschält, roh	50	0,208	3	14	144	692	7	34	12	58	6	29	0,5	2,4
Gelee	242	1,013	15	15	49	48	10	10	3	3	★	★	★	★
getrocknet (geschwefelt)	255	1,067	10	9	622	583	31	29	51	48	★	★	1,2	1,1
Mus	79	0,328	2	6	114	348	4	12	6	18	10	30	0,4	1,2
Saft	57	0,208	2	10	109	524	7	34	8	38	4	19	0,3	1,4
Apfelsine, roh	42	0,177	1	6	189	1068	42	237	22	124	14	79	0,4	2,3
Konfitüre	259	1,082	11	10	53	49	32	30	5	5	★	★	★	★
Saft, frisch gepreßt	46	0,192	1	5	157	818	11	57	16	83	12	63	0,2	1,0
Saft-Konzentrat	212	0,885	43	49	674	762	34	38	86	97	83	94	1,3	1,5
Saft, ungesüßte Handelsware	44	0,185	1	5	186	1005	13	70	17	92	12	65	0,3	1,6
Aprikosen, roh	43	0,180	2	11	280	1556	17	94	22	122	9	50	0,6	3,3
getrocknet	240	1,003	11	11	1370	1366	82	82	111	111	50	50	4,4	4,4
in Dosen, Gesamtinhalt	71	0,298	13	44	171	574	11	37	15	50	9	30	0,7	2,3
Konfitüre	247	1,035	★	★	104	100	8	8	11	11	★	★	★	★
Nektar, ca. 40% Fruchtanteil	60	0,250	+	+	151	604	9	36	12	48	★	★	0,2	0,8
Avocado, roh	221	0,923	3	3	503	545	10	11	38	41	29	31	0,6	0,7
Banane, roh	94	0,392	1	3	382	974	8	20	27	69	36	92	0,7	1,8
getrocknet	326	1,362	4	3	1477	1084	32	23	104	76	★	★	2,8	2,1
Birne, roh	55	0,231	2	9	128	554	9	39	13	56	8	35	0,3	1,3
getrocknet	213	0,890	7	8	573	644	35	39	48	54	★	★	1,3	1,5
in Dosen, Gesamtinhalt	76	0,319	4	13	65	204	6	19	8	25	4	13	0,4	1,3
Nektar, 40% Fruchtanteil	55	0,228	1	4	39	171	3	13	5	22	★	★	0,1	0,4
Brombeere, roh	44	0,183	2	11	180	984	44	240	30	164	30	164	0,9	4,9
Konfitüre	259	1,084	★	★	★	★	★	★	14	13	★	★	★	★
Saft	38	0,158	1	6	170	1076	12	76	12	76	★	★	0,9	5,7
Cherimoya (Anone)	63	0,264	★	★	★	★	15	57	40	152	★	★	0,6	2,3
Dattel, getrocknet	277	1,160	18	16	649	559	61	53	60	52	50	43	2,5	2,2
Ebereschenfrucht, süß	85	0,356	+	+	234	657	42	118	33	93	17	48	2,0	5,6
Erdbeere, roh	32	0,134	2	15	147	1097	24	179	25	187	15	112	1,0	7,5
in Dosen	77	0,320	8	25	96	300	7	22	25	78	22	69	1,9	5,9

Werte stellen das Mittel handelsüblicher Produkte dar. Sie wurden teils analytisch, teils durch Berechnung ermittelt. + = in Spuren, ★ = keine Daten, 0 = praktisch nicht vorhanden

LEBENSMITTEL (verzehrbarer Anteil)	Brennwert		Natrium		Kalium		Calcium		Phosphor		Magnesium		Eisen	
	kcal/ 100 g	MJ/ 100 g	Gehalt mg/ 100 g	Dichte mg/ MJ	Gehalt mg/ 100 g	Dichte mg/ MJ	Gehalt mg/ 100 g	Dichte mg/ MJ	Gehalt mg/ 100 g	Dichte mg/ MJ	Gehalt mg/ 100 g	Dichte mg/ MJ	Gehalt mg/ 100 g	Dichte mg/ MJ
Erdbeere, Konfitüre	256	1,072	★	★	62	58	9	8	10	9	★	★	★	★
tiefgefroren	33	0,137	2	15	156	1139	24	175	25	182	15	109	1,0	7,3
Feige, roh	60	0,253	2	8	217	858	54	213	32	126	20	79	0,6	2,4
getrocknet	247	1,032	37	36	850	824	190	184	108	105	70	68	3,2	3,1
Granatapfelsaft, roh, frisch	69	0,290	1	3	200	690	3	10	8	28	3	10	0,2	0,7
Grapefruit, roh	45	0,187	2	11	180	963	18	96	16	86	10	53	0,4	2,1
Saft	36	0,152	2	13	129	849	8	53	13	86	9	59	0,3	2,0
Saft in Dosen, ungesüßt	47	0,197	1	5	149	756	8	41	13	66	8	41	0,5	2,5
Saft in Dosen, gesüßt	58	0,241	+	+	149	618	8	33	13	54	7	29	0,4	1,7
Guavas in Dosen, mit Sirup	65	0,273	7	26	120	440	8	29	11	40	6	22	★	★
Hagebutten, roh	89	0,370	146	395	291	786	257	695	258	697	104	281	0,5	1,4
Fleisch und Schale	89	0,373	★	★	★	★	★	★	★	★	★	★	★	★
Konfitüre	252	1,056	5	5	165	156	71	67	★	★	★	★	★	★
Heidelbeeren, roh	37	0,154	1	6	73	474	13	84	11	71	2	13	0,9	5,8
in Dosen, ungesüßt, Gesamtinhalt	24	0,098	★	★	★	★	11	112	6	61	★	★	★	★
in Dosen, gesüßt, Gesamtinhalt	81	0,337	2	6	63	187	12	36	16	47	4	12	2,6	7,7
Konfitüre	257	1,077	★	★	64	59	★	★	14	13	★	★	★	★
Kulturheidelbeeren	83	0,349	★	★	80	229	15	43	13	37	6	17	1,0	2,9
tiefgefroren, ungesüßt	83	0,349	1	3	70	201	10	29	11	32	★	★	0,8	2,3
Himbeeren, roh	33	0,140	1	7	169	1207	40	286	44	314	30	214	1,0	7,1
Gelee	242	1,011	★	★	72	71	★	★	5	5	★	★	★	★
in Dosen, gesüßt	86	0,361	7	19	92	255	18	50	13	36	13	36	1,8	5,0
in Dosen, ungesüßt	26	0,108	1	9	114	1056	15	139	15	139	★	★	0,6	5,6
Konfitüre	248	1,036	★	★	★	★	★	★	16	15	★	★	★	★
Saft, frisch gepreßt	28	0,118	3	25	153	1297	18	153	13	110	16	136	2,6	22,0
Sirup	263	1,101	2	2	90	82	16	15	15	14	7	6	2,0	1,8
Holunderbeeren, schwarz, roh	54	0,228	1	4	303	1329	37	162	57	250	★	★	1,6	7,0
Saft	38	0,160	1	6	288	1800	5	31	45	281	★	★	★	★
Honigmelone, roh – Fruchtfleisch	54	0,228	20	88	330	1447	6	26	21	92	10	44	0,2	0,9
Johannisbeeren, rot	33	0,138	1	7	238	1725	29	210	27	196	13	94	0,9	6,5
schwarz	39	0,164	1	6	310	1890	43	262	40	244	17	104	1,3	7,9
weiß	30	0,127	2	16	268	2110	30	236	23	181	9	71	1,0	7,9
Gelee, rot	247	1,033	4	4	80	77	6	6	★	★	★	★	★	★
Konfitüre	257	1,073	★	★	★	★	★	★	20	19	★	★	★	★
Nektar, rot	61	0,224	+	+	110	491	7	31	7	31	★	★	0,3	1,3
Nektar, schwarz	64	0,236	5	21	98	415	15	64	10	42	★	★	0,3	1,3
Kaki, roh	72	0,301	4	13	170	565	10	33	20	66	8	27	0,3	1,0
Kaktusfeigen, roh	38	0,159	★	★	90	566	24	151	28	176	★	★	0,3	1,9

M

Werte stellen das Mittel handelsüblicher Produkte dar. Sie wurden teils analytisch, teils durch Berechnung ermittelt. + = in Spuren, ★ = keine Daten   [a] = ohne Schale und Kerne

Mineralstoffgehalt und Mineralstoffdichte ausgewählter Lebensmittel

LEBENSMITTEL (verzehrbarer Anteil)	Brennwert kcal/100 g	Brennwert MJ/100 g	Natrium Gehalt mg/100 g	Natrium Dichte mg/MJ	Kalium Gehalt mg/100 g	Kalium Dichte mg/MJ	Calcium Gehalt mg/100 g	Calcium Dichte mg/MJ	Phosphor Gehalt mg/100 g	Phosphor Dichte mg/MJ	Magnesium Gehalt mg/100 g	Magnesium Dichte mg/MJ	Eisen Gehalt mg/100 g	Eisen Dichte mg/MJ
Kirschen, süß, roh	63	0,262	3	11	229	874	17	65	20	76	11	42	0,4	1,5
sauer, roh	53	0,222	2	9	114	514	8	36	19	86	8	36	0,5	2,3
im Glas	83	0,347	2	6	131	378	12	35	14	40	21	61	0,5	1,4
Konfitüre	250	1,048	90	86	9	9	★	★	9	9	★	★	★	★
Kiwi, roh	50	0,209	4	19	295	1411	40	191	31	148	24	115	0,8	3,8
Korinthen, schwarz u. rot, getrocknet	259	1,084	20	18	710	655	95	88	40	37	36	33	1,8	1,7
Litschi, roh	75	0,315	3	10	182	578	8	25	30	95	10	32	0,4	1,3
Loganbeere, in Dosen	107	0,449	1	2	97	216	18	40	23	51	11	24	1,4	3,1
Mandarinen, roh	46	0,192	2	10	210	1094	33	172	19	99	11	57	0,4	2,1
Saft	46	0,193	1	5	158	819	19	98	15	78	★	★	0,2	1,0
Saft, ungesüßte Handelsware	44	0,185	1	5	158	854	18	97	14	76	★	★	0,2	1,1
Mango, roh	59	0,245	7	29	190	776	10	41	13	53	18	73	0,4	1,6
in Dosen	82	0,345	3	9	100	290	10	29	10	29	7	20	0,4	1,2
Melone, grün, rund, roh	25	0,105	14	133	320	3048	19	181	30	286	20	190	0,8	7,6
Mirabellen, roh	67	0,282	+	+	230	816	12	43	33	117	15	53	0,5	1,8
Nektarine, roh, ohne Stein	53	0,223	9	40	270	1211	4	18	24	108	13	58	0,5	2,2
Olive, grün, mariniert	133	0,554	2250	4061	49	88	96	173	17	31	19	34	1,7	3,1
schwarz, „griechische Art"	351	1,467	3288	2241	★	★	★	★	29	20	★	★	★	★
Papaya, roh	13	0,055	3	55	200	3636	23	418	15	273	40	727	0,4	7,3
Passionsfrucht, roh, ohne Schale	63	0,263	28	106	250	951	16	61	54	205	39	148	1,1	4,2
Pfirsich, roh	43	0,180	1	6	204	1133	8	44	21	117	9	50	0,5	2,8
getrocknet	244	1,020	13	13	1145	1123	46	45	122	120	54	53	6,5	6,4
in Dosen, Gesamtinhalt	69	0,289	3	10	130	450	4	14	13	45	5	17	0,3	1,0
Pflaumen, roh	49	0,205	2	10	221	1078	14	68	18	88	10	49	0,4	2,0
getrocknet	222	0,927	8	9	824	889	41	44	73	79	27	29	2,3	2,5
im Glas	75	0,315	12	38	118	375	10	32	14	44	★	★	1,1	3,5
Konfitüre	242	1,014	★	★	★	★	★	★	9	9	★	★	★	★
Preiselbeeren, roh	35	0,145	2	14	77	531	14	97	10	69	6	41	0,5	3,4
in Dosen, gesüßt	182	0,763	16	21	69	90	11	14	8	10	10	13	2,7	3,5
in Dosen, ungesüßt	34	0,143	9	63	72	503	13	91	14	98	10	70	1,5	10,5
Quitten, roh	38	0,159	3	19	201	1264	10	63	19	119	8	50	0,7	4,4
Konfitüre	238	0,994	★	★	★	★	★	★	9	9	★	★	★	★
Reineclaude, roh	56	0,236	1	4	243	1030	13	55	25	106	10	42	1,1	4,7
Rosinen, getrocknet, ohne Kerne	281	1,174	21	18	860	733	80	68	110	94	45	38	2,3	2,0
Sanddornbeeren, Saft	40	0,167	6	36	209	1251	★	★	★	★	9	54	★	★
Stachelbeeren, roh	37	0,156	1	6	179	1147	24	154	30	192	15	96	0,6	3,8
in Dosen, heavy sirup	90	0,377	1	3	98	260	11	29	9	24	★	0	0,3	0,8
Sultaninen, getrocknet, ganze Frucht	266	1,113	53	48	860	773	52	47	95	85	35	31	1,8	1,6

M

Werte stellen das Mittel handelsüblicher Produkte dar. Sie wurden teils analytisch, teils durch Berechnung ermittelt.   ★ = keine Daten   [a] = ohne Schale und Kerne
[b] = mindestens 85% der Ware sind verzehrbar

n verschiedener Lebensmittel

sgrundlage für die Tabellen »Besonders reiche Vitaminquellen« (Seite 4 bis 27) und Mineralstoffquellen« (Seite 43 bis 61) dienten:

empfohlene/übliche Verzehrmenge je Mahlzeit	entspricht etwa
DUKTE	
200 g	1 Glas
200 g	1 Glas
150 g oder 175 g	1 Becher
150 g oder 175 g	1 Becher
30 g	1½ Eßlöffel
30 g	3 Eßlöffel
45 g	1 bis 1½ Scheiben
52 g	1 Stück
19 g	1 Stück
33 g	1 Stück
43 g	1 Stück
10 bis 15 g	2 bis 3 Teelöffel
10 bis 15 g	2 bis 3 Teelöffel
5 g	1 Teelöffel
20 bis 25 g	4 bis 5 Teelöffel
20 g	
100 bis 150 g	
100 bis 150 g	
100 bis 150 g	
45 g	
100 bis 150 g	
100 g	
45 g	

LEBENSMITTEL (verzehrbarer Anteil)	empfohlene/übliche Verzehrmenge je Mahlzeit	entspricht etwa
GETREIDE		
Ganzes Korn	60 g	3 Eßlöffel
Graupen; Grieß; Grütze	60 g	3 Eßlöffel
Flocken	60 g	6 Eßlöffel
Mehle	60 g	3 Eßlöffel
Müsli	60 g	4 Eßlöffel
Keime	15 g	3 Eßlöffel
Kleie	15 g	3 Eßlöffel
Cornflakes	30 g	6 Eßlöffel
NÜSSE	10 bis 30 g	1 bis 3 Eßlöffel
SAMEN	10 g	1 Eßlöffel
BROT		
Knäckebrot	50 g	5 Scheiben
Mischbrot	175 g	3½ Scheiben
Schrot- und Vollkornbrot	175 g	3½ Scheiben
GEMÜSE UND HÜLSENFRÜCHTE		
Gemüse zum Garen	200 g	
Gemüse für Frischkost/Salate	100 g	
Hülsenfrüchte, getrocknet	75 g	
Kräuter	10 g	2 Eßlöffel
PILZE	100 bis 200 g	
OBST		
frisch	100 bis 200 g	
Trockenobst	35 g	
Obstsäfte	200 g	1 Glas
SÜSSWAREN		
Honig	20 g	1 Eßlöffel
Konfitüre	20 g	1 Eßlöffel
HEFEN	10 g	

LEBENSMITTEL (verzehrbarer Anteil)	Brennwert		Natrium		Kalium		Calcium		Phosphor		Magnesium		Eisen	
	kcal/ 100 g	MJ/ 100 g	Gehalt mg/ 100 g	Dichte mg/ MJ	Gehalt mg/ 100 g	Dichte mg/ MJ	Gehalt mg/ 100 g	Dichte mg/ MJ	Gehalt mg/ 100 g	Dichte mg/ MJ	Gehalt mg/ 100 g	Dichte mg/ MJ	Gehalt mg/ 100 g	Dichte mg/ MJ
Wassermelone, roh	37	0,156	1	6	158	1013	11	71	15	96	3	19	0,4	2,6
Weintrauben, roh	68	0,282	3	11	183	649	15	53	20	71	9	32	0,5	1,8
Saft	68	0,286	3	10	132	462	12	42	12	42	9	31	0,4	1,4
Zitrone, roh, geschält	36	0,149	3	20	144	966	19	128	16	107	28	188	0,6	4,0
Saft	27	0,111	1	9	138	1243	11	99	11	99	10	90	0,1	0,9
SÜSSWAREN UND SÜSSSPEISEN														
SÜSSWAREN														
Bienenhonig, im Durchschnitt	325	1,361	7	5	45	33	5	4	20	15	3	2	1,0	0,7
Brotaufstrich auf Nußbasis	529	2,213	44	20	442	200	130	59	201	91	59	27	3,9	1,8
Kakaopulver, stark entölt	272	1,142	60	53	1500	1313	190	166	740	648	500	438	12,0	10,5
Konfitüre, im Durchschnitt	266	1,119	10	9	15	13	10	9	15	13	10	9	+	
Marzipan	453	1,895	50	26	210	111	90	47	220	116	120	63	2,0	1,1
Nougat	500	2,092	3	1	155	74	75	36	125	60	65	31	3,0	1,4
Schokolade, halbbitter	507	2,122	15	7	450	212	60	28	220	104	150	71	3,0	1,4
Vollmilchschokolade	526	2,200	95	43	400	182	245	111	235	107	40	18	3,0	1,4
mit Haselnüssen (20%)	556	2,335	80	34	440	188	240	103	250	107	65	28	3,0	1,3
GETRÄNKE														
ALKOHOLISCHE GETRÄNKE														
Altbier (5°)[a]	43	0,180	★	★	49	272	4	22	29	161	11	61	+	+
Apfelwein (5°)	37	0,155	1	6	120	774	10	65	7	45	5	32	0,5	3,2
Bockbier, hell, untergärig (7°)[a]	62	0,259	3	12	72	278	4	15	50	193	12	46	+	+
Dessertweine (16°–18°)	160	0,672	2	3	100	149	10	15	10	15	12	45	0,5	0,7
Doppelbockbier, dunkel (8°)[a]	69	0,289	2	7	79	273	3	10	51	176	13	45	+	+
Exportbier, hell (5°)[a]	47	0,195	2	10	51	262	3	15	36	185	10	51	+	+
Fruchtwein (8°–10°)	74	0,311	2	6	100	322	10	32	6	19	★	★	0,5	1,6
Fruchtdessertwein (13°–14°)	127	0,533	2	4	100	188	10	19	6	11	★	★	0,5	0,9
Lagerbier (Vollbier), hell (5°)[a]	43	0,178	2	11	46	258	2	11	32	180	8	45	+	+
Pilsener Lagerbier (5°)[a]	43	0,178	3	17	50	281	4	22	31	174	10	56	+	+
Qualitätswein, weiß (10°–12°)	79	0,332	1	3	110	331	10	30	12	36	10	30	0,5	1,5
rot (10°–12°)	74	0,311	1	3	120	386	10	32	15	48	12	39	0,5	1,6
Sekt (11°–12°)	83	0,349	3	9	50	143	10	29	10	29	8	23	0,5	1,4
Tafelwein, weiß (9°–10°)	65	0,273	1	4	90	330	10	37	10	37	8	29	0,5	1,8
Weizenvollbier, hefefrei (5°)[a]	46	0,190	3	16	49	258	3	16	31	163	10	53	+	+
Weizenvollbier, hefehaltig (5°)[a]	46	0,190	2	11	44	232	3	16	32	168	8	42	+	+
ALKOHOLFREIE GETRÄNKE[b]														
Cola	44	0,185	6	32	1	5	4	22	14	76	★	★	★	★

M

79

Werte stellen das Mittel handelsüblicher Produkte dar. Sie wurden teils analytisch, teils durch Berechnung ermittelt.   + = in Spuren, ★ = keine Daten

[a] = Quelle: Prof. Dr. A. Piendel, persönliche Mitteilung, Freising-Weihenstephan, 1988; die Höhe des Alkoholgehalts, ausgedrückt in Volumenprozent (X°), wurde auf der Basis von Angaben in g/100 g errechnet.

[b] = Fruchtsäfte siehe unter Obst.

Empfehlungen der DGE für die Vitaminzufuhr
in absoluten Zahlen (mg beziehungsweise µg pro Tag) und in Vitamindichten (mg beziehungsweise µg pro MJ)

Nährstoff	Empfehlung	Männer[a]		Frauen[a]					Kinder und Jugendliche[a] 4 bis unter 7 J	7 bis unter 10 J	männlich 10 bis unter 13 J	13 bis unter 15 J	15 bis unter 19 J	weiblich 10 bis unter 13 J	13 bis unter 15 J	15 bis unter 19 J
		L_1	L_2	L_1	L_2	Sch_1	Sch_2	St								
Vitamin A	mg/Tag	1,0	1,0	0,8	0,8	0,8	1,1	1,8	0,7	0,8	0,9	1,1	1,1	0,9	1,0	0,9
	mg/MJ	0,09	0,10	0,09	0,09	0,09	0,11	0,16	0,09	0,10	0,10	0,10	0,09	0,10	0,10	0,09
Vitamin D	µg/Tag	5	5	5	5	5	10	10	5	5	5	5	5	5	5	5
	µg/MJ	0,45	0,5	0,6	0,6	0,6	1,0	0,9	0,7	0,6	0,5	0,5	0,4	0,6	0,5	0,5
Vitamin E	mg/Tag	12	12	12	12	12	14	17	8	9	10	12	12	10	12	12
	mg/MJ	1,1	1,2	1,3	1,4	1,4	1,4	1,5	1,1	1,1	1,1	1,1	1,0	1,1	1,25	1,2
Vitamin K	mg/Tag	70	80	60	65	65	65	65	20	30	40	50	70	40	50	60
	mg/MJ	6,4	8,0	6,7	7,7	7,4	6,5	5,7	2,7	3,6	4,3	4,8	5,6	4,4	5,2	6,0
Vitamin B_1	mg/Tag	1,4	1,3	1,2	1,1	1,2	1,5	1,7	1,0	1,1	1,2	1,4	1,6	1,2	1,2	1,3
	mg/MJ	0,13	0,13	0,13	0,13	0,14	0,15	0,15	0,13	0,13	0,13	0,13	0,13	0,13	0,13	0,13
Vitamin B_2	mg/Tag	1,7	1,7	1,5	1,5	1,5	1,8	2,3	1,1	1,2	1,4	1,5	1,8	1,3	1,4	1,7
	mg/MJ	0,15	0,17	0,17	0,18	0,17	0,18	0,20	0,15	0,14	0,15	0,14	0,14	0,14	0,15	0,17
Niacin	mg/Tag	18	18	15	15	15	17	20	12	13	15	17	20	14	15	16
	mg/MJ	1,6	1,8	1,7	1,8	1,7	1,7	1,7	1,6	1,5	1,6	1,6	1,6	1,6	1,6	1,6
Vitamin B_6	mg/Tag	1,8	1,8	1,6	1,6	1,6	2,6	2,2	1,2	1,4	1,6	1,8	2,1	1,5	1,6	1,8
	mg/MJ	0,16	0,18	0,18	0,19	0,18	0,26	0,19	0,16	0,16	0,17	0,17	0,17	0,17	0,17	0,18
Gesamtfolsäure	µg/Tag	300	300	300	300	600	600	450	160	200	240	300	300	240	300	300
	µg/MJ	27	30	33	35	67	59	38	21	24	26	29	24	27	31	30
Vitamin B_{12}	µg/Tag	3,0	3,0	3,0	3,0	3,5	3,5	4,0	1,5	1,8	2,0	3,0	3,0	2,0	3,0	3,0
	µg/MJ	0,27	0,30	0,33	0,35	0,40	0,35	0,35	0,20	0,21	0,21	0,29	0,24	0,22	0,31	0,30
Vitamin C	mg/Tag	75	75	75	75	75	100	125	60	65	70	75	75	70	75	75
	mg/MJ	7	7	8	9	9	10	11	8	8	7	7	6	8	8	7

a = Berücksichtigt sind die neuesten Empfehlungen der DGE (1991/92).

L_1 = Leichtarbeiter (19 bis unter 25 Jahre) männlich: 2600 kcal (= 11,0 MJ) weiblich: 2200 kcal (= 9,0 MJ)
L_2 = Leichtarbeiter (25 bis unter 51 Jahre) 2400 kcal (= 10,0 MJ) 2000 kcal (= 8,5 MJ)
Sch_1 = Schwangere, bis zum 4. Schwangerschaftsmonat empfohlene Mehrzufuhr: 0 kcal gegenüber der empfohlenen Energiezufuhr für Frauen mit überwiegend sitzender Beschäftigung = 2000 kcal (= 8,5 MJ) bis 2200 kcal (= 9 MJ)
Sch_2 = Schwangere, ab dem 4. Schwangerschaftsmonat empfohlene Mehrzufuhr: 300 kcal (= 1,2 MJ) gegenüber der empfohlenen Energiezufuhr für Frauen mit überwiegend sitzender Beschäftigung = 2300 kcal (= 9,7 MJ) bis 2500 kcal (= 10,2 MJ).

St = Stillende, empfohlene Mehrzufuhr: bis 650 kcal (= 2,7 MJ) gegenüber der empfohlenen Energiezufuhr für Frauen mit überwiegend sitzender Beschäftigung = 2650 kcal (= 11,2 MJ) bis 2850 kcal (= 11,7 MJ).
Kinder 4 bis unter 7 Jahre: 1800 kcal (= 7,5 MJ)
Kinder 7 bis unter 10 Jahre: 2000 kcal (= 8,4 MJ)
Kinder 10 bis unter 13 Jahre: männlich: 2250 kcal (= 9,4 MJ) weiblich: 2150 kcal (= 9,0 MJ)
Jugendliche 13 bis unter 15 Jahre: 2500 kcal (= 10,5 MJ) 2300 kcal (= 9,6 MJ)
Jugendliche 15 bis unter 19 Jahre: 3000 kcal (= 12,5 MJ) 2400 kcal (= 10,0 MJ)

Empfehlungen der DGE für die Mineralstoffzufuhr
in absoluten Zahlen (g, mg beziehungsweise µg pro Tag) und in Mineralstof...

Nährstoff	Empfehlung	Männer[a]		Frauen[a]					4 bis unter 7 J u...
		L_1	L_2	L_1	L_2	Sch_1	Sch_2	St	
Calcium	mg/Tag	1000	900	1000	900	1200	1200	1300	700
	mg/MJ	91	80	111	106	137	121	114	93
Magnesium	mg/Tag	350	350	300	300	300	300	375	120
	mg/MJ	32	35	33	35	34	30	33	16
Eisen	mg/Tag	10	10	15	15	30	30	20	8
	mg/MJ	0,9	1,0	1,7	1,8	3,4	3,0	1,7	1,1
Jod	µg/Tag	200	200	200	200	230	260	260	120
	µg/MJ	18	20	22	24	26	26	23	16
Zink	mg/Tag	15	15	12	12	12	15	22	10
	mg/MJ	1,4	1,5	1,3	1,4	1,4	1,5	1,9	1,3

Schätzwerte der DGE für die Mineralstoffzufuhr
in absoluten Zahlen (g beziehungsweise mg pro Tag)

Nährstoff	Empfehlung	Männer[a]		Frauen[a]					4 bis unter 7 J u...
		L_1	L_2	L_1	L_2	Sch_1	Sch_2	St	
Natrium[b]	mg/Tag	550	550	550	550	550	550	550	410
Kalium[b]	g/Tag	2,0	2,0	2,0	2,0	2,0	2,0	2,0	1,4
Phosphor[c]	mg/Tag	1500	1400	1500	1400	1600	1600	1700	1000
Fluor[d]	mg/Tag	1,5–4,0	1,5–4,0	1,5–4,0	1,5–4,0	1,5–4,0	1,5–4,0	1,5–4,0	1,0–2,5
Mangan[e]	mg/Tag	2,0–5,0	2,0–5,0	2,0–5,0	2,0–5,0	2,0–5,0	2,0–5,0	2,0–5,0	1,5–2,0
Kupfer[e]	mg/Tag	1,5–3,0	1,5–3,0	1,5–3,0	1,5–3,0	1,5–3,0	1,5–3,0	1,5–3,0	1,0–1,5

a = Berücksichtigt sind die neuesten Angaben und Empfehlungen der DGE (1991).
b = Angegeben ist der geschätzte tägliche Mindestbedarf.
c = Angegeben ist die gut verträgliche Zufuhrmenge.
d = Angegeben sind die Richtwerte zur angemessenen Fluoridgesamtzufuhr.
e = Angegeben sind die Schätzwerte für eine angemessene Zufuhr.

L_1 = Leichtarbeiter (19 bis unter 25 Jahre) männlich: 2600 kcal (= 11,0 MJ) weiblich: 2200 kcal (= 9,0 MJ)
L_2 = Leichtarbeiter (25 bis unter 51 Jahre) 2400 kcal (= 10,0 MJ) 2000 kcal (= 8,5 MJ)
Sch_1 = Schwangere, bis zum 4. Schwangerschaftsmonat empfohlene Mehrzufuhr: 0 kcal gegenüber der empfohlenen Energiezufuhr für Frauen mit überwiegend sitzender Beschäftigung = 2000 kcal (= 8,5 MJ) bis 2200 kcal (= 9 MJ)
Sch_2 = Schwangere, ab dem 4. Schwangerschaftsmonat empfohlene Mehrzufuhr: 300 kcal (= 1,2 MJ) gegenüber der empfohlenen Energiezufuhr für Frauen mit überwiegend sitzender Beschäftigung = 2300 kcal (= 9,7 MJ) bis 2500 kcal (= 10,2 MJ).

St = Stillende, empfoh...
Kinder 4 bis unte...
Kinder 7 bis unte...
Kinder 10 bis un...
Jugendliche 13 bis unte...
Jugendliche 15 bis unte...

Portionsgrößer
die als Berechnung...
»Besonders reiche...

LEBENSMITTEL (verzehrbarer Anteil)
MILCH UND MILCHPRO...
Trinkmilch
Buttermilch; Molke
Dickmilch
Joghurt; Kefir
Sahne, sauer
Sahne, süß
Käse, alle Sorten
EIER
Ei, Gewichtsklasse 4
Eidotter
Eiklar
Ei, Gewichtsklasse 6
FETTE UND ÖLE
Streichfette
Bratfette und -öle
für Salat
zum Backen
Mayonnaise
FISCHE
Seefische
Sonstige Kaltblüter
Süßwasserfische
Fischdauerwaren
FLEISCH, alle Sorten
Innereien
Fleisch und Wurstwaren

Tagesplan für weibliche Erwachsene mit leichter körperlicher Tätigkeit im Alter von 19 bis unter 51 Jahren (8,5 bis 9,0 MJ)[a]

Vitamin- und Mineralstoffgehalte der Tageskost – damit erreichte Vitamin- und Mineralstoffdichten.

Mögliche Aufteilung auf verschiedene Mahlzeiten:

1. und 2. Frühstück:
200 g Joghurt, 60 g Käse, 10 g Butter, 30 g Müsli, 150 g Brot, 200 g Obst

Mittagessen und 2. Zwischenmahlzeit:
5 g Kokosfett, 70 g Fleisch, 325 g Kartoffeln, 200 g Gemüse, 100 g Obst

Abendessen und Spätmahlzeit:
20 g Käse, 10 g Butter, 10 g Öl, 20 g Wurst, 150 g Brot, 250 g Gemüse, 100 g Obst

Tagesplan für männliche Erwachsene mit leichter körperlicher Tätigkeit im Alter von 19 bis unter 51 Jahren (10,0 bis 11,0 MJ)[a]

Vitamin- und Mineralstoffgehalte der Tageskost – damit erreichte Vitamin- und Mineralstoffdichten.

Mögliche Aufteilung auf verschiedene Mahlzeiten:

1. und 2. Frühstück:
200 g Joghurt, 80 g Käse, 15 g Butter, 200 g Brot, 200 g Obst

Mittagessen und 2. Zwischenmahlzeit:
5 g Kokosfett, 100 g Fleisch, 400 g Kartoffeln, 200 g Gemüse, 200 g Obst

Abendessen und Spätmahlzeit:
20 g Käse, 10 g Butter, 10 g Öl, 40 g Wurst, 200 g Brot, 250 g Gemüse, 200 g Obst

LEBENSMITTEL (verzehrbarer Anteil)[b]	Tagesportion g	MJ	Vitamine in mg/Tagesportion A (µg)	E	B$_1$	B$_2$	Nia	B$_6$	C	Mineralstoffe in mg/Tagesportion Na	K	Ca	P	Mg	Fe
Joghurt, 1,5% Fett	200	0,364	26	+	0,06	0,36	0,2	0,10	2	96	310	246	188	28	0,2
Emmentaler, 45% Fett i.Tr.	20	0,323	66	0,1	0,01	0,06	0,0	0,02	0	60	20	220	140	9	0,1
Gouda, 45% Fett i.Tr.	60	0,752	150	0,4	0,02	0,18	+	0,04	0	360	60	480	330	22	0,2
Butter	20	0,631	131	0,4	+	+	+	+	+	1	3	3	4	1	+
Kokosfett	5	0,187	+	+	0,00	0,00	0,0	★	★	★	+	+	+	+	+
Sonnenblumenöl	10	0,376	+	5,0	0,00	★	★	★	★	★	+	★	★	★	★
Schinken, gekocht	20	0,162	0	0,0	0,12	0,05	0,7	0,07	0	175	54	2	27	5	0,5
Schweineschnitzel	70	0,310	★	0,5	0,56	0,13	3,0	0,27	★	50	204	6	120	15	1,2
Müsli	30	0,494	8	★	0,08	0,05	★	0,05	0	5	126	23	42	20	0,9
Weizenvollkornbrot	300	2,499	★	0,9	0,69	0,45	7,5	0,72	0	1290	627	126	732	276	4,8
Kartoffeln	325	0,949	3	0,3	0,33	0,16	3,9	0,98	55	10	1336	20	163	65	1,3
Erbsen	100	0,290	50	★	0,32	0,15	2,5	★	25	1	340	15	100	30	1,9
Möhren	100	0,117	1600	0,6	0,07	0,05	0,6	0,30	7	60	290	41	36	17	2,1
Tomate	100	0,073	84	0,8	0,06	0,04	0,5	0,10	25	3	242	9	18	14	0,6
Paprika	100	0,084	180	2,5	0,07	0,05	0,4	0,27	140	2	177	10	26	12	0,7
Feldsalat	50	0,029	325	0,3	0,04	0,04	0,2	0,13	18	2	210	16	25	7	1,0
Apfel	200	0,412	9	1,0	0,08	0,06	0,6	0,20	24	6	288	14	24	12	1,0
Mandarine	100	0,192	71	0,3	0,06	0,03	0,2	0,02	32	2	210	33	19	11	0,4
Banane	100	0,392	8	0,3	0,05	0,06	0,7	0,37	11	1	382	8	27	36	0,7
für kleine „Extras" maximal		0,4	★	★	★	★	★	★	★	★	★	★	★	★	★
Summe		9,0	2711	13,5	2,61	1,93	21,0	3,64	339	2126	4879	1271	2021	578	17,5
Nährstoffdichte (mg/MJ)			0,30	1,50	0,29	0,21	2,3	0,40	38	236	542	141	225	64	1,9
Joghurt, 3,5% Fett	200	0,508	62	0,2	0,06	0,36	0,2	0,10	2	96	314	240	204	24	0,2
Emmentaler, 45% Fett i.Tr.	40	0,645	132	0,2	0,02	0,13	+	0,04	+	120	40	440	280	17	0,1
Gouda, 45% Fett i.Tr.	60	0,752	150	0,4	0,02	0,18	+	0,04	0	360	60	480	330	22	0,2
Butter	25	0,789	163	0,6	+	0,01	+	+	+	1	4	3	5	1	+
Kokosfett	5	0,187	+	+	0,00	0,00	0,0	★	★	★	+	+	+	+	+
Sonnenblumenöl	10	0,376	+	5,0	0,00	★	★	★	★	★	+	★	★	★	★
Leberwurst, mager	40	0,103	680	★	0,06	0,44	1,8	★	★	160	56	4	96	3	2,2
Schweineschnitzel	100	0,443	★	0,7	0,80	0,19	4,3	0,39	★	72	292	9	172	21	1,7
Weizenvollkornbrot	400	3,332	★	1,2	0,92	0,60	10,0	0,96	0	1720	836	168	976	368	6,4
Kartoffeln	400	1,168	4	0,4	0,40	0,20	4,8	1,20	68	12	1644	24	200	80	1,6
Erbsen	100	0,290	50	★	0,32	0,15	2,5	★	25	1	340	15	100	30	1,9
Möhren	100	0,117	1600	0,6	0,07	0,05	0,6	0,30	7	60	290	41	36	17	2,1
Tomate	100	0,073	84	0,8	0,06	0,04	0,5	0,10	25	3	242	9	18	14	0,6
Paprika	100	0,084	180	2,5	0,07	0,05	0,4	0,27	140	2	177	10	26	12	0,7
Feldsalat	50	0,029	325	0,3	0,04	0,04	0,2	0,13	18	2	210	16	25	7	1,0
Apfel	200	0,416	9	1,0	0,08	0,06	0,6	0,20	24	6	288	14	24	12	1,0
Mandarine	200	0,384	142	0,6	0,12	0,06	0,4	0,04	64	4	420	66	38	22	0,8
Banane	200	0,784	16	0,6	0,10	0,12	1,4	0,74	22	2	764	16	54	72	1,4
für kleine „Extras" maximal		0,6	★	★	★	★	★	★	★	★	★	★	★	★	★
Summe		11,0	3597	15,0	3,14	2,67	27,7	4,51	395	2621	5977	1555	2584	721	21,9
Nährstoffdichte (mg/MJ)			0,33	1,36	0,29	0,24	2,52	0,41	36	238	543	141	235	66	2,0

[a] = Nach Empfehlungen der DGE (1991); 8,5 bis 9,0 MJ = 2000 bis 2200 kcal; 10,0 bis 11,0 MJ = 2400 bis 2600 kcal.   [b] = Angaben beziehen sich auf rohe Lebensmittel.   + = in Spuren vorhanden.   ★ = keine Daten,

Tagesplan für schwangere Frauen bis zum 4. Schwangerschaftsmonat (9,0 MJ)[a]

Vitamin- und Mineralstoffgehalte der Tageskost – damit erreichte Vitamin- und Mineralstoffdichten.

Mögliche Aufteilung auf verschiedene Mahlzeiten:

1. und 2. Frühstück:
200 g Joghurt, 60 g Käse, 10 g Butter, 45 g Müsli, 150 g Brot, 200 g Obst

Mittagessen und 2. Zwischenmahlzeit:
5 g Kokosfett, 100 g Fisch, 300 g Kartoffeln, 200 g Gemüse, 200 g Obst

Abendessen und Spätmahlzeit:
20 g Käse, 10 g Butter, 10 g Öl, 20 g Wurst, 150 g Brot, 300 g Gemüse, 200 g Obst

LEBENSMITTEL (verzehrbarer Anteil)[b]	Tagesportion g	MJ	Vitamine in mg/Tagesportion A (µg)	E	B_1	B_2	Nia	B_6	C	Mineralstoffe in mg/Tagesportion Na	K	Ca	P	Mg	Fe
Joghurt, 1,5% Fett	200	0,364	26	+	0,06	0,36	0,2	0,10	2	98	310	246	188	28	0,2
Emmentaler, 45% Fett i.Tr.	60	0,968	198	0,2	0,02	0,19	0,1	0,07	1	180	60	660	420	26	0,2
Gouda, 45% Fett i.Tr.	20	0,251	50	0,1	0,01	0,06	+	0,01	0	120	20	160	110	7	0,1
Butter	20	0,631	131	0,4	+	+	+	+	+	1	3	3	4	1	+
Kokosfett	5	0,187	+	+	0,00	0,00	0,0	★	★	+	+	+	+	+	+
Sonnenblumenöl	10	0,376	+	5,0	0,00	★	★	★	★	★	+	★	★	★	★
Leberwurst, mager	20	0,051	340	★	0,03	0,22	0,9	★	★	80	28	2	48	1	1,1
Seelachs	100	0,336	10	★	0,90	0,35	4,0	★	★	81	374	14	300	★	1,0
Müsli	45	0,741	12	★	0,11	0,07	★	0,08	+	7	189	34	63	29	1,4
Roggenvollkornbrot	300	2,424	240	3,6	0,54	0,45	1,8	0,90	0	1581	873	129	594	210	9,0
Kartoffeln	300	0,876	3	0,3	0,30	0,15	3,6	0,90	51	9	1233	18	150	60	1,2
Blattspinat	200	0,128	1562	2,8	0,20	0,40	1,2	0,40	102	130	1266	252	110	116	8,2
Tomate	100	0,073	84	0,8	0,06	0,04	0,5	0,10	25	3	242	9	18	14	0,6
Paprika	100	0,084	180	2,5	0,07	0,05	0,4	0,27	140	2	177	10	26	12	0,7
Feldsalat	100	0,057	650	0,6	0,07	0,08	0,4	0,25	35	4	420	32	49	13	2,0
Apfel	200	0,416	9	1,0	0,08	0,06	0,6	0,20	24	6	288	14	24	12	1,0
Erdbeeren	200	0,268	6	0,2	0,06	0,12	1,2	0,12	124	4	294	48	50	30	2,0
Banane	200	0,784	16	0,6	0,10	0,12	1,4	0,74	22	2	764	16	54	72	1,4
für kleine „Extras" maximal		0,0	★	★	★	★	★	★	★	★	★	★	★	★	★
Summe		9,0	3516	18,2	2,61	2,72	16,3	4,14	526	2308	6541	1646	2206	631	30,0
Nährstoffdichte (mg/MJ)			0,39	2,02	0,29	0,30	1,8	0,46	58	256	727	183	245	70	3,3

Tagesplan für schwangere Frauen ab dem 4. Schwangerschaftsmonat (10,2 MJ)[a]

Vitamin- und Mineralstoffgehalte der Tageskost – damit erreichte Vitamin- und Mineralstoffdichten.

Mögliche Aufteilung auf verschiedene Mahlzeiten:

1. und 2. Frühstück:
200 g Joghurt, 60 g Käse, 10 g Butter, 30 g Müsli, 150 g Brot, 200 g Obst

Mittagessen und 2. Zwischenmahlzeit:
5 g Kokosfett, 100 g Fisch, 325 g Kartoffeln, 200 g Gemüse, 100 g Obst

Abendessen und Spätmahlzeit:
30 g Käse, 10 g Butter, 10 g Öl, 30 g Wurst, 200 g Brot, 250 g Gemüse, 200 g Obst

LEBENSMITTEL (verzehrbarer Anteil)[b]	Tagesportion g	MJ	Vitamine A (µg)	E	B_1	B_2	Nia	B_6	C	Mineralstoffe Na	K	Ca	P	Mg	Fe
Joghurt, 1,5% Fett	200	0,364	26	+	0,06	0,36	0,2	0,10	2	98	310	246	188	28	0,2
Emmentaler, 45% Fett i.Tr.	60	0,968	198	0,2	0,02	0,19	0,1	0,07	1	180	60	660	420	26	0,2
Gouda, 45% Fett i.Tr.	30	0,376	75	0,2	0,01	0,09	+	0,02	0	180	30	240	165	11	0,1
Butter	20	0,631	131	0,4	+	0,00	+	+	+	1	3	3	4	1	+
Kokosfett	5	0,187	+	+	0,00	0,00	0,0	★	★	+	+	+	+	+	+
Sonnenblumenöl	10	0,376	+	5,0	0,00	★	★	★	★	★	+	★	★	★	★
Leberwurst, mager	30	0,077	510	★	0,06	0,33	1,4	★	★	120	42	3	72	2	1,7
Lachs	100	0,845	41	1,7	0,18	0,16	7,2	0,98	★	51	371	20	266	29	1,0
Müsli	30	0,494	8	★	0,08	0,05	★	0,05	+	5	126	23	42	20	0,9
Roggenvollkornbrot	350	2,828	280	4,2	0,63	0,53	2,1	1,05	0	1645	1019	151	693	245	10,5
Kartoffeln	325	0,949	3	0,3	0,33	0,16	3,9	0,98	55	10	1336	20	163	65	1,2
Blattspinat	200	0,128	1562	2,8	0,20	0,40	1,2	0,40	102	130	1266	252	110	116	8,2
Feldsalat	50	0,029	325	0,3	0,04	0,04	0,2	0,13	18	2	210	16	25	7	1,0
Paprika	100	0,084	180	2,5	0,07	0,05	0,4	0,27	140	2	177	10	26	12	0,7
Tomate	100	0,073	84	0,8	0,06	0,04	0,5	0,10	25	3	242	9	18	14	0,6
Apfel	200	0,416	9	1,0	0,08	0,06	0,6	0,20	24	6	288	14	24	12	1,0
Erdbeeren	200	0,268	6	0,2	0,06	0,12	1,2	0,12	124	4	294	48	50	30	2,0
Banane	100	0,392	8	0,3	0,05	0,06	0,7	0,37	11	1	382	8	27	36	0,7
für kleine „Extras" maximal		0,7	★	★	★	★	★	★	★	★	★	★	★	★	★
Summe		10,2	3446	20,0	1,91	2,64	19,6	4,83	502	2637	6155	1721	2292	653	30,0
Nährstoffdichte (mg/MJ)			0,34	1,96	0,19	0,26	1,92	0,47	49	259	603	169	225	64	2,9

[a] = Nach Empfehlungen der DGE (1991); 8,5 bis 9,0 MJ = 2000 bis 2200 kcal; 10,0 bis 11,0 MJ = 2400 bis 2600 kcal.   [b] = Angaben beziehen sich auf rohe Lebensmittel.   + = in Spuren vorhanden.   ★ = keine Daten,

Tagesplan für stillende Frauen (bis maximal 11,7 MJ)[a]

Vitamin- und Mineralstoffgehalte der Tageskost – damit erreichte Vitamin- und Mineralstoffdichten.

Mögliche Aufteilung auf verschiedene Mahlzeiten:

1. und 2. Frühstück:
200 g Joghurt, 80 g Käse, 15 g Butter, 30 g Müsli, 200 g Brot, 300 g Obst

Mittagessen und 2. Zwischenmahlzeit:
5 g Kokosfett, 100 g Fleisch, 400 g Kartoffeln, 200 g Gemüse, 300 g Obst

Abendessen und Spätmahlzeit:
40 g Käse, 10 g Butter, 10 g Öl, 20 g Wurst, 200 g Brot, 250 g Gemüse, 200 g Obst

Tagesplan für weibliche Jugendliche im Alter von 15 bis unter 19 Jahren (10,0 MJ)[a]

Vitamin- und Mineralstoffgehalte der Tageskost – damit erreichte Vitamin- und Mineralstoffdichten.

Mögliche Aufteilung auf verschiedene Mahlzeiten:

1. und 2. Frühstück:
200 g Joghurt, 60 g Käse, 10 g Butter, 30 g Müsli, 150 g Brot, 200 g Erdbeeren

Mittagessen und 2. Zwischenmahlzeit:
5 g Kokosfett, 70 g Fleisch, 325 g Kartoffeln, 250 g Gemüse, 200 g Obst

Abendessen und Spätmahlzeit:
40 g Käse, 10 g Butter, 10 g Öl, 20 g Wurst, 200 g Brot, 150 g Gemüse, 200 g Obst

LEBENSMITTEL (verzehrbarer Anteil)[b]	Tagesportion g	MJ	Vitamine in mg/Tagesportion							Mineralstoffe in mg/Tagesportion					
			A (µg)	E	B$_1$	B$_2$	Nia	B$_6$	C	Na	K	Ca	P	Mg	Fe
Joghurt, 1,5% Fett	200	0,364	26	+	0,06	0,36	0,2	0,10	2	98	310	246	188	28	0,2
Emmentaler, 45% Fett i.Tr.	60	0,968	198	0,2	0,02	0,19	0,1	0,07	1	180	60	660	420	26	0,2
Gouda, 45% Fett i.Tr.	20	0,251	50	0,1	0,01	0,06	+	0,01	0	120	20	160	110	7	0,1
Butter	20	0,631	131	0,4	+	+	+	+	+	1	3	3	4	1	+
Kokosfett	5	0,187	+	+	0,00	0,00	0,0	★	★	+	+	+	+	+	+
Sonnenblumenöl	10	0,376	+	5,0	0,00	★	★	★	★	★	+	+	★	★	+
Leberwurst, mager	20	0,051	340	★	0,03	0,22	0,9	★	★	80	28	2	48	1	1,1
Lammfilet	100	0,469	0	0,4	0,18	0,25	5,8	★	0	94	289	12	162	19	1,8
Müsli	30	0,494	8	★	0,08	0,05	★	0,05	0	5	126	23	42	20	0,9
Roggenvollkornbrot	400	3,232	320	4,8	0,72	0,60	2,4	1,20	0	2108	1164	172	792	280	12,0
Kartoffeln	400	1,168	4	0,4	0,40	0,20	4,8	1,20	68	12	1644	24	200	80	1,6
Bohnen, grün	200	0,272	120	0,2	0,16	0,22	1,0	0,56	38	4	486	112	88	52	1,6
Tomate	100	0,073	84	0,8	0,06	0,04	0,5	0,10	25	3	242	9	18	14	0,6
Paprika	100	0,084	180	2,5	0,07	0,05	0,4	0,27	140	2	177	10	26	12	0,7
Feldsalat	50	0,029	325	0,3	0,04	0,04	0,2	0,13	18	2	210	16	25	7	1,0
Apfel	200	0,416	9	1,0	0,08	0,06	0,6	0,20	24	6	288	14	24	12	1,0
Banane	200	0,784	16	0,6	0,10	0,12	1,4	0,74	22	2	764	16	54	72	1,4
Erdbeeren	200	0,268	6	0,2	0,06	0,12	1,2	0,12	124	4	294	48	50	30	2,0
Kiwi	200	0,418	★	★	0,04	0,10	0,8	+	★	8	590	80	62	48	1,6
für kleine „Extras" maximal		1,2	★	★	★	★	★	★	★	★	★	★	★	★	★
Summe		11,7	1816	17,0	2,10	2,68	20,3	4,75	461	2729	6695	1606	2313	708	27,7
Nährstoffdichte (mg/MJ)			0,16	1,45	0,18	0,23	1,73	0,41	39,41	233	572	137	198	61	2,4
Joghurt, 1,5% Fett	200	0,364	26	+	0,06	0,36	0,2	0,10	2	98	310	246	188	28	0,2
Emmentaler, 45% Fett i.Tr.	60	0,968	198	0,2	0,02	0,19	0,1	0,07	1	180	60	660	420	26	0,2
Gouda, 45% Fett i.Tr.	40	0,501	100	0,3	0,02	0,12	+	0,03	0	240	40	320	220	15	0,1
Butter	20	0,631	131	0,4	+	+	+	+	+	1	3	3	4	1	+
Kokosfett	5	0,187	+	+	0,00	0,00	0,0	★	★	+	+	+	+	+	+
Sonnenblumenöl	10	0,376	+	5,0	0,00	★	★	★	★	★	+	+	★	★	+
Leberwurst, mager	20	0,051	340	★	0,03	0,22	0,9	★	★	80	28	2	48	1	1,1
Schweineschnitzel	70	0,310	★	0,5	0,56	0,13	3,0	0,27	+	50	204	6	120	15	1,2
Müsli	30	0,494	8	★	0,08	0,05	★	0,05	+	5	126	23	42	20	0,9
Weizenvollkornbrot	350	2,916	★	1,1	0,81	0,53	8,8	0,84	0	1505	732	147	854	322	5,6
Kartoffeln	325	0,949	3	0,3	0,33	0,16	3,9	0,98	55	10	1336	20	163	65	1,3
Bohnen, grün	200	0,272	120	0,2	0,16	0,22	1,0	0,56	38	4	486	112	88	52	1,6
Zwiebel	50	0,059	1	0,1	0,02	0,02	0,1	0,07	5	5	88	14	21	6	0,3
Champignons	100	0,068	2	0,3	0,10	0,45	4,7	0,06	4	12	418	10	120	13	1,1
Feldsalat	50	0,029	325	0,3	0,04	0,04	0,2	0,13	18	2	210	16	25	7	1,0
Apfel	100	0,208	4	0,5	0,04	0,03	0,3	0,10	12	3	144	7	12	6	0,5
Banane	200	0,784	16	0,6	0,10	0,12	1,4	0,74	22	2	764	16	54	72	1,4
Erdbeeren	200	0,268	6	0,2	0,06	0,12	1,2	0,12	124	4	294	48	50	30	2,0
Kiwi	100	0,209	★	★	0,02	0,05	0,4	★	71	4	295	40	31	24	0,8
für kleine „Extras" maximal		0,4	★	★	★	★	★	★	★	★	★	★	★	★	★
Summe		10,0	1280	10,0	2,43	2,80	26,2	4,10	351	2204	5537	1688	2460	701	19,3
Nährstoffdichte (mg/MJ)			0,13	1,0	0,24	0,28	2,6	0,41	35	220	554	169	246	70	1,9

S

[a] = Nach Empfehlungen der DGE (1991); 8,5 bis 9,0 MJ = 2000 bis 2200 kcal; 10,0 bis 11,0 MJ = 2400 bis 2600 kcal. [b] = Angaben beziehen sich auf rohe Lebensmittel. + = in Spuren vorhanden. ★ = keine Daten,

Tagesplan für männliche Jugendliche im Alter von 15 bis unter 19 Jahren (12,5 MJ)[a]

Vitamin- und Mineralstoffgehalte der Tageskost – damit erreichte Vitamin- und Mineralstoffdichten.

Mögliche Aufteilung auf verschiedene Mahlzeiten:

1. und 2. Frühstück:
200 g Joghurt, 80 g Käse, 15 g Butter, 30 g Müsli, 200 g Brot, 300 g Obst

Mittagessen und 2. Zwischenmahlzeit:
5 g Kokosfett, 100 g Fleisch, 500 g Kartoffeln, 300 g Gemüse, 200 g Obst

Abendessen und Spätmahlzeit:
60 g Käse, 15 g Butter, 10 g Öl, 20 g Wurst, 250 g Brot, 250 g Gemüse, 300 g Obst

LEBENSMITTEL (verzehrbarer Anteil)[b]	Tagesportion g	MJ	A (µg)	E	B1	B2	Nia	B6	C	Na	K	Ca	P	Mg	Fe
Joghurt, 3,5% Fett	200	0,508	62	0,2	0,06	0,36	0,2	0,10	2	96	314	240	204	24	0,2
Emmentaler, 45% Fett i.Tr.	80	1,290	264	0,3	0,03	0,26	0,1	0,09	1	240	80	880	560	34	0,2
Gouda, 45% Fett i.Tr.	60	0,752	150	0,4	0,02	0,18	0,1	0,04	0	360	60	480	330	22	0,2
Butter	30	0,947	196	0,7	+	0,01	+	+	+	2	5	4	6	1	+
Kokosfett	5	0,187	+	+	0,00	0,00	0,0	*	*	+	+	+	+	+	+
Sonnenblumenöl	10	0,376	+	5,0	0,00	*	*	*	*	*	+	*	*	*	*
Leberwurst, mager	20	0,051	340	*	0,03	0,22	0,9	*	*	80	28	2	48	1	1,1
Schweineschnitzel	100	0,443	*	0,7	0,80	0,19	4,3	0,39	*	72	292	9	172	21	1,7
Müsli	30	0,494	8	*	0,08	0,05	*	0,05	+	5	126	23	42	20	0,9
Weizenvollkornbrot	450	2,499	*	0,9	0,69	0,45	7,5	0,72	0	1290	627	126	732	276	4,8
Kartoffeln	500	1,460	5	0,5	0,50	0,25	6,0	1,50	85	15	2055	30	250	100	2,0
Bohnen, grün	200	0,272	120	0,2	0,16	0,22	1,0	0,56	38	4	486	112	88	52	1,6
Zwiebel	100	0,118	1	0,1	0,03	0,03	0,2	0,13	10	9	175	27	42	11	0,5
Tomate	100	0,073	84	0,8	0,06	0,04	0,5	0,10	25	3	242	9	18	14	0,6
Paprika	100	0,084	180	2,5	0,07	0,05	0,4	0,27	140	2	177	10	26	12	0,7
Feldsalat	50	0,029	325	0,3	0,04	0,04	0,2	0,13	18	2	210	16	25	7	1,0
Apfel	200	0,416	9	1,0	0,08	0,06	0,6	0,20	24	6	288	14	24	12	1,0
Banane	200	0,784	16	0,6	0,10	0,12	1,4	0,74	22	2	764	16	54	72	1,4
Erdbeeren	200	0,268	6	0,2	0,06	0,12	1,2	0,12	124	4	294	48	50	30	2,0
Kiwi	200	0,418	*	*	0,04	0,10	0,8	*	142	8	590	80	62	48	1,6
für kleine „Extras" maximal		1,0	*	*	*	*	*	*	*	*	*	*	*	*	*
Summe		12,5	1766	14,4	2,85	2,74	25,3	5,14	630	2199	6813	2125	2733	757	21,5
Nährstoffdichte (mg/MJ)			0,14	1,15	0,23	0,22	2,0	0,41	50	176	545	170	219	61	1,7

2 Tagespläne für Reduktionsdiäten auf der Basis von maximal 1,25 MJ (= 300 kcal) – Saftfasten – Nur unter ärztlicher Kontrolle zu empfehlen!

Vitamin- und Mineralstoffgehalte der Tageskost – damit erreichte Vitamin- und Mineralstoffdichten.

LEBENSMITTEL (verzehrbarer Anteil)[b]	Tagesportion g	MJ	A (µg)	E	B1	B2	Nia	B6	C	Na	K	Ca	P	Mg	Fe
Rote-Bete-(-Rüben-)Saft	250	0,380	*	*	*	*	*	*	8	500	605	5	73	*	*
Spinatsaft	250	0,090	*	*	0,03	0,20	0,5	*	73	183	1030	3	110	100	3,8
Apfelsinensaft, frisch	250	0,480	30	*	0,25	0,08	1,0	0,13	130	3	393	28	40	30	0,5
Summe		0,95	30	*	0,28	0,28	1,5	0,13	211	686	2028	36	223	130	4,3
Nährstoffdichte (mg/MJ)			0,03	*	0,29	0,29	1,6	0,14	222	722	2135	38	235	137	4,5
Tomatensaft	250	0,043	225	*	0,13	0,10	1,8	0,25	43	13	575	38	38	25	1,5
Himbeersaft, frisch	250	0,295	18	*	0,08	*	*	*	63	8	383	45	33	40	6,5
Traubensaft	250	0,715	*	*	0,10	0,05	0,5	0,05	3	8	330	30	30	23	1,0
Summe		1,05	243	*	0,31	0,15	2,3	0,30	109	28	1288	113	101	88	9,0
Nährstoffdichte (mg/MJ)			0,23	*	0,3	0,14	2,2	0,29	104	27	1127	108	96	84	8,6

[a] = Nach Empfehlungen der DGE (1991); 8,5 bis 9,0 MJ = 2000 bis 2200 kcal; 10,0 bis 11,0 MJ = 2400 bis 2600 kcal.   [b] = Angaben beziehen sich auf rohe Lebensmittel.   + = in Spuren vorhanden.   * = keine Daten,

LEBENSMITTEL (verzehrbarer Anteil)	Brennwert		Natrium		Kalium		Calcium		Phosphor		Magnesium		Eisen	
	kcal/ 100 g	MJ/ 100 g	Gehalt mg/ 100 g	Dichte mg/ MJ	Gehalt mg/ 100 g	Dichte mg/ MJ	Gehalt mg/ 100 g	Dichte mg/ MJ	Gehalt mg/ 100 g	Dichte mg/ MJ	Gehalt mg/ 100 g	Dichte mg/ MJ	Gehalt mg/ 100 g	Dichte mg/ MJ
Wassermelone, roh	37	0,156	1	6	158	1013	11	71	15	96	3	19	0,4	2,6
Weintrauben, roh	68	0,282	3	11	183	649	15	53	20	71	9	32	0,5	1,8
Saft	68	0,286	3	10	132	462	12	42	12	42	9	31	0,4	1,4
Zitrone, roh, geschält	36	0,149	3	20	144	966	19	128	16	107	28	188	0,6	4,0
Saft	27	0,111	1	9	138	1243	11	99	11	99	10	90	0,1	0,9

SÜSSWAREN UND SÜSSSPEISEN
SÜSSWAREN

LEBENSMITTEL	Brennwert		Natrium		Kalium		Calcium		Phosphor		Magnesium		Eisen	
Bienenhonig, im Durchschnitt	325	1,361	7	5	45	33	5	4	20	15	3	2	1,0	0,7
Brotaufstrich auf Nußbasis	529	2,213	44	20	442	200	130	59	201	91	59	27	3,9	1,8
Kakaopulver, stark entölt	272	1,142	60	53	1500	1313	190	166	740	648	500	438	12,0	10,5
Konfitüre, im Durchschnitt	266	1,119	10	9	15	13	10	9	15	13	10	9	+	
Marzipan	453	1,895	50	26	210	111	90	47	220	116	120	63	2,0	1,1
Nougat	500	2,092	3	1	155	74	75	36	125	60	65	31	3,0	1,4
Schokolade, halbbitter	507	2,122	15	7	450	212	60	28	220	104	150	71	3,0	1,4
Vollmilchschokolade	526	2,200	95	43	400	182	245	111	235	107	40	18	3,0	1,4
mit Haselnüssen (20%)	556	2,335	80	34	440	188	240	103	250	107	65	28	3,0	1,3

GETRÄNKE
ALKOHOLISCHE GETRÄNKE

LEBENSMITTEL	Brennwert		Natrium		Kalium		Calcium		Phosphor		Magnesium		Eisen	
Altbier (5°)[a]	43	0,180	★	★	49	272	4	22	29	161	11	61	+	+
Apfelwein (5°)	37	0,155	1	6	120	774	10	65	7	45	5	32	0,5	3,2
Bockbier, hell, untergärig (7°)[a]	62	0,259	3	12	72	278	4	15	50	193	12	46	+	+
Dessertweine (16°–18°)	160	0,672	2	3	100	149	10	15	10	15	8	12	0,5	0,7
Doppelbockbier, dunkel (8°)[a]	69	0,289	2	7	79	273	3	10	51	176	13	45	+	+
Exportbier, hell (5°)[a]	47	0,195	2	10	51	262	3	15	36	185	10	51	+	+
Fruchtwein (8°–10°)	74	0,311	2	6	100	322	10	32	6	19	★	★	0,5	1,6
Fruchtdessertwein (13°–14°)	127	0,533	2	4	100	188	10	19	6	11	★	★	0,5	0,9
Lagerbier (Vollbier), hell (5°)[a]	43	0,178	2	11	46	258	2	11	32	180	8	45	+	+
Pilsener Lagerbier (5°)[a]	43	0,178	3	17	50	281	4	22	31	174	10	56	+	+
Qualitätswein, weiß (10°–12°)	79	0,332	1	3	110	331	10	30	12	36	10	30	0,5	1,5
rot (10°–12°)	74	0,311	1	3	120	386	10	32	15	48	12	39	0,5	1,6
Sekt (11°–12°)	83	0,349	3	9	50	143	10	29	10	29	8	23	0,5	1,4
Tafelwein, weiß (9°–10°)	65	0,273	1	4	90	330	10	37	10	37	8	29	0,5	1,8
Weizenvollbier, hefefrei (5°)[a]	46	0,190	3	16	49	258	3	16	31	163	10	53	+	+
Weizenvollbier, hefehaltig (5°)[a]	46	0,190	2	11	44	232	3	16	32	168	8	42	+	+

ALKOHOLFREIE GETRÄNKE[b]

LEBENSMITTEL	Brennwert		Natrium		Kalium		Calcium		Phosphor		Magnesium		Eisen	
Cola	44	0,185	6	32	1	5	4	22	14	76	★	★	★	★

Werte stellen das Mittel handelsüblicher Produkte dar. Sie wurden teils analytisch, teils durch Berechnung ermittelt.   + = in Spuren, ★ = keine Daten

[a] = Quelle: Prof. Dr. A. Piendel, persönliche Mitteilung, Freising-Weihenstephan, 1988; die Höhe des Alkoholgehalts, ausgedrückt in Volumenprozent (X°), wurde auf der Basis von Angaben in g/100 g errechnet.

[b] = Fruchtsäfte siehe unter Obst.

Empfehlungen der DGE für die Vitaminzufuhr
in absoluten Zahlen (mg beziehungsweise µg pro Tag) und in Vitamindichten (mg beziehungsweise µg pro MJ)

| Nährstoff | Empfeh-lung | Männer[a] | | Frauen[a] | | | | | Kinder und Jugendliche[a] | | | | | | | |
| | | | | | | | | | 4 bis unter 7 J | 7 bis unter 10 J | männlich | | | weiblich | | |
		L_1	L_2	L_1	L_2	Sch_1	Sch_2	St			10 bis unter 13 J	13 bis unter 15 J	15 bis unter 19 J	10 bis unter 13 J	13 bis unter 15 J	15 bis unter 19 J
Vitamin A	mg/Tag	1,0	1,0	0,8	0,8	0,8	1,1	1,8	0,7	0,8	0,9	1,1	1,1	0,9	1,0	0,9
	mg/MJ	0,09	0,10	0,09	0,09	0,09	0,11	0,16	0,09	0,10	0,10	0,10	0,09	0,10	0,10	0,09
Vitamin D	µg/Tag	5	5	5	5	5	10	10	5	5	5	5	5	5	5	5
	µg/MJ	0,45	0,5	0,6	0,6	0,6	1,0	0,9	0,7	0,6	0,5	0,5	0,4	0,6	0,5	0,5
Vitamin E	mg/Tag	12	12	12	12	12	14	17	8	9	10	12	12	10	12	12
	mg/MJ	1,1	1,2	1,3	1,4	1,4	1,4	1,5	1,1	1,1	1,1	1,1	1,0	1,1	1,25	1,2
Vitamin K	mg/Tag	70	80	60	65	65	65	65	20	30	40	50	70	40	50	60
	mg/MJ	6,4	8,0	6,7	7,7	7,4	6,5	5,7	2,7	3,6	4,3	4,8	5,6	4,4	5,2	6,0
Vitamin B_1	mg/Tag	1,4	1,3	1,2	1,1	1,2	1,5	1,7	1,0	1,1	1,2	1,4	1,6	1,2	1,2	1,3
	mg/MJ	0,13	0,13	0,13	0,13	0,14	0,15	0,15	0,13	0,13	0,13	0,13	0,13	0,13	0,13	0,13
Vitamin B_2	mg/Tag	1,7	1,7	1,5	1,5	1,5	1,8	2,3	1,1	1,2	1,4	1,5	1,8	1,3	1,4	1,7
	mg/MJ	0,15	0,17	0,17	0,18	0,17	0,18	0,20	0,15	0,14	0,15	0,14	0,14	0,14	0,15	0,17
Niacin	mg/Tag	18	18	15	15	15	17	20	12	13	15	17	20	14	15	16
	mg/MJ	1,6	1,8	1,7	1,8	1,7	1,7	1,7	1,6	1,5	1,6	1,6	1,6	1,6	1,6	1,6
Vitamin B_6	mg/Tag	1,8	1,8	1,6	1,6	1,6	2,6	2,2	1,2	1,4	1,6	1,8	2,1	1,5	1,6	1,8
	mg/MJ	0,16	0,18	0,18	0,19	0,18	0,26	0,19	0,16	0,16	0,17	0,17	0,17	0,17	0,17	0,18
Gesamtfolsäure	µg/Tag	300	300	300	300	600	600	450	160	200	240	300	300	240	300	300
	µg/MJ	27	30	33	35	67	59	38	21	24	26	29	24	27	31	30
Vitamin B_{12}	µg/Tag	3,0	3,0	3,0	3,0	3,5	3,5	4,0	1,5	1,8	2,0	3,0	3,0	2,0	3,0	3,0
	µg/MJ	0,27	0,30	0,33	0,35	0,40	0,35	0,35	0,20	0,21	0,21	0,29	0,24	0,22	0,31	0,30
Vitamin C	mg/Tag	75	75	75	75	75	100	125	60	65	70	75	75	70	75	75
	mg/MJ	7	7	8	9	9	10	11	8	8	7	7	6	8	8	7

[a] = Berücksichtigt sind die neuesten Empfehlungen der DGE (1991/92).

L_1	= Leichtarbeiter (19 bis unter 25 Jahre)	männlich: 2600 kcal (= 11,0 MJ)	weiblich: 2200 kcal (= 9,0 MJ)
L_2	= Leichtarbeiter (25 bis unter 51 Jahre)	2400 kcal (= 10,0 MJ)	2000 kcal (= 8,5 MJ)

Sch_1 = Schwangere, bis zum 4. Schwangerschaftsmonat empfohlene Mehrzufuhr: 0 kcal gegenüber der empfohlenen Energiezufuhr für Frauen mit überwiegend sitzender Beschäftigung = 2000 kcal (= 8,5 MJ) bis 2200 kcal (= 9 MJ).

Sch_2 = Schwangere, ab dem 4. Schwangerschaftsmonat empfohlene Mehrzufuhr: 300 kcal (= 1,2 MJ) gegenüber der empfohlenen Energiezufuhr für Frauen mit überwiegend sitzender Beschäftigung = 2300 kcal (= 9,7 MJ) bis 2500 kcal (= 10,2 MJ).

St = Stillende, empfohlene Mehrzufuhr: bis 650 kcal (= 2,7 MJ) gegenüber der empfohlenen Energiezufuhr für Frauen mit überwiegend sitzender Beschäftigung = 2650 kcal (= 11,2 MJ) bis 2850 kcal (= 11,7 MJ).

Kinder	4 bis unter 7 Jahre:	1800 kcal (= 7,5 MJ)	
Kinder	7 bis unter 10 Jahre:	2000 kcal (= 8,4 MJ)	
Kinder	10 bis unter 13 Jahre:	männlich: 2250 kcal (= 9,4 MJ)	weiblich: 2150 kcal (= 9,0 MJ)
Jugendliche 13 bis unter 15 Jahre:		2500 kcal (= 10,5 MJ)	2300 kcal (= 9,6 MJ)
Jugendliche 15 bis unter 19 Jahre:		3000 kcal (= 12,5 MJ)	2400 kcal (= 10,0 MJ)

Empfehlungen der DGE für die Mineralstoffzufuhr
in absoluten Zahlen (g, mg beziehungsweise µg pro Tag) und in Mineralstoffdichten (g, mg beziehungsweise µg pro MJ)

| Nährstoff | Empfeh-lung | Männer[a] | | Frauen[a] | | | | | Kinder und Jugendliche[a] | | | | | | | |
| | | | | | | | | | | | männlich | | | weiblich | | |
		L_1	L_2	L_1	L_2	Sch_1	Sch_2	St	4 bis unter 7 J	7 bis unter 10 J	10 bis unter 13 J	13 bis unter 15 J	15 bis unter 19 J	10 bis unter 13 J	13 bis unter 15 J	15 bis unter 19 J
Calcium	mg/Tag	1000	900	1000	900	1200	1200	1300	700	800	900	1000	1200	900	1000	1200
	mg/MJ	91	80	111	106	137	121	114	93	95	96	95	96	100	104	120
Magnesium	mg/Tag	350	350	300	300	300	300	375	120	170	230	310	400	250	310	350
	mg/MJ	32	35	33	35	34	30	33	16	20	24	30	32	28	32	35
Eisen	mg/Tag	10	10	15	15	30	30	20	8	10	12	12	12	15	15	15
	mg/MJ	0,9	1,0	1,7	1,8	3,4	3,0	1,7	1,1	1,2	1,3	1,1	1,0	1,7	1,6	1,5
Jod	µg/Tag	200	200	200	200	230	260	260	120	140	180	200	200	180	200	200
	µg/MJ	18	20	22	24	26	26	23	16	17	19	19	16	20	21	20
Zink	mg/Tag	15	15	12	12	12	15	22	10	11	12	15	15	12	15	15
	mg/MJ	1,4	1,5	1,3	1,4	1,4	1,5	1,9	1,3	1,3	1,3	1,4	1,2	1,3	1,6	1,5

Schätzwerte der DGE für die Mineralstoffzufuhr
in absoluten Zahlen (g beziehungsweise mg pro Tag)

| Nährstoff | Empfeh-lung | Männer[a] | | Frauen[a] | | | | | Kinder und Jugendliche[a] | | | | | | | |
| | | | | | | | | | | | männlich | | | weiblich | | |
		L_1	L_2	L_1	L_2	Sch_1	Sch_2	St	4 bis unter 7 J	7 bis unter 10 J	10 bis unter 13 J	13 bis unter 15 J	15 bis unter 19 J	10 bis unter 13 J	13 bis unter 15 J	15 bis unter 19 J
Natrium[b]	mg/Tag	550	550	550	550	550	550	550	410	460	510	550	550	510	550	550
Kalium[b]	g/Tag	2,0	2,0	2,0	2,0	2,0	2,0	2,0	1,4	1,6	1,7	1,9	2,0	1,7	1,9	2,0
Phosphor[c]	mg/Tag	1500	1400	1500	1400	1600	1600	1700	1000	1200	1400	1500	1600	1400	1500	1600
Fluor[d]	mg/Tag	1,5–4,0	1,5–4,0	1,5–4,0	1,5–4,0	1,5–4,0	1,5–4,0	1,5–4,0	1,0–2,5	1,5–2,5	1,5–2,5	1,5–2,5	1,5–4,0	1,5–2,5	1,5–2,5	1,5–4,0
Mangan[e]	mg/Tag	2,0–5,0	2,0–5,0	2,0–5,0	2,0–5,0	2,0–5,0	2,0–5,0	2,0–5,0	1,5–2,0	2,0–3,0	2,0–5,0	2,0–5,0	2,0–5,0	2,0–5,0	2,0–5,0	2,0–5,0
Kupfer[e]	mg/Tag	1,5–3,0	1,5–3,0	1,5–3,0	1,5–3,0	1,5–3,0	1,5–3,0	1,5–3,0	1,0–1,5	1,0–2,0	1,5–2,5	1,5–2,5	1,5–3,0	1,5–2,5	1,5–2,5	1,5–3,0

[a] = Berücksichtigt sind die neuesten Angaben und Empfehlungen der DGE (1991).
[b] = Angegeben ist der geschätzte tägliche Mindestbedarf.
[c] = Angegeben ist die gut verträgliche Zufuhrmenge.
[d] = Angegeben sind die Richtwerte zur angemessenen Fluoridgesamtzufuhr.
[e] = Angegeben sind die Schätzwerte für eine angemessene Zufuhr.

L_1 = Leichtarbeiter (19 bis unter 25 Jahre) männlich: 2600 kcal (= 11,0 MJ) weiblich: 2200 kcal (= 9,0 MJ)
L_2 = Leichtarbeiter (25 bis unter 51 Jahre) 2400 kcal (= 10,0 MJ) 2000 kcal (= 8,5 MJ)
Sch_1 = Schwangere, bis zum 4. Schwangerschaftsmonat empfohlene Mehrzufuhr: 0 kcal gegenüber der empfohlenen Energiezufuhr für Frauen mit überwiegend sitzender Beschäftigung = 2000 kcal (= 8,5 MJ) bis 2200 kcal (= 9 MJ).
Sch_2 = Schwangere, ab dem 4. Schwangerschaftsmonat empfohlene Mehrzufuhr: 300 kcal (= 1,2 MJ) gegenüber der empfohlenen Energiezufuhr für Frauen mit überwiegend sitzender Beschäftigung = 2300 kcal (= 9,7 MJ) bis 2500 kcal (= 10,2 MJ).

St = Stillende, empfohlene Mehrzufuhr: bis 650 kcal (= 2,7 MJ) gegenüber der empfohlenen Energiezufuhr für Frauen mit überwiegend sitzender Beschäftigung = 2650 kcal (= 11,2 MJ) bis 2850 kcal (= 11,7 MJ).

Kinder 4 bis unter 7 Jahre: 1800 kcal (= 7,5 MJ)
Kinder 7 bis unter 10 Jahre: 2000 kcal (= 8,4 MJ)
Kinder 10 bis unter 13 Jahre: männlich: 2250 kcal (= 9,4 MJ) weiblich: 2150 kcal (= 9,0 MJ)
Jugendliche 13 bis unter 15 Jahre: 2500 kcal (= 10,5 MJ) 2300 kcal (= 9,6 MJ)
Jugendliche 15 bis unter 19 Jahre: 3000 kcal (= 12,5 MJ) 2400 kcal (= 10,0 MJ)

Portionsgrößen verschiedener Lebensmittel

die als Berechnungsgrundlage für die Tabellen »Besonders reiche Vitaminquellen« (Seite 4 bis 27) und »Besonders reiche Mineralstoffquellen« (Seite 43 bis 61) dienten:

LEBENSMITTEL (verzehrbarer Anteil)	empfohlene/übliche Verzehrmenge je Mahlzeit	entspricht etwa
MILCH UND MILCHPRODUKTE		
Trinkmilch	200 g	1 Glas
Buttermilch; Molke	200 g	1 Glas
Dickmilch	150 g oder 175 g	1 Becher
Joghurt; Kefir	150 g oder 175 g	1 Becher
Sahne, sauer	30 g	1½ Eßlöffel
Sahne, süß	30 g	3 Eßlöffel
Käse, alle Sorten	45 g	1 bis 1½ Scheiben
EIER		
Ei, Gewichtsklasse 4	52 g	1 Stück
Eidotter	19 g	1 Stück
Eiklar	33 g	1 Stück
Ei, Gewichtsklasse 6	43 g	1 Stück
FETTE UND ÖLE		
Streichfette	10 bis 15 g	2 bis 3 Teelöffel
Bratfette und -öle	10 bis 15 g	2 bis 3 Teelöffel
für Salat	5 g	1 Teelöffel
zum Backen	20 bis 25 g	4 bis 5 Teelöffel
Mayonnaise	20 g	
FISCHE		
Seefische	100 bis 150 g	
Sonstige Kaltblüter	100 bis 150 g	
Süßwasserfische	100 bis 150 g	
Fischdauerwaren	45 g	
FLEISCH, alle Sorten	100 bis 150 g	
Innereien	100 g	
Fleisch und Wurstwaren	45 g	

LEBENSMITTEL (verzehrbarer Anteil)	empfohlene/übliche Verzehrmenge je Mahlzeit	entspricht etwa
GETREIDE		
Ganzes Korn	60 g	3 Eßlöffel
Graupen; Grieß; Grütze	60 g	3 Eßlöffel
Flocken	60 g	6 Eßlöffel
Mehle	60 g	3 Eßlöffel
Müsli	60 g	4 Eßlöffel
Keime	15 g	3 Eßlöffel
Kleie	15 g	3 Eßlöffel
Cornflakes	30 g	6 Eßlöffel
NÜSSE	10 bis 30 g	1 bis 3 Eßlöffel
SAMEN	10 g	1 Eßlöffel
BROT		
Knäckebrot	50 g	5 Scheiben
Mischbrot	175 g	3½ Scheiben
Schrot- und Vollkornbrot	175 g	3½ Scheiben
GEMÜSE UND HÜLSENFRÜCHTE		
Gemüse zum Garen	200 g	
Gemüse für Frischkost/Salate	100 g	
Hülsenfrüchte, getrocknet	75 g	
Kräuter	10 g	2 Eßlöffel
PILZE	100 bis 200 g	
OBST		
frisch	100 bis 200 g	
Trockenobst	35 g	
Obstsäfte	200 g	1 Glas
SÜSSWAREN		
Honig	20 g	1 Eßlöffel
Konfitüre	20 g	1 Eßlöffel
HEFEN	10 g	

S

Tagesplan für weibliche Erwachsene mit leichter körperlicher Tätigkeit im Alter von 19 bis unter 51 Jahren (8,5 bis 9,0 MJ)[a]

Vitamin- und Mineralstoffgehalte der Tageskost – damit erreichte Vitamin- und Mineralstoffdichten.

Mögliche Aufteilung auf verschiedene Mahlzeiten:

1. und 2. Frühstück:
200 g Joghurt, 60 g Käse, 10 g Butter, 30 g Müsli, 150 g Brot, 200 g Obst

Mittagessen und 2. Zwischenmahlzeit:
5 g Kokosfett, 70 g Fleisch, 325 g Kartoffeln, 200 g Gemüse, 100 g Obst

Abendessen und Spätmahlzeit:
20 g Käse, 10 g Butter, 10 g Öl, 20 g Wurst, 150 g Brot, 250 g Gemüse, 100 g Obst

S

LEBENSMITTEL (verzehrbarer Anteil)[b]	Tagesportion g	MJ	Vitamine in mg/Tagesportion							Mineralstoffe in mg/Tagesportion					
			A (µg)	E	B₁	B₂	Nia	B₆	C	Na	K	Ca	P	Mg	Fe
Joghurt, 1,5% Fett	200	0,364	26	+	0,06	0,36	0,2	0,10	2	96	310	246	188	28	0,2
Emmentaler, 45% Fett i.Tr.	20	0,323	66	0,1	0,01	0,06	0,0	0,02	0	60	20	220	140	9	0,1
Gouda, 45% Fett i.Tr.	60	0,752	150	0,4	0,02	0,18	+	0,04	0	360	60	480	330	22	0,2
Butter	20	0,631	131	0,4	+	+	+	+	+	1	3	3	4	1	+
Kokosfett	5	0,187	+	+	0,00	0,00	0,0	★	★	+	+	+	+	+	+
Sonnenblumenöl	10	0,376	+	5,0	0,00	★	★	★	★	★	+	+	★	★	★
Schinken, gekocht	20	0,162	0	0,0	0,12	0,05	0,7	0,07	0	175	54	2	27	5	0,5
Schweineschnitzel	70	0,310	★	0,5	0,56	0,13	3,0	0,27	★	50	204	6	120	15	1,2
Müsli	30	0,494	8	★	0,08	0,05	★	0,05	0	5	126	23	42	20	0,9
Weizenvollkornbrot	300	2,499	★	0,9	0,69	0,45	7,5	0,72	0	1290	627	126	732	276	4,8
Kartoffeln	325	0,949	3	0,3	0,33	0,16	3,9	0,98	55	10	1336	20	163	65	1,3
Erbsen	100	0,290	50	★	0,32	0,15	2,5	★	25	1	340	15	100	30	1,9
Möhren	100	0,117	1600	0,6	0,07	0,05	0,6	0,30	7	60	290	41	36	17	2,1
Tomate	100	0,073	84	0,8	0,06	0,04	0,5	0,10	25	3	242	9	18	14	0,6
Paprika	100	0,084	180	2,5	0,07	0,05	0,4	0,27	140	2	177	10	26	12	0,7
Feldsalat	50	0,029	325	0,3	0,04	0,04	0,2	0,13	18	2	210	16	25	7	1,0
Apfel	200	0,412	9	1,0	0,08	0,06	0,6	0,20	24	6	288	14	24	12	1,0
Mandarine	100	0,192	71	0,3	0,06	0,03	0,2	0,02	32	2	210	33	19	11	0,4
Banane	100	0,392	8	0,3	0,05	0,06	0,7	0,37	11	1	382	8	27	36	0,7
für kleine „Extras" maximal		0,4	★	★	★	★	★	★	★	★	★	★	★	★	★
Summe		9,0	2711	13,5	2,61	1,93	21,0	3,64	339	2126	4879	1271	2021	578	17,5
Nährstoffdichte (mg/MJ)			0,30	1,50	0,29	0,21	2,3	0,40	38	236	542	141	225	64	1,9

Tagesplan für männliche Erwachsene mit leichter körperlicher Tätigkeit im Alter von 19 bis unter 51 Jahren (10,0 bis 11,0 MJ)[a]

Vitamin- und Mineralstoffgehalte der Tageskost – damit erreichte Vitamin- und Mineralstoffdichten.

Mögliche Aufteilung auf verschiedene Mahlzeiten:

1. und 2. Frühstück:
200 g Joghurt, 80 g Käse, 15 g Butter, 200 g Brot, 200 g Obst

Mittagessen und 2. Zwischenmahlzeit:
5 g Kokosfett, 100 g Fleisch, 400 g Kartoffeln, 200 g Gemüse, 200 g Obst

Abendessen und Spätmahlzeit:
20 g Käse, 10 g Butter, 10 g Öl, 40 g Wurst, 200 g Brot, 250 g Gemüse, 200 g Obst

LEBENSMITTEL	Tagesportion g	MJ	A (µg)	E	B₁	B₂	Nia	B₆	C	Na	K	Ca	P	Mg	Fe
Joghurt, 3,5% Fett	200	0,508	62	0,2	0,06	0,36	0,2	0,10	2	96	314	240	204	24	0,2
Emmentaler, 45% Fett i.Tr.	40	0,645	132	0,2	0,02	0,13	+	0,04	+	120	40	440	280	17	0,1
Gouda, 45% Fett i.Tr.	60	0,752	150	0,4	0,02	0,18	+	0,04	0	360	60	480	330	22	0,2
Butter	25	0,789	163	0,6	+	0,01	+	+	+	1	4	3	5	1	+
Kokosfett	5	0,187	+	+	0,00	0,00	0,0	★	★	+	+	+	+	+	+
Sonnenblumenöl	10	0,376	+	5,0	0,00	★	★	★	★	★	+	+	★	★	★
Leberwurst, mager	40	0,103	680	★	0,06	0,44	1,8	★	+	160	56	4	96	3	2,2
Schweineschnitzel	100	0,443	★	0,7	0,80	0,19	4,3	0,39	★	72	292	9	172	21	1,7
Weizenvollkornbrot	400	3,332	★	1,2	0,92	0,60	10,0	0,96	0	1720	836	168	976	368	6,4
Kartoffeln	400	1,168	4	0,4	0,40	0,20	4,8	1,20	68	12	1644	24	200	80	1,6
Erbsen	100	0,290	50	★	0,32	0,15	2,5	★	25	1	340	15	100	30	1,9
Möhren	100	0,117	1600	0,6	0,07	0,05	0,6	0,30	7	60	290	41	36	17	2,1
Tomate	100	0,073	84	0,8	0,06	0,04	0,5	0,10	25	3	242	9	18	14	0,6
Paprika	100	0,084	180	2,5	0,07	0,05	0,4	0,27	140	2	177	10	26	12	0,7
Feldsalat	50	0,029	325	0,3	0,04	0,04	0,2	0,13	18	2	210	16	25	7	1,0
Apfel	200	0,416	9	1,0	0,08	0,06	0,6	0,20	24	6	288	14	24	12	1,0
Mandarine	200	0,384	142	0,6	0,12	0,06	0,4	0,04	64	4	420	66	38	22	0,8
Banane	200	0,784	16	0,6	0,10	0,12	1,4	0,74	22	2	764	16	54	72	1,4
für kleine „Extras" maximal		0,6	★	★	★	★	★	★	★	★	★	★	★	★	★
Summe		11,0	3597	15,0	3,14	2,67	27,7	4,51	395	2621	5977	1555	2584	721	21,9
Nährstoffdichte (mg/MJ)			0,33	1,36	0,29	0,24	2,52	0,41	36	238	543	141	235	66	2,0

[a] = Nach Empfehlungen der DGE (1991); 8,5 bis 9,0 MJ = 2000 bis 2200 kcal; 10,0 bis 11,0 MJ = 2400 bis 2600 kcal.   [b] = Angaben beziehen sich auf rohe Lebensmittel.   + = in Spuren vorhanden.   ★ = keine Daten,

Tagesplan für schwangere Frauen bis zum 4. Schwangerschaftsmonat (9,0 MJ)[a]

Vitamin- und Mineralstoffgehalte der Tageskost – damit erreichte Vitamin- und Mineralstoffdichten.

Mögliche Aufteilung auf verschiedene Mahlzeiten:

1. und 2. Frühstück:
200 g Joghurt, 60 g Käse, 10 g Butter, 45 g Müsli, 150 g Brot, 200 g Obst

Mittagessen und 2. Zwischenmahlzeit:
5 g Kokosfett, 100 g Fisch, 300 g Kartoffeln, 200 g Gemüse, 200 g Obst

Abendessen und Spätmahlzeit:
20 g Käse, 10 g Butter, 10 g Öl, 20 g Wurst, 150 g Brot, 300 g Gemüse, 200 g Obst

LEBENSMITTEL (verzehrbarer Anteil)[b]	Tagesportion g	MJ	Vitamine in mg/Tagesportion A (µg)	E	B$_1$	B$_2$	Nia	B$_6$	C	Mineralstoffe in mg/Tagesportion Na	K	Ca	P	Mg	Fe
Joghurt, 1,5 % Fett	200	0,364	26	+	0,06	0,36	0,2	0,10	2	98	310	246	188	28	0,2
Emmentaler, 45 % Fett i.Tr.	60	0,968	198	0,2	0,02	0,19	0,1	0,07	1	180	60	660	420	26	0,2
Gouda, 45 % Fett i.Tr.	20	0,251	50	0,1	0,01	0,06	+	0,01	0	120	20	160	110	7	0,1
Butter	20	0,631	131	0,4	+	+	+	+	+	1	3	3	4	1	+
Kokosfett	5	0,187	+	+	0,00	0,00	0,0	*	*	+	+	+	+	+	+
Sonnenblumenöl	10	0,376	+	5,0	0,00	*	*	*	*	*	+	*	*	*	*
Leberwurst, mager	20	0,051	340	*	0,03	0,22	0,9	*	*	80	28	2	48	1	1,1
Seelachs	100	0,336	10	*	0,90	0,35	4,0	*	*	81	374	14	300	*	1,0
Müsli	45	0,741	12	*	0,11	0,07	*	0,08	+	7	189	34	63	29	1,4
Roggenvollkornbrot	300	2,424	240	3,6	0,54	0,45	1,8	0,90	0	1581	873	129	594	210	9,0
Kartoffeln	300	0,876	3	0,3	0,30	0,15	3,6	0,90	51	9	1233	18	150	60	1,2
Blattspinat	200	0,128	1562	2,8	0,20	0,40	1,2	0,40	102	130	1266	252	110	116	8,2
Tomate	100	0,073	84	0,8	0,06	0,04	0,5	0,10	25	3	242	9	18	14	0,6
Paprika	100	0,084	180	2,5	0,07	0,05	0,4	0,27	140	2	177	10	26	12	0,7
Feldsalat	100	0,057	650	0,6	0,07	0,08	0,4	0,25	35	4	420	32	49	13	2,0
Apfel	200	0,416	9	1,0	0,08	0,06	0,6	0,20	24	6	288	14	24	12	1,0
Erdbeeren	200	0,268	6	0,2	0,06	0,12	1,2	0,12	124	4	294	48	50	30	2,0
Banane	200	0,784	16	0,6	0,10	0,12	1,4	0,74	22	2	764	16	54	72	1,4
für kleine „Extras" maximal		0,0	*	*	*	*	*	*	*	*	*	*	*	*	*
Summe		9,0	3516	18,2	2,61	2,72	16,3	4,14	526	2308	6541	1646	2206	631	30,0
Nährstoffdichte (mg/MJ)			0,39	2,02	0,29	0,30	1,8	0,46	58	256	727	183	245	70	3,3

Tagesplan für schwangere Frauen ab dem 4. Schwangerschaftsmonat (10,2 MJ)[a]

Vitamin- und Mineralstoffgehalte der Tageskost – damit erreichte Vitamin- und Mineralstoffdichten.

Mögliche Aufteilung auf verschiedene Mahlzeiten:

1. und 2. Frühstück:
200 g Joghurt, 60 g Käse, 10 g Butter, 30 g Müsli, 150 g Brot, 200 g Obst

Mittagessen und 2. Zwischenmahlzeit:
5 g Kokosfett, 100 g Fisch, 325 g Kartoffeln, 200 g Gemüse, 100 g Obst

Abendessen und Spätmahlzeit:
30 g Käse, 10 g Butter, 10 g Öl, 30 g Wurst, 200 g Brot, 250 g Gemüse, 200 g Obst

LEBENSMITTEL (verzehrbarer Anteil)[b]	Tagesportion g	MJ	A (µg)	E	B$_1$	B$_2$	Nia	B$_6$	C	Na	K	Ca	P	Mg	Fe
Joghurt, 1,5 % Fett	200	0,364	26	+	0,06	0,36	0,2	0,10	2	98	310	246	188	28	0,2
Emmentaler, 45 % Fett i.Tr.	60	0,968	198	0,2	0,02	0,19	0,1	0,07	1	180	60	660	420	26	0,2
Gouda, 45 % Fett i.Tr.	30	0,376	75	0,2	0,01	0,09	+	0,02	0	180	30	240	165	11	0,1
Butter	20	0,631	131	0,4	+	0,00	+	+	+	1	3	3	4	1	+
Kokosfett	5	0,187	+	+	0,00	0,00	0,0	*	*	+	+	+	+	+	+
Sonnenblumenöl	10	0,376	+	5,0	0,00	*	*	*	*	*	+	*	*	*	*
Leberwurst, mager	30	0,077	510	*	0,06	0,33	1,4	*	*	120	42	3	72	2	1,7
Lachs	100	0,845	41	1,7	0,18	0,16	7,2	0,98	1	51	371	20	266	29	1,0
Müsli	30	0,494	8	*	0,08	0,05	*	0,05	+	5	126	23	42	20	0,9
Roggenvollkornbrot	350	2,828	280	4,2	0,63	0,53	2,1	1,05	0	1645	1019	151	693	245	10,5
Kartoffeln	325	0,949	3	0,3	0,33	0,16	3,9	0,98	55	10	1336	20	163	65	1,3
Blattspinat	200	0,128	1562	2,8	0,20	0,40	1,2	0,40	102	130	1266	252	110	116	8,2
Feldsalat	50	0,029	325	0,3	0,04	0,04	0,2	0,13	18	2	210	16	25	7	1,0
Paprika	100	0,084	180	2,5	0,07	0,05	0,4	0,27	140	2	177	10	26	12	0,7
Tomate	100	0,073	84	0,8	0,06	0,04	0,5	0,10	25	3	242	9	18	14	0,6
Apfel	200	0,416	9	1,0	0,08	0,06	0,6	0,20	24	6	288	14	24	12	1,0
Erdbeeren	200	0,268	6	0,2	0,06	0,12	1,2	0,12	124	4	294	48	50	30	2,0
Banane	100	0,392	8	0,3	0,05	0,06	0,7	0,37	11	1	382	8	27	36	0,7
für kleine „Extras" maximal		0,7	*	*	*	*	*	*	*	*	*	*	*	*	*
Summe		10,2	3446	20,0	1,91	2,64	19,6	4,83	502	2637	6155	1721	2292	653	30,0
Nährstoffdichte (mg/MJ)			0,34	1,96	0,19	0,26	1,92	0,47	49	259	603	169	225	64	2,9

[a] = Nach Empfehlungen der DGE (1991); 8,5 bis 9,0 MJ = 2000 bis 2200 kcal; 10,0 bis 11,0 MJ = 2400 bis 2600 kcal;   [b] = Angaben beziehen sich auf rohe Lebensmittel.   + = in Spuren vorhanden.   * = keine Daten,

Tagesplan für stillende Frauen (bis maximal 11,7 MJ)[a]

Vitamin- und Mineralstoffgehalte der Tageskost – damit erreichte Vitamin- und Mineralstoffdichten.

Mögliche Aufteilung auf verschiedene Mahlzeiten:

1. und 2. Frühstück:
200 g Joghurt, 80 g Käse, 15 g Butter, 30 g Müsli, 200 g Brot, 300 g Obst

Mittagessen und 2. Zwischenmahlzeit:
5 g Kokosfett, 100 g Fleisch, 400 g Kartoffeln, 200 g Gemüse, 300 g Obst

Abendessen und Spätmahlzeit:
40 g Käse, 10 g Butter, 10 g Öl, 20 g Wurst, 200 g Brot, 250 g Gemüse, 200 g Obst

S

LEBENSMITTEL (verzehrbarer Anteil)[b]	Tagesportion g	MJ	Vitamine in mg/Tagesportion A (µg)	E	B_1	B_2	Nia	B_6	C	Mineralstoffe in mg/Tagesportion Na	K	Ca	P	Mg	Fe
Joghurt, 1,5 % Fett	200	0,364	26	+	0,06	0,36	0,2	0,10	2	98	310	246	188	28	0,2
Emmentaler, 45 % Fett i.Tr.	60	0,968	198	0,2	0,02	0,19	0,1	0,07	1	180	60	660	420	26	0,2
Gouda, 45 % Fett i.Tr.	20	0,251	50	0,1	0,01	0,06	+	0,01	0	120	20	160	110	7	0,1
Butter	20	0,631	131	0,4	+	+	+	+	+	1	3	3	4	1	+
Kokosfett	5	0,187	+	+	0,00	0,00	0,0	★	★	+	+	+	+	+	+
Sonnenblumenöl	10	0,376	+	5,0	0,00	★	★	★	★	★	+	+	★	★	★
Leberwurst, mager	20	0,051	340	★	0,03	0,22	0,9	★	★	80	28	2	48	1	1,1
Lammfilet	100	0,469	0	0,4	0,18	0,25	5,8	★	0	94	289	12	162	19	1,8
Müsli	30	0,494	8	★	0,08	0,05	★	0,05	+	5	126	23	42	20	0,9
Roggenvollkornbrot	400	3,232	320	4,8	0,72	0,60	2,4	1,20	0	2108	1164	172	792	280	12,0
Kartoffeln	400	1,168	4	0,4	0,40	0,20	4,8	1,20	68	12	1644	24	200	80	1,6
Bohnen, grün	200	0,272	120	0,2	0,16	0,22	1,0	0,56	38	4	486	112	88	52	1,6
Tomate	100	0,073	84	0,8	0,06	0,04	0,5	0,10	25	3	242	9	18	14	0,6
Paprika	100	0,084	180	2,5	0,07	0,05	0,4	0,27	140	2	177	10	26	12	0,7
Feldsalat	50	0,029	325	0,3	0,04	0,04	0,2	0,13	18	2	210	16	25	7	1,0
Apfel	200	0,416	9	1,0	0,08	0,06	0,6	0,20	24	6	288	14	24	12	1,0
Banane	200	0,784	16	0,6	0,10	0,12	1,4	0,74	22	2	764	16	54	72	1,4
Erdbeeren	200	0,268	6	0,2	0,06	0,12	1,2	0,12	124	4	294	48	50	30	2,0
Kiwi	200	0,418	★	★	0,04	0,10	0,8	+	★	8	590	80	62	48	1,6
für kleine „Extras" maximal		1,2	★	★	★	★	★	★	★	★	★	★	★	★	★
Summe		11,7	1816	17,0	2,10	2,68	20,3	4,75	461	2729	6695	1606	2313	708	27,7
Nährstoffdichte (mg/MJ)			0,16	1,45	0,18	0,23	1,73	0,41	39,41	233	572	137	198	61	2,4

Tagesplan für weibliche Jugendliche im Alter von 15 bis unter 19 Jahren (10,0 MJ)[a]

Vitamin- und Mineralstoffgehalte der Tageskost – damit erreichte Vitamin- und Mineralstoffdichten.

Mögliche Aufteilung auf verschiedene Mahlzeiten:

1. und 2. Frühstück:
200 g Joghurt, 60 g Käse, 10 g Butter, 30 g Müsli, 150 g Brot, 200 g Erdbeeren

Mittagessen und 2. Zwischenmahlzeit:
5 g Kokosfett, 70 g Fleisch, 325 g Kartoffeln, 250 g Gemüse, 200 g Obst

Abendessen und Spätmahlzeit:
40 g Käse, 10 g Butter, 10 g Öl, 20 g Wurst, 200 g Brot, 150 g Gemüse, 200 g Obst

LEBENSMITTEL	Tagesportion g	MJ	A (µg)	E	B_1	B_2	Nia	B_6	C	Na	K	Ca	P	Mg	Fe
Joghurt, 1,5 % Fett	200	0,364	26	+	0,06	0,36	0,2	0,10	2	98	310	246	188	28	0,2
Emmentaler, 45 % Fett i.Tr.	60	0,968	198	0,2	0,02	0,19	0,1	0,07	1	180	60	660	420	26	0,2
Gouda, 45 % Fett i.Tr.	40	0,501	100	0,3	0,02	0,12	+	0,03	0	240	40	320	220	15	0,1
Butter	20	0,631	131	0,4	+	+	+	+	+	1	3	3	4	1	+
Kokosfett	5	0,187	+	+	0,00	0,00	0,0	★	★	+	+	+	+	+	+
Sonnenblumenöl	10	0,376	+	5,0	0,00	★	★	★	★	★	+	+	★	★	★
Leberwurst, mager	20	0,051	340	★	0,03	0,22	0,9	★	★	80	28	2	48	1	1,1
Schweineschnitzel	70	0,310	★	0,5	0,56	0,13	3,0	0,27	★	50	204	6	120	15	1,2
Müsli	30	0,494	8	★	0,08	0,05	★	0,05	+	5	126	23	42	20	0,9
Weizenvollkornbrot	350	2,916	★	1,1	0,81	0,53	8,8	0,84	0	1505	732	147	854	322	5,6
Kartoffeln	325	0,949	3	0,3	0,33	0,16	3,9	0,98	55	10	1336	20	163	65	1,3
Bohnen, grün	200	0,272	120	0,2	0,16	0,22	1,0	0,56	38	4	486	112	88	52	1,6
Zwiebel	50	0,059	1	0,1	0,02	0,02	0,1	0,07	5	5	88	14	21	6	0,3
Champignons	100	0,068	2	0,3	0,10	0,45	4,7	0,06	4	12	418	10	120	13	1,1
Feldsalat	50	0,029	325	0,3	0,04	0,04	0,2	0,13	18	2	210	16	25	7	1,0
Apfel	100	0,208	4	0,5	0,04	0,03	0,3	0,10	12	3	144	7	12	6	0,5
Banane	200	0,784	16	0,6	0,10	0,12	1,4	0,74	22	2	764	16	54	72	1,4
Erdbeeren	200	0,268	6	0,2	0,06	0,12	1,2	0,12	124	4	294	48	50	30	2,0
Kiwi	100	0,209	★	★	0,02	0,05	0,4	★	71	4	295	40	31	24	0,8
für kleine „Extras" maximal		0,4	★	★	★	★	★	★	★	★	★	★	★	★	★
Summe		10,0	1280	10,0	2,43	2,80	26,2	4,10	351	2204	5537	1688	2460	701	19,3
Nährstoffdichte (mg/MJ)			0,13	1,0	0,24	0,28	2,6	0,41	35	220	554	169	246	70	1,9

[a] = Nach Empfehlungen der DGE (1991); 8,5 bis 9,0 MJ = 2000 bis 2200 kcal; 10,0 bis 11,0 MJ = 2400 bis 2600 kcal.   [b] = Angaben beziehen sich auf rohe Lebensmittel.   + = in Spuren vorhanden.   ★ = keine Daten,

Tagesplan für männliche Jugendliche im Alter von 15 bis unter 19 Jahren (12,5 MJ)[a]

Vitamin- und Mineralstoffgehalte der Tageskost – damit erreichte Vitamin- und Mineralstoffdichten.

Mögliche Aufteilung auf verschiedene Mahlzeiten:

1. und 2. Frühstück:
200 g Joghurt, 80 g Käse, 15 g Butter, 30 g Müsli, 200 g Brot, 300 g Obst

Mittagessen und 2. Zwischenmahlzeit:
5 g Kokosfett, 100 g Fleisch, 500 g Kartoffeln, 300 g Gemüse, 200 g Obst

Abendessen und Spätmahlzeit:
60 g Käse, 15 g Butter, 10 g Öl, 20 g Wurst, 250 g Brot, 250 g Gemüse, 300 g Obst

LEBENSMITTEL (verzehrbarer Anteil)[b]	Tagesportion g	MJ	Vitamine in mg/Tagesportion A (µg)	E	B₁	B₂	Nia	B₆	C	Mineralstoffe in mg/Tagesportion Na	K	Ca	P	Mg	Fe
Joghurt, 3,5 % Fett	200	0,508	62	0,2	0,06	0,36	0,2	0,10	2	96	314	240	204	24	0,2
Emmentaler, 45 % Fett i.Tr.	80	1,290	264	0,3	0,03	0,26	0,1	0,09	1	240	80	880	560	34	0,2
Gouda, 45 % Fett i.Tr.	60	0,752	150	0,4	0,02	0,18	0,1	0,04	0	360	60	480	330	22	0,2
Butter	30	0,947	196	0,7	+	0,01	+	+	+	2	5	4	6	1	+
Kokosfett	5	0,187	+	+	0,00	0,00	0,0	★	★	+	+	+	+	+	+
Sonnenblumenöl	10	0,376	+	5,0	0,00	★	★	★	★	★	+	★	★	★	★
Leberwurst, mager	20	0,051	340	★	0,03	0,22	0,9	★	★	80	28	2	48	1	1,1
Schweineschnitzel	100	0,443	★	0,7	0,80	0,19	4,3	0,39	★	72	292	9	172	21	1,7
Müsli	30	0,494	8	★	0,08	0,05	★	0,05	+	5	126	23	42	20	0,9
Weizenvollkornbrot	450	2,499	★	0,9	0,69	0,45	7,5	0,72	0	1290	627	126	732	276	4,8
Kartoffeln	500	1,460	5	0,5	0,50	0,25	6,0	1,50	85	15	2055	30	250	100	2,0
Bohnen, grün	200	0,272	120	0,2	0,16	0,22	1,0	0,56	38	4	486	112	88	52	1,6
Zwiebel	100	0,118	1	0,1	0,03	0,03	0,2	0,13	10	9	175	27	42	11	0,5
Tomate	100	0,073	84	0,8	0,06	0,04	0,5	0,10	25	3	242	9	18	14	0,6
Paprika	100	0,084	180	2,5	0,07	0,05	0,4	0,27	140	2	177	10	26	12	0,7
Feldsalat	50	0,029	325	0,3	0,04	0,04	0,2	0,13	18	2	210	16	25	7	1,0
Apfel	200	0,416	9	1,0	0,08	0,06	0,6	0,20	24	6	288	14	24	12	1,0
Banane	200	0,784	16	0,6	0,10	0,12	1,4	0,74	22	2	764	16	54	72	1,4
Erdbeeren	200	0,268	6	0,2	0,06	0,12	1,2	0,12	124	4	294	48	50	30	2,0
Kiwi	200	0,418	★	★	0,04	0,10	0,8	★	142	8	590	80	62	48	1,6
für kleine „Extras" maximal		1,0	★	★	★	★	★	★	★	★	★	★	★	★	★
Summe		12,5	1766	14,4	2,85	2,74	25,3	5,14	630	2199	6813	2125	2733	757	21,5
Nährstoffdichte (mg/MJ)			0,14	1,15	0,23	0,22	2,0	0,41	50	176	545	170	219	61	1,7

2 Tagespläne für Reduktionsdiäten auf der Basis von maximal 1,25 MJ (= 300 kcal) – Saftfasten – Nur unter ärztlicher Kontrolle zu empfehlen!

Vitamin- und Mineralstoffgehalte der Tageskost – damit erreichte Vitamin- und Mineralstoffdichten.

LEBENSMITTEL (verzehrbarer Anteil)[b]	Tagesportion g	MJ	Vitamine in mg/Tagesportion A (µg)	E	B₁	B₂	Nia	B₆	C	Mineralstoffe in mg/Tagesportion Na	K	Ca	P	Mg	Fe
Rote-Bete-(-Rüben-)Saft	250	0,380	★	★	★	★	★	★	8	500	605	5	73	★	★
Spinatsaft	250	0,090	★	★	0,03	0,20	0,5	★	73	183	1030	3	110	100	3,8
Apfelsinensaft, frisch	250	0,480	30	★	0,25	0,08	1,0	0,13	130	3	393	28	40	30	0,5
Summe		0,95	30	★	0,28	0,28	1,5	0,13	211	686	2028	36	223	130	4,3
Nährstoffdichte (mg/MJ)			0,03	★	0,29	0,29	1,6	0,14	222	722	2135	38	235	137	4,5
Tomatensaft	250	0,043	225	★	0,13	0,10	1,8	0,25	43	13	575	38	38	25	1,5
Himbeersaft, frisch	250	0,295	18	★	0,08	★	★	★	63	8	383	45	33	40	6,5
Traubensaft	250	0,715	★	★	0,10	0,05	0,5	0,05	3	8	330	30	30	23	1,0
Summe		1,05	243	★	0,31	0,15	2,3	0,30	109	28	1288	113	101	88	9,0
Nährstoffdichte (mg/MJ)			0,23	★	0,3	0,14	2,2	0,29	104	27	1127	108	96	84	8,6

S

86

[a] = Nach Empfehlungen der DGE (1991); 8,5 bis 9,0 MJ = 2000 bis 2200 kcal; 10,0 bis 11,0 MJ = 2400 bis 2600 kcal. [b] = Angaben beziehen sich auf rohe Lebensmittel. + = in Spuren vorhanden. ★ = keine Daten,

Tagesplan für eine Reduktionsdiät auf der Basis von 3,35 MJ (= 800 kcal)

Vitamin- und Mineralstoffgehalte der Tageskost – damit erreichte Vitamin- und Mineralstoffdichten.

Mögliche Aufteilung auf verschiedene Mahlzeiten:

1. und 2. Frühstück:
200 g Joghurt, 35 g Quark, 50 g Brot, 100 g Obst

Mittagessen und 2. Zwischenmahlzeit:
3 g Kokosfett, 50 g Fisch, 200 g Kartoffeln, 200 g Gemüse

Abendessen und Spätmahlzeit:
35 g Quark, 5 g Margarine, 5 g Öl, 50 g Brot, 200 g Gemüse, 20 g Petersilie, 100 g Obst

LEBENSMITTEL (verzehrbarer Anteil)[a]	Tagesportion		Vitamine in mg/Tagesportion							Mineralstoffe in mg/Tagesportion					
	g	MJ	A (µg)	E	B₁	B₂	Nia	B₆	C	Na	K	Ca	P	Mg	Fe
Joghurt, 1,5 % Fett	200	0,364	26	+	0,06	0,36	0,2	0,10	2	98	310	246	188	28	0,2
Magerquark	70	0,213	1	0,1	0,03	0,22	0,1	0,07	1	28	67	64	112	8	0,3
Diätmargarine	5	0,158	27	★	★	★	★	★	★	2	★	★	★	★	★
Kokosfett	3	0,112	+	+	0,00	0,00	0,0	★	★	+	+	+	+	+	+
Sonnenblumenöl	5	0,188	+	2,5	0,00	★	★	★	★	★	+	★	★	★	★
Seelachs	50	0,168	5	★	0,45	0,18	2,0	★	★	41	187	7	150	★	0,5
Weizenvollkornbrot	100	0,833	★	0,3	0,23	0,15	2,5	0,24	0	430	209	42	244	92	1,6
Kartoffeln	200	0,584	2	0,2	0,20	0,10	2,4	0,60	34	6	822	12	100	40	0,8
Champignons	200	0,136	3	0,6	0,20	0,90	9,4	0,12	8	24	836	20	240	26	2,2
Petersilienblatt	20	0,042	+	0,7	0,03	0,06	0,3	0,04	33	2	176	8	11	5	0,2
Tomate	100	0,073	84	0,8	0,06	0,04	0,5	0,10	25	3	242	9	18	14	0,6
Paprika	100	0,084	180	2,5	0,07	0,05	0,4	0,27	140	2	177	10	26	12	0,7
Apfel	100	0,208	4	0,5	0,04	0,03	0,3	0,10	12	3	144	7	12	6	0,5
Mandarine	100	0,192	71	0,3	0,06	0,03	0,2	0,02	32	2	210	33	19	11	0,4
für kleine „Extras" maximal		0,0	★	★	★	★	★	★	★	★	★	★	★	★	★
Summe		3,35	404	8,5	1,43	2,11	18,3	1,66	287	641	3380	458	1120	243	8,0
Nährstoffdichte (mg/MJ)			0,12	2,54	0,43	0,63	5,46	0,50	86	191	1009	137	334	73	2,4

Tagesplan für eine Reduktionsdiät auf der Basis von 4,2 MJ (= 1000 kcal)

Vitamin- und Mineralstoffgehalte der Tageskost – damit erreichte Vitamin- und Mineralstoffdichten.

Mögliche Aufteilung auf verschiedene Mahlzeiten:

1. und 2. Frühstück:
200 g Joghurt, 20 g Käse, 5 g Margarine, 50 g Brot, 200 g Obst

Mittagessen und 2. Zwischenmahlzeit:
3 g Kokosfett, 70 g Fisch, 200 g Kartoffeln, 250 g Gemüse

Abendessen und Spätmahlzeit:
50 g Quark, 5 g Margarine, 5 g Öl, 100 g Brot, 200 g Gemüse, 100 g Obst

LEBENSMITTEL (verzehrbarer Anteil)[a]	Tagesportion		Vitamine in mg/Tagesportion							Mineralstoffe in mg/Tagesportion					
	g	MJ	A (µg)	E	B₁	B₂	Nia	B₆	C	Na	K	Ca	P	Mg	Fe
Joghurt, 1,5 % Fett	200	0,364	26	+	0,06	0,36	0,2	0,10	2	98	310	246	188	28	0,2
Edamer, 30 % Fett i. Tr.	20	0,212	36	0,1	0,01	0,07	+	0,01	0	120	24	174	112	8	0,1
Magerquark	50	0,152	1	0,1	0,02	0,16	0,1	0,05	1	20	48	46	80	6	0,2
Diätmargarine	10	0,316	53	★	★	★	★	★	★	4	★	★	★	★	★
Kokosfett	3	0,112	+	+	0,00	0,00	0,0	★	★	+	+	+	+	+	+
Sonnenblumenöl	5	0,188	+	2,5	0,00	★	★	★	★	★	+	★	★	★	★
Seelachs	70	0,235	7	★	0,63	0,25	2,8	★	★	57	262	10	210	★	0,7
Weizenvollkornbrot	150	1,250	★	0,5	0,35	0,23	3,8	0,36	0	645	314	63	366	138	2,4
Kartoffeln	200	0,584	2	0,2	0,20	0,10	2,4	0,60	34	6	822	12	100	40	0,8
Champignons	200	0,136	3	0,6	0,20	0,90	9,4	0,12	8	24	836	20	240	26	2,2
Zwiebel	50	0,059	1	0,1	0,02	0,02	0,1	0,07	5	5	88	14	21	6	0,3
Tomate	100	0,073	84	0,8	0,06	0,04	0,5	0,10	25	3	242	9	18	14	0,6
Paprika	100	0,084	180	2,5	0,07	0,05	0,4	0,27	140	2	177	10	26	12	0,7
Erdbeeren	200	0,268	6	0,2	0,06	0,12	1,2	0,12	124	4	294	48	50	30	2,0
Kiwi	100	0,209	★	★	0,02	0,05	0,4	★	71	4	295	40	31	24	0,8
für kleine „Extras" maximal		0,0	★	★	★	★	★	★	★	★	★	★	★	★	★
Summe		4,2	399	7,5	1,69	2,33	21,3	1,80	410	991	3710	691	1442	332	10,9
Nährstoffdichte (mg/MJ)			0,10	1,8	0,40	0,55	5,1	0,43	98	236	883	165	343	79	2,6

[a] = Nach Empfehlungen der DGE (1991); 8,5 bis 9,0 MJ = 2000 bis 2200 kcal; 10,0 bis 11,0 MJ = 2400 bis 2600 kcal;   [b] = Angaben beziehen sich auf rohe Lebensmittel.   + = in Spuren vorhanden.   ★ = keine Daten,

Tagesplan für eine Reduktionsdiät auf der Basis von 6,3 MJ (= 1500 kcal)

Vitamin- und Mineralstoffgehalte der Tageskost – damit erreichte Vitamin- und Mineralstoffdichten.

S

Mögliche Aufteilung auf verschiedene Mahlzeiten:

1. und 2. Frühstück:
200 g Joghurt, 20 g Käse, 50 g Quark, 5 g Butter, 100 g Brot, 200 g Obst

Mittagessen und 2. Zwischenmahlzeit:
5 g Kokosfett, 70 g Fleisch, 60 g Reis, 250 g Gemüse, 100 g Obst

Abendessen und Spätmahlzeit:
20 g Käse, 50 g Quark, 5 g Butter, 10 g Öl, 150 g Brot, 250 g Gemüse, 100 g Obst

Tagesplan für eine Reduktionsdiät auf der Basis von 7,5 MJ (= 1800 kcal) Auch geeignet für Erwachsene über 65 Jahre mit leichter körperlicher Tätigkeit (7,1 bis 7,95 MJ)

Vitamin- und Mineralstoffgehalte der Tageskost – damit erreichte Vitamin- und Mineralstoffdichten.

Mögliche Aufteilung auf verschiedene Mahlzeiten:

1. und 2. Frühstück:
200 g Joghurt, 40 g Käse, 10 g Butter, 15 g Müsli, 150 g Brot, 200 g Obst

Mittagessen und 2. Zwischenmahlzeit:
5 g Kokosfett, 70 g Fleisch, 25 g Kartoffeln, 250 g Gemüse, 100 g Obst

Abendessen und Spätmahlzeit:
50 g Quark, 20 g Wurst, 5 g Butter, 10 g Öl, 150 g Brot, 150 g Gemüse, 20 g Schnittlauch, 100 g Obst

LEBENSMITTEL (verzehrbarer Anteil)a	Tagesportion g	MJ	Vitamine in mg/Tagesportion A (µg)	E	B$_1$	B$_2$	Nia	B$_6$	C	Mineralstoffe in mg/Tagesportion Na	K	Ca	P	Mg	Fe
Joghurt, 1,5 % Fett	200	0,364	26	+	0,06	0,36	0,2	0,10	2	98	310	246	188	28	0,2
Edamer, 30 % Fett i.Tr.	40	0,424	72	0,2	0,02	0,14	+	0,03	0	240	48	348	224	16	0,1
Magerquark	100	0,304	2	0,1	0,04	0,31	0,2	0,10	+	40	95	92	160	12	0,4
Butter	10	0,316	65	0,2	+	+	+	+	+	1	2	1	2	+	+
Kokosfett	5	0,187	+	+	0,00	0,00	0,0	★	★	+	+	+	+	+	+
Sonnenblumenöl	10	0,376	+	5,0	0,00	★	★	★	★	★	+	★	★	★	★
Putenbrust, ohne Haut	70	0,309	★	0,6	0,04	0,06	7,9	0,32	★	32	233	★	★	14	0,7
Weizenvollkornbrot	250	2,083	★	0,8	0,58	0,38	6,3	0,60	0	1075	523	105	610	230	4,0
Vollkornreis	60	0,873	0	0,4	0,25	0,05	3,1	0,17	0	4	55	4	72	38	0,4
Champignons	200	0,136	3	0,6	0,20	0,90	9,4	0,12	8	24	836	20	240	26	2,2
Zwiebel	50	0,059	1	0,1	0,02	0,02	0,1	0,07	5	5	88	14	21	6	0,3
Tomate	100	0,073	84	0,8	0,06	0,04	0,5	0,10	25	3	242	9	18	14	0,6
Paprika	100	0,084	180	2,5	0,07	0,05	0,4	0,27	140	2	177	10	26	12	0,7
Feldsalat	50	0,029	325	3,0	0,04	0,04	0,2	0,13	18	2	210	16	25	7	1,0
Apfel	100	0,208	4	0,5	0,04	0,03	0,3	0,10	12	3	144	7	12	6	0,5
Erdbeeren	200	0,268	6	0,2	0,06	0,12	1,2	0,12	124	4	294	48	50	30	2,0
Kiwi	100	0,209	★	★	0,02	0,05	0,4	★	71	4	295	40	31	24	0,8
für kleine „Extras" maximal		0,0	★	★	★	★	★	★	★	★	★	★	★	★	★
Summe		6,3	769	12,3	1,47	2,54	30,2	2,22	405	1536	3551	959	1679	462	13,8
Nährstoffdichte (mg/MJ)			0,12	1,95	0,23	0,40	4,8	0,35	64	244	564	152	267	73	2,2
Joghurt, 1,5 % Fett	200	0,364	26	+	0,06	0,36	0,2	0,10	2	98	310	246	188	28	0,2
Edamer, 45 % Fett i.Tr.	20	0,323	66	0,1	0,01	0,06	+	0,02	0	60	20	220	140	9	0,1
Gouda, 45 % Fett i.Tr.	20	0,251	50	0,1	0,01	0,06	+	0,01	0	120	20	160	110	7	0,1
Magerquark	50	0,152	1	0,1	0,02	0,16	0,1	0,05	1	20	48	46	80	6	0,2
Butter	15	0,473	98	0,3	+	+	+	+	+	1	2	2	3	+	+
Kokosfett	5	0,187	+	+	0,00	0,00	0,0	★	★	+	+	+	+	+	+
Sonnenblumenöl	10	0,376	+	5,0	0,00	★	★	★	★	★	+	★	★	★	★
Leberwurst, mager	20	0,051	340	★	0,03	0,22	0,9	★	★	80	28	2	48	1	1,1
Putenbrust, ohne Haut	70	0,309	★	0,6	0,04	0,06	7,9	0,32	★	32	233	★	★	14	0,7
Müsli	15	0,247	4	★	0,04	0,02	★	0,03	+	2	63	11	21	10	0,5
Weizenvollkornbrot	300	2,499	★	0,9	0,69	0,45	7,5	0,72	0	1290	627	126	732	276	4,8
Kartoffeln	250	0,730	3	0,3	0,25	0,13	3,0	0,75	43	8	1028	15	125	50	1,0
Broccoli	200	0,216	286	1,0	0,20	0,40	2,2	0,34	220	28	746	226	164	48	2,6
Zwiebel	50	0,059	1	0,1	0,02	0,02	0,1	0,07	5	5	88	14	21	6	0,3
Champignons	100	0,068	2	0,3	0,10	0,45	4,7	0,06	4	12	418	10	120	13	1,1
Feldsalat	50	0,029	325	0,3	0,04	0,04	0,2	0,13	18	2	210	16	25	7	1,0
Schnittlauch	20	0,023	10	★	0,03	0,03	0,1	★	9	1	87	26	15	9	0,4
Apfel	100	0,208	4	0,5	0,04	0,03	0,3	0,10	12	3	144	7	12	6	0,5
Erdbeeren	200	0,268	6	0,2	0,06	0,12	1,2	0,12	124	4	294	48	50	30	2,0
Kiwi	200	0,418	★	★	0,04	0,10	0,8	★	142	8	590	80	62	48	1,6
für kleine „Extras" maximal		0,300	★	★	★	★	★	★	★	★	★	★	★	★	★
Summe		7,5	1221	9,7	1,66	2,70	29,3	2,81	579	1773	4955	1254	1916	567	18,0
Nährstoffdichte (mg/MJ)			0,16	1,3	0,22	0,36	3,9	0,37	77	236	661	167	255	76	2,4

a = Nach Empfehlungen der DGE (1991); 8,5 bis 9,0 MJ = 2000 bis 2200 kcal; 10,0 bis 11,0 MJ = 2400 bis 2600 kcal.   b = Angaben beziehen sich auf rohe Lebensmittel.   + = in Spuren vorhanden.   ★ = keine Daten,

Anhang

Die Nährstoffdichte

Die Angabe der Nährstoffdichte ermöglicht die Qualitätsbeurteilung der Lebensmittel und des Versorgungszustandes.

Die Nahrung versorgt den Körper einerseits mit energieliefernden Nährstoffen (Proteine, Fette und Kohlenhydrate), andererseits mit einer Reihe von nichtenergieliefernden Nährstoffen. Die nichtenergieliefernden Nährstoffe werden unterteilt in essentielle, also lebensnotwendige Nährstoffe (Wasser, Vitamine und Mineralstoffe) und nichtessentielle (zum Beispiel die Ballaststoffe). Die mit der Nahrung aufgenommene Energie wird im Körper zum Teil in andere Energieformen umgewandelt, wie sie für verschiedene Körperfunktionen benötigt werden, beispielsweise Muskelarbeit, Augen-, Nerven-, Zellmembranfunktion, zum Teil wird sie für den Aufbau (die Synthese) von Körpersubstanz wie Muskel- und Fettgewebe verwendet. Für beide Arten der Verwertung von Nahrungsenergie werden die nichtenergieliefernden Nahrungsbestandteile Vitamine und Mineralstoffe als „Hilfsmittel" benötigt. Deshalb braucht der Körper von den meisten Vitaminen und Mineralstoffen um so mehr, je größer die Zufuhr von Energieträgern in der Nahrung ist.

Die Beurteilung von Lebensmitteln hinsichtlich ihrer Qualität als Lieferanten bestimmter Nährstoffe ist schwierig; insbesondere wenn lediglich Angaben über den Nährstoffgehalt je 100 g Lebensmittel gemacht werden.

Zur Beurteilung der Qualität eines Lebensmittels als Nährstofflieferant erlaubt die Nährstoffdichte – das heißt: der Bezug des Nährstoffgehalts auf den Brennwert = Energiegehalt (µg, mg beziehungsweise g/MJ) – eine genauere Aussage als der übliche Bezug auf das Gewicht (µg, mg beziehungsweise g/100 g). Die Nährstoffdichte läßt sich aus vorhandenem Datenmaterial wie folgt berechnen:

$$\text{Nährstoffdichte} = \frac{\text{Nährstoffgehalt (µg, mg beziehungsweise g/100 g)}}{\text{Brennwert (MJ/100 g)}}$$

Anhand eines Beispiels soll dies verdeutlicht werden: Vergleicht man die Riboflavin-(Vitamin-B_2-)Gehalte in mg für 100 g eßbaren Anteil von Jungputern (0,14 mg/100 g) und Gänsefleisch (0,26 mg/100 g), wären Jungputer eine schlechtere Riboflavinquelle als Gänsefleisch.

Bezieht man jedoch den Riboflavingehalt jeweils auf MJ, so ergibt sich aufgrund der unterschiedlichen Brennwerte (0,752 MJ je 100 g Jungputer; 1,430 MJ je 100 g Gänsefleisch) dieselbe Riboflavindichte, nämlich 0,19 mg je MJ. In ihrer Qualität als Riboflavinlieferanten sind somit beide Fleischsorten identisch.

Gleiche Vitamin- und Mineralstoffdichten bedeuten jedoch nicht, daß mit derselben Gewichtsmenge etwa gleich viel des Nährstoffs aufgenommen werden kann, wie dies bei Jungputern und Gänsefleisch der Fall ist. So haben beispielsweise Salz-Dill-Gurken mit 0,19 mg je MJ dieselbe Riboflavindichte wie Jungputer und Gänsefleisch; in 100 g Salz-Dill-Gurken sind bei einem Brennwert von 0,104 MJ aber nur 0,02 mg Riboflavin enthalten. Beim Verzehr von jeweils 100 g eßbaren Anteils der genannten Lebensmittel werden also bei gleicher Riboflavindichte mit Salz-Dill-Gurken 0,02 mg, mit Fleisch von Jungputern 0,14 mg und mit Gänsefleisch 0,26 mg Riboflavin zugeführt.

Die Nährstoffdichte ermöglicht also in erster Linie eine orientierende Beurteilung der Eignung eines Lebensmittels als Nährstoffquelle, da Aussagen über das Verhältnis von Brennwert und Nährstoffgehalt gemacht werden. Höchste Effizienz wird beim Vergleich der Nährstoffdichten von Lebensmitteln innerhalb derselben Lebensmittelgruppe erreicht.

Für die große GU-Vitamin- und Mineralstofftabelle wurden daher – zusätzlich zu den üblichen Gehaltsangaben je 100 g – auch die Nährstoffdichten der Lebensmittel in mg beziehungsweise µg je MJ angegeben (Seite 29 bis 42 und 64 bis 79).

Von besonderer Bedeutung ist die Nährstoffdichte auch, wenn sie für die gemischte Kost, die pro Tag zugeführt wird, berechnet wird; denn anhand des Vergleichs dieser Ist-Nährstoffdichte mit der Soll-Nährstoffdichte sind Aussagen bezüglich des wünschenswerten Versorgungszustandes des Körpers mit einem bestimmten Nährstoff möglich.

$$\text{Ist-Nährstoffdichte} = \frac{\text{Summe der Nährstoffgehalte (µg, mg bzw. g/Portion)}}{\text{Summe der Brennwerte (MJ/Portion)}}$$

Die Soll-Nährstoffdichte errechnet sich aus den Empfehlungen für die Nährstoffzufuhr, zum Beispiel den Empfehlungen der DGE für die **89**

Energiezufuhr und die Zufuhr eines bestimmten Nährstoffes, bezogen auf MJ.

Beispielsweise liegen die DGE-Empfehlungen für die Zufuhr an Energie und Riboflavin für Frauen im Alter von 19 bis 50 Jahren mit leichter körperlicher Tätigkeit bei 8,5 bis 9,0 MJ und 1,5 mg Riboflavin pro Tag. Bezogen auf 1 MJ ergibt sich daraus für diese Personengruppe eine Soll-Riboflavindichte von 0,17 mg/MJ.

Durch den Vergleich von Ist- und Soll-Nährstoffdichte sind für die Beurteilung der Ist-Nährstoffdichte drei Ergebnisse möglich: Sie kann *minimal* (nicht ausreichend), *akzeptabel* oder *wünschenswert* sein: Die Ist-Nährstoffdichte ist *minimal,* wenn die Soll-Nährstoffdichte nicht erreicht wird. Die Folgen: Eine unzureichende Versorgung mit dem jeweiligen Nährstoff und die daraus resultierenden typischen Mangelsymptome. Die Ist-Nährstoffdichte kann als *akzeptabel* bezeichnet werden, wenn sie – ohne Berücksichtigung von Nährstoffverlusten durch Zubereitung – der Soll-Nährstoffdichte gleich ist. Ist eine akzeptable Ist-Nährstoffdichte gewährleistet, kann es auf längere Sicht nicht zu einer Nährstoffunterversorgung kommen. Die Ist-Nährstoffdichte erreicht dann die *wünschenswerte Höhe,* wenn sie – unter Berücksichtigung von Nährstoffverlusten durch Zubereitung – der Soll-Nährstoffdichte entspricht. Die wünschenswerte Ist-Nährstoffdichte ist deshalb vor allem für die Planung und Empfehlung der Nahrungsversorgung von großer Bedeutung.

Um bei dem Beispiel der Riboflavindichte zu bleiben: Die wünschenswerte Ist-Riboflavindichte für Frauen mit leichter körperlicher Tätigkeit sollte 0,17 mg je MJ betragen. Ein Tageskostplan mit der wünschenswerten Ist-Riboflavindichte für diese Personengruppe muß so zusammengestellt sein, daß seine Bestandteile eine Riboflavindichte von mindestens 0,17 mg je MJ ermöglichen. Werden Lebensmittel mit einer relativ niedrigen Riboflavindichte (zum Beispiel Hammelkotelett mit 0,12 mg je MJ) ausgewählt, sind sie mit Lebensmitteln zu kombinieren, die eine hohe Riboflavindichte haben (zum Beispiel grüne Bohnen mit 0,81 mg je MJ).

100 g Hammelkotelett	0,18 mg Riboflavin	1,454 MJ
100 g grüne Bohnen	0,11 mg Riboflavin	0,136 MJ
Summe	0,29 mg Riboflavin	1,590 MJ
Riboflavindichte	0,18 mg/MJ	

Das Beispiel zeigt, daß bereits mit 100 g grünen Bohnen das Riboflavindefizit von Hammelkotelett ausgeglichen werden kann.

Zudem wird deutlich, daß sich die Ist-Nährstoffdichte (Ist-Riboflavindichte) nicht durch Addition der Nährstoffdichten der Lebensmittel der Tageskost und Berechnung eines Mittelwertes ermitteln läßt. Vielmehr müssen die mit den Portionen tatsächlich zugeführten Nährstoffgehalte sowie die Brennwerte addiert werden; die Summen gehen dann in die Berechnung der Ist-Nährstoffdichte ein.

Bei der Auswahl von Lebensmitteln, die geeignet sind, die niedrige Nährstoffdichte (in unserem Beispiel die Riboflavindichte) eines anderen Lebensmittels auszugleichen, muß jedoch auch die tatsächlich zugeführte Portionsgröße bedacht werden.

Ein Beispiel soll dies verdeutlichen:
Petersilie, mit einer sehr hohen Riboflavindichte von 1,19 mg je MJ, scheint ohne Berücksichtigung der Portionsgröße besser geeignet, die relativ niedrige Riboflavindichte von Hammelkotelett auszugleichen, als grüne Bohnen. Petersilie wird jedoch üblicherweise nur in kleinen Portionen (10 g = 1 Bund) verzehrt. Die Riboflavindichte der Kombination 100 g Hammelkotelett und 10 g Petersilie beträgt aber nur 0,14 mg je MJ.

Um die aus der Kombination 100 g Hammelkotelett und 100 g grüne Bohnen erzielte Riboflavindichte zu erreichen, müßten 30 g (3 Bund!) Petersilie gegessen werden.

100 g Hammelkotelett	0,18 mg Riboflavin	1,454 MJ
30 g Petersilie	0,09 mg Riboflavin	0,063 MJ
Summe	0,27 mg	1,517 MJ
Riboflavindichte	0,18 mg/MJ	

Durch das letzte Rechenbeispiel wird die Bedeutung der tatsächlich verzehrten Portion offensichtlich. Dies war auch die Grundlage für die in diesem Tabellenwerk vorgenommene Bewertung der Lebensmittel als „Besonders reiche Quellen" für einen bestimmten Nährstoff (für die berücksichtigten Portionsgrößen vergleiche Seite 82).

Literatur

Adams, C. F.: Nutritive Value of Foods, Agricultural Handbook No. 456, Washington D. C. (1975)

Aign, W.; Ellermeyer, K.: Beilage zur Ernährungs-Umschau, B_1–B_4, Nr. 1, 33 (1986)

American Institute of Nutrition, Nutrition Notes, Vol. 23, Nr. 2 (1987)

Bender, A. E.: Food Processing and Nutrition, Academic Press, London–New York–San Francisco (1978)

Bergner, K. G.; Gander, K. F.; Hummel, K.; Pardun, H.; Pezold, H.; Wissebach, H.: Handbuch der Lebensmittelchemie, Bd. IV: Fette und Lipoide. Springer Verlag, Berlin–Heidelberg–New York (1969)

Bognár, A.: Nährstoffverluste bei der haushaltsmäßigen Zubereitung von Lebensmitteln. AID-Verbraucherdienst, Sonderdruck (1984)

Deutsche Gesellschaft für Ernährung: Empfehlungen für die Nährstoffzufuhr. Umschau Verlag, Frankfurt/Main (1991/92)

Elmadfa, I.; Aign, W.; Muskat, E.; Fritzsche, D.; Cremer, H.-D.: Die große GU Nährwert-Tabelle, Neuausgabe 1996/97, Gräfe und Unzer, München (1995)

Elmadfa, I.; Bosse, W.: Vitamin E. Wissenschaftliche Verlagsges.mbH, Stuttgart (1985)

Elmadfa, I.; Leitzmann, C.: Ernährung des Menschen. Ulmer, Stuttgart (1987)

Elmadfa, I.: Vitaminmangel; in: Pädiatrie in Praxis und Klinik, Hrsg.: Joppich, Kleinhauer, Rossi, Stalder, BI, Fischer/Thieme, Stuttgart (1987)

Ernährungsbericht 1988, Hrsg.: Deutsche Gesellschaft für Ernährung (DGE) e.V.; Frankfurt/Main

Feely, R. M.; Cinter, P. E.; Walt, B. K.: Cholesterol Content of Foods, J. Amer. Diet. Assoc. 61, 134–148 (1972)

Gordon, L.; Robertson; Kermode, W. J.: J. Sci Food Agric., 32, 833–836 (1981)

Gröbner, W.: Ernährungstherapie der Hyperurikämie. Ern. Umsch. 32, 391–393 (1985)

Gutschmidt, J.: Das Kühlen und Gefrieren von Lebensmitteln im Haushalt und in Gemeinschaftsanlagen. DLG-Verlag, Frankfurt (1964)

Herrmann, K.: Exotische Lebensmittel, Berlin–Heidelberg–New York, Springer (1983)

Herrmann, K.: Tiefgefrorene Lebensmittel, Bd. 12. Verlag Paul Parey, Berlin und Hamburg (1970)

Herrmann, K.: Z. Lebensm. Unters. Forsch. 148, 206 (1972)

Kaspar, H.: Ernährungsmedizin und Diätetik. Urban & Schwarzenberg, München (1985)

Lagemann, M.; Graef, V.; Anders, D.: Deutsche Lebensmittel-Rundschau 81, 140–141 (1985)

Lebensmittellexikon: 2. Aufl. VEB Fachbuchverlag, Leipzig (1981)

Montag, A.; Grote, B.: Untersuchungen zur Jod-Brom-Relation in Lebensmitteln. Z. Lebensm. Unters. Forsch. 172, 123–128 (1981)

Müller, H.: Neubestimmung und Bewertung der Folsäuregehalte von ausgewählten Lebensmitteln pflanzlicher und tierischer Herkunft, Ernährungs-Umschau 42, Heft 5 (1995)

Niinivaara, F. P.; Antila, P.: Der Nährwert des Fleisches, Fleischforschung und Praxis, Schriftenreihe 8. Verlag der Rheinhessischen Druckwerkstätte Alzey (1972)

Olson, R. E.: Vitamin K. In: Modern Nutrition in Health und Disease. 6th ed. (Goodhart, R. S.; Shils, M. E.), Lea & Febiger, Philadelphia (1980)

Paul, A. A.; Southgate, D. A. T.: The Composition of Foods, 4. Edition, Elsevier/North-Holland; Biomedical Press, London (1978)

Perloff, B. P.; Burtrum, R. R.: J. Am. Diet. Assoc., 70; 161 (1977)

Platt, B. S.: Tables of Food Commonly Used in Tropical Countries. Med. Res. Council (British) Special Report Series No. 302, London (1962)

Pyke, M.: Success in Nutrition, J. Murrey Publ., London (1977)

Rauter, W.; Wolkerstorfer, W.: Z. Lebensm. Unters. Forsch. 175, 122–124 (1982)

Rechcigl, M., Jr.: Handbook of Nutritive Value of Processed Food, Vol. I, Food for Human Use, CRC Press, Boca Raton, Florida (1982)

Renner, E.; Renz-Schauen, A.: Nährwerttabelle für Milch und Milchprodukte. B. Renner-Verlag, Gießen (1986)

Reuter H.: Vitamine, Chemie und Klinik. Hippokrates Verlag GmbH, Stuttgart (1970)

Salunkhe, D. K.: Storage, Processing and Nutritional Quality of Fruits and Vegetables. CRC Press, Cleveland, Ohio (1976)

Schlage, C.; Kersting, M.; Stolley, H.: Nährwerttabellen für die pädiatrische Praxis. Hans Marseille Verlag, München (1973)

Schormüller, T.: Lehrbuch der Lebensmittelchemie, 2. Auflage. Springer Verlag, Berlin (1974)

Schulz, J. M.; Herrmann, K.: Z. Lebensm. Unters. Forsch. 171, 193–199 (1980)

Seher, A.: Fett Wissenschaft Technologie 89, 27–30 (1987)

Souci, S. W.; Fachmann, W.; Kraut, H.: Die Zusammensetzung der Lebensmittel, Nährwert-Tabellen, 5. Auflage, medpharm, Stuttgart (1994)

Stare, F. J.; McWilliams, M.: Living Nutrition, Second Edition. John Wiley & Sons, New York (1977)

Tabekhia, M. M.: Total and free Oxalates Calcium, Magnesium and Iron contents of some fresh vegetables. Deutsche Lebensmittel-Rundschau 76, 280–282 (1980)

Tilgner, D. T.: Die Technologie der Garverfahren. Spornholz-Verlag, Darmstadt

U. S. Department of Agriculture:
– Agriculture Handbook 8, Composition of Foods; raw, processed, prepared (1950)
– Miscellaneous Publication No 628 (1948)

Vojir, F.; Petuely, F.: Lebensmittelchemie und Gerichtliche Chemie 36, 73–79 (1982)

Wayne, E. J.; Kontras, D. A.; Alexander, W. D.: Clinical Aspects of Iodine Metabolism. Blackwell Scientific Publications, Oxford (1964)

WHO: Fluorides in Human Health. WHO, Genf (1970)

Wirths, W.: Kleine Nährwerttabelle, 32. Auflage, Umschau Verlag, Frankfurt (1986)

Wissenschaftliche Tabellen Geigy, 8. Auflage. Geigy AG, Basel (1977)

Wolfram, G.: Aktuelle Ernährungsmedizin 1, 11–19 (1978)

Zacharias, R.; Dürr, R.: Lebensmittelverarbeitung im Haushalt. Stuttgart (1984)

Zöllner, N.: Gicht in Lehrbuch der inneren Medizin, Hrsg.: Gross, R.; Schölmerich, P. F. K. Schattauer Verlag (1982)

Lebensmittel-Register

CIP-Titelaufnahme der
   Deutschen Bibliothek

Elmadfa, Ibrahim:
Die große GU-Vitamin- und Mineralstoff-Tabelle: Vitamine und Mineralstoffe unserer Lebensmittel; mit
Angaben über die Nährstoffdichte;
wichtige Sondertabellen für
die Praxis/I. Elmadfa; D. Fritzsche;
H.-D. Cremer – 3. Auflage der aktualisierten Neuausgabe 1992;
München:
Gräfe und Unzer Verlag GmbH, 1996

ISBN 3-7742-1471-9

NE: Fritzsche, Doris;
Cremer, Hans-Diedrich; HST

Aktualisierte Neuausgabe 1992
© 1984 Gräfe und Unzer GmbH,
München

Auflage   7. 6. 5. 4.
   Jahr   99 98 97

Redaktionsleitung: Doris Birk
Redaktion: Christine Majcen-Kohl
Einbandgestaltung: Heinz Kraxen-
berger

Produktion: Helmut Giersberg
Satz: Typodata GmbH
Druck und Bindung: Ludwig Auer
GmbH
ISBN 3-7742-1471-9